管蠡集

——名老中医潘华信教授学验录

潘华信◎著

U0350106

辽宁科学技术出版社
LIAONING SCIENCE AND TECHNOLOGY PUBLISHING HOUSE

 拂石医典
FU SHI MEDBOOK

图书在版编目（ＣＩＰ）数据

管蠡集：名老中医潘华信教授学验录 / 潘华信著 . — 沈阳：辽宁科学技术出版社，2021.5
ISBN 978-7-5591-1997-1

Ⅰ . ①管… Ⅱ . ①潘… Ⅲ . ①中医临床－经验－中国－现代 Ⅳ . ① R249.7

中国版本图书馆 CIP 数据核字（2021）第 054267 号

出版发行：辽宁科学技术出版社
　　　　　北京拂石医典图书有限公司
地　　址：北京海淀区车公庄西路华通大厦 B 座 15 层
联系电话：010-57262361/024-23284376
E－m a i l：fushimedbook@163.com
印 刷 者：河北环京美印刷有限公司
经 销 者：各地新华书店

幅面尺寸：145mm×210mm
字　　数：268 千字　　　印　张：10.875
出版时间：2021 年 5 月第 1 版　印刷时间：2021 年 5 月第 1 次印刷

责任编辑：李俊卿　　　　　责任校对：梁晓洁
封面设计：君和传媒　　　　封面制作：王东坡
版式设计：天地鹏博　　　　责任印制：丁　艾

如有质量问题，请速与印务部联系　联系电话：010-57262361

定　　价：58.00 元

提要

　　本书是作者业医四十余年心得体会之总结，裒辑文章四十八篇，分医论、学验、随笔三部分。医论方面，主要是向明清以来所形成的狭隘理念提出反思，强调唐宋医学乃中医学术之总体，乃医学之正统，属医史衍革之鼎盛期，而金、元诸子俱为一时、一地、一事之学，且系唐宋之余绪；鼓扬金、元，淡化唐、宋属"黄钟毁弃""瓦釜雷鸣"，是中医学趋向陈式化、机械化、庸俗化面对式微的症结所在。学验方面，作者承丁氏衣钵，而依托汉、唐，立足时代，有所拓展，如在附子、肉桂、熟地等药的应用方面阐发新见，疗效可以重复；又如治疗咳嗽病症，目前临床常以多痰少痰来区分痰饮和燥咳，作者认为这是以量定性，违背了中医学理论和临床实际，突出了作者所强调的医学须亦古亦今亦中亦西的主题，抨击了不古不今不中不西所面临的病态。随笔是概述历史上医家和名篇。本书所有文章俱已发表，分别摘自北京、上海、浙江、江苏、辽宁、贵阳等地的中医期刊以及上海古籍出版社出版的相关医著。

古代有句成语叫"管窥蠡测"，原出《汉书》：以管窥天，以蠡（指瓠瓢一类工具）测海。喻观察事物偏窄，不够全面。现我则反其道而行之，学术界如有千千万万个管，得千千万万个蠡，综合起来，那么苍天碧海的迷茫奥窔不也就一览无遗了吗！这里我选集了自己的四十八个"管"和"蠡"，不惮狭仄，探测中医学的苍茫海天，故题名曰《管蠡集》。

数百年来中医学术界之学风不正，因循守旧，墨守成规，临床界也大抵如此，暮气沉沉，习俗相沿，专在四平八稳上下功夫，缺乏"管"和"蠡"，"管""蠡"虽偏，但可以窥，可以测，比起不窥不测者自有高下之别。沿习既已成风，间有立异标新者，往往招来群起而攻之的狼狈局面。如20世纪七十年代沪上名医姜春华先生在杂志发表了一篇论文，对叶天士医学的某些方面略持微词，立即遭到数百篇文章的围攻，真所谓是"动而得谤"了。笔者虽也不同意姜老的观点，但对前辈的治学风范和精神勇气是心折、服膺的，龚自珍曰："九州生气恃风雷，万马齐喑究可哀"。中医学的前进和发展缺乏和迫切需要的就是这种激荡风雷的勃勃生机。

1980年我初到学院任教，从临床医生转变为一名大学教师，颇踌躇满志。后受命与同道一起撰写《中国医籍通考》，来到学院图书馆，面对将近二万册的古籍，不禁倒抽了一口冷气，十之八九的古籍，不仅内容不知，连书名也茫然，这使自己的感觉从飘荡的九天云霄一下子着着实实地掉跌到地上。沉思数天以后，清醒地评估了自己，从此又重新开始了艰难竭蹶的寒窗苦读生涯，前后凡十年，沥血呕心，爬罗剔抉在故纸堆里，所幸者，有裘沛然先生指点析疑，有严世芸兄的总揽全面，有教研室同道的切磋推敲，克服了千辛万苦，几经寒暑，《中国医籍通考》得以藏事，从而改写了医籍考由日人撰著的历史。

在边学边写的过程中，我受益殊丰，由于接触古籍数以万计（这是前人及其他人无法企求的读书条件），经沉潜涵泳，反复思索，对中医学的整体规模和发展脉络获得了一个清醒的理念，同时对目前中医学事实存在的框架提出了责疑。我认为现存的体系是以金、元、明、清诸家为基点，涉猎《内经》和仲景之学为归宿，这不免太删繁就简、蜻蜓点水了，关键一点是把博大精深的唐宋医学排斥门外，也等于把无价之宝随手抛弃，极其珍贵的医学尚实的唐宋遗风也随之泯灭，从此浅薄、庸俗之学盛行，江湖臆测之风日上，熟读汤头三百首就可成为一代名医，随师三个月也能自诩"包治百病"。呜呼！至精至微延绵数千年之久的中医学术沦落至此，能不令人扼腕神伤？

更有甚者，个别医史权威不仅亲手淡化了唐宋医学，还变本加厉说什么"就整个基本理论来说，这一时期没有什么显著的发展（《中国医学史略》）"（具体批评详见本书有关论文，兹不展开）。读书的人莫名其妙，莘莘学子则就此解脱，不必自寻烦恼去苦攻浩如烟海的唐、宋医籍了。又明、清学者拾丹溪牙慧，专在抨击宋人好用香燥金石的弊端方面下功夫，这是典型的攻其一点，不及其余。然文章做足，陈陈相因，谬论竟成了真理，香燥时弊变为宋代医学的代名词，真是荒唐至极。有一次我问一位年轻中医博士，如何认识宋代医学？他不假思索，随口而答："无非香燥盛行而已"。因循沿习，亦步亦趋的陈腐学风，贻害下一代已经到了这种地步，难道还不值得引起我们深思吗？

其实，真正的中医学是一门客观而尚实的自然科学，其不以人们的臆测为转移，以"尚实"为内涵，疗效可以重复，可以验证。令人惋惜的是，自金、元起这个宝贵的内涵就被蒙上了一阵扑朔迷离的主观意向的阴影，寒、热、攻、补可随医者个人的好恶而信手出方，温补派、寒凉派、攻邪派应运而生，医者自诩，后学吹捧，几与书画、诗、词、戏剧、音乐的派别成家如出一辙了。清代唐容川一针见血地指出："唐宋以后，医学多伪"，我想道理就在这里。

"青山遮不住，毕竟东流去"，我也不必过于杞人忧天，医学总是会向前发展的，然而，向前发展，一定要朝后用力，与人两脚走路的道理一样。越过金元，深究唐宋，是我们面前不可推却的首要任务，《千金方》《外台秘要》《太平圣惠》《圣济总录》四部博大精深的医典是中医学术之正宗，是医学整体之框架，是秦汉医学之归宿，是金元明清诸子的学术源头，是提高中医学格局、振兴中医学的重要途径。中医学并不后继乏人，而是后继乏材，乏静心治学、奋然前行之材。"我劝天公重抖擞，不拘一格降人才"，我坚信一定会有青年一代披荆斩棘、继承绝学的。

自 1999 年退休后，绝缘公务，淡泊名利，原拟书画自娱，颐养天年，然精诚所寄的医学疑窦，依旧魂牵梦缠，闲对云树，反使自己更从容地反思起医学轨迹中种种奥义。古人云："思之思之，鬼神通之"，鬼神是不会助人的，然深思熟虑之后，似有神助而豁然开朗者有之。本书所仅收的二篇近作《古方续命汤治风本义析义》《汉唐遗绪治冠心病心绞痛》是四十年立足临床，二十年沉酣《千金》《外台》领悟出来的，化古创新，发覆前人，究其实，也可算作向陈腐学风宣战的檄文，不过人岁已老，自然敛戢锐气，委婉其文，不免影响到其风樯阵马的檄文效果了，而突出宋前医学的主题还可一目了然。

本书所遴选的论文和治验，都是个人读书和临床所获的心得体会，能够结集付梓，无任庆幸，当可留作四十余年业医生涯的一个雪泥鸿爪！

于沪上求是居

我是一名孟河丁氏的嫡系传人，长期从事中医临床工作。1978年起到上海中医药大学任教，在各家学说教研室研究生班讲课20年。教学之余，潜心叶桂学术的研究，由叶氏学术而上溯唐宋医学，深切体会到，唐宋医学是数百年来中医药学术界探讨的一个空白点，它是一颗璀璨的明珠，却被蒙垢，被湮灭，于是孜孜矻矻侧重于唐宋医学的研究，数十年来迄未稍歇，得出的结论有四大点，具有颠覆性的历史意义，简要而论：（1）唐宋是中医学术史衍革中的鼎盛期；（2）中医发展长河中存在着事实上的两种思维，两个框架；（3）附子的功能主要是破癥瘕积聚，消瘀为主，温阳散寒其次；（4）宋人擅长补液。这些内容大抵说明于《唐宋医方钩沉》一书中，某些学观点则以随笔形式刊出于新民晚报夜光杯专栏中，后由文联出版社裒集付梓，曰《灵兰剔薛》，目的是剔除苔薛，恢复古碑旧真，打破习俗相沿，亦步亦趋的不良治风。我强调一点，中医学术的研究必须具备独立人格精神，譬如历来认为局方香燥，及对宋方的认识、曲解，事实上宋人普遍擅用植物自然汁，强调不拘时间，频服，重病久病的治疗中，已萌芽有补充体液的旨趣，这与教科书上专家的论断方面恰恰相反，叶氏常用生地、麦冬、元参增液，学术界认为是其发明，其实全照唐宋医方而来，对此我是不能保持沉默的。

台湾黄崇隆先生崇尚中医传统文化的传承，热心两岸合作交流，数年前邀我赴台讲学，并把我的有些医学论文归集为《管蠡集》，由台湾文兴出版社出版，反映颇佳，现拟由辽宁科学技术出版社再版，重新发行，我颇为感动，人之相知，贵相知心，在重视经济的物质社会中，奉献精神断不可缺，这颗具有奉献精神的心，是我们努力发掘中医这伟大宝库的根本源泉所在。

潘华信

于沪上求是居

2021 年 3 月

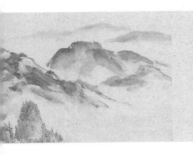

目录

第一部分　医　论

第一篇　以史为鉴，可知兴替……………………………… 3

第二篇　论晋唐医学的理论成就……………………………… 11

第三篇　论晋唐时期临床医学之特色……………………………… 19

第四篇　论金元前温病学之成就……………………………… 30

第五篇　论张从正的食疗补虚……………………………… 41

第六篇　论东垣阴火证治之名实……………………………… 50

第七篇　丹溪养阴论与老年医学……………………………… 57

第八篇　明代医家脾胃论治的特点……………………………… 66

第九篇　论景岳阴虚证治……………………………… 72

第十篇　纠偏颇、振坠绪、拯世溺——评王肯堂的学术

　　　　成就与贡献……………………………… 82

第十一篇　略论清代医学的折衷趋向……………………………… 89

第十二篇　叶天士学术渊源探……………………………… 96

第十三篇　论叶天士的辛味通补……………………………… 105

第十四篇　论叶天士的甘味熄风 …………………… 113

第十五篇　俞震治学思想探 ………………………… 118

第十六篇　学习《伤寒论》先明经络义 …………… 127

第十七篇　纵横论脾阴 ……………………………… 137

第十八篇　阴虚刍议 ………………………………… 147

第十九篇　集灵方对滋阴学术发展的影响 ………… 155

第二十篇　秋伤"湿""燥"辨 …………………… 164

第二十一篇　协调阴阳抗衰老 ……………………… 169

第二十二篇　景岳"阴"字析义 …………………… 175

第二部分　学　验

第一篇　含英咀华道日新——严苍山的医学思想与
　　　　临证经验 ……………………………………… 181

第二篇　汉唐遗绪治冠心病心绞痛——对附、桂的
　　　　再认识 ………………………………………… 187

第三篇　古方续命汤治风本义探析 ………………… 194

第四篇　燥咳论治 …………………………………… 200

第五篇　治悸偶得 …………………………………… 204

第六篇　叶案赏析 …………………………………… 208

第七篇　攻击宜详审，正气须保护——读丹溪治叶
　　　　仪痢案 ………………………………………… 215

第三部分 随 笔

第一篇 《黄帝内经》概述 …………………………………………… 225

第二篇 煊赫一时的佚书《小品方》 …………………………… 233

第三篇 闲话孙思邈的治学精神 ………………………………… 239

第四篇 千金难求的《备急千金要方》 ……………………… 243

第五篇 《原病式》的奥义所在 ………………………………… 249

第六篇 《医门法律》的精要点 ………………………………… 255

第七篇 一代宗师叶天士 …………………………………………… 261

第八篇 《临证指南医案》入门 ………………………………… 266

第九篇 医界巨擘徐灵胎 …………………………………………… 272

第十篇 研究《内经》的派系举要 …………………………… 279

第十一篇 明清新安名医点将录 ………………………………… 285

第十二篇 唐太仆令王冰注次《内经》的功绩 ………… 291

第十三篇 《外台秘要》鸟瞰 …………………………………… 297

第十四篇 小议刘完素的火热理论 …………………………… 301

第十五篇 "治法独奇"的金代名医张子和 …………… 306

第十六篇 "温补派"泰斗张介宾独重真阴 …………… 312

第十七篇 理虚高手吴澄的独特见解 ……………………… 317

第十八篇 《血证论》的治血四大法 ……………………… 322

第十九篇 清代中西汇通派名医举隅 ……………………… 328

第一部分

医 论

第一篇

以史为鉴，可知兴替

客观地研究医史沿革，评估历史之功过得失，不仅出诸了解过去之需要，更重要的是在于启迪未来，为振兴中医学提供借鉴。笔者不揣谫陋，就数千年中医学术史之轨迹，将医史大致分为六个时期，并陈管见如下。

一、奠基期——秦汉

中医学的理论基础是在古代哲学思想的渗透下形成的，故具有东方独特的思维模式结构，这种思维模式与临床实践经验的有机结合乃中医学之基础。

作为探索宇宙起源、物类衍化的阴阳、五行、精气神学说，早已盛行于先秦，浸淫及于医学，遂为中医学之理论支柱。完成于战国至汉被称作"医家之宗"的《黄帝内经》的问世，标志着中医学基础理论框架的确立。然而医学毕竟属于自然科学的范畴，以实际疗效为衡量依据。东汉末年张仲景《伤寒杂病论》的诞生，奠定了辨证论治的中医学体系，也体现了这一客观规律。

此外，本草学的典范《神农本草经》、方剂学的先驱《五十二病方》，事实上都是秦汉以前无数医家的治病经验结晶，一起注入了中医理论的基础。

二、繁衍期——魏晋南北朝隋

魏晋南北朝至隋的四百年间，医学空前繁荣和发展，其依托于奠基期的辉煌成就，立足于医疗实践经验的积累与总结，使原先的医学框架得到了充实和扩展，将中医学发展成为一门博大精深的实用之学。

理论方面，如皇甫谧融贯《内经》《明堂孔穴针灸治要》诸书精义，撰成现存最早的针灸学专著《甲乙经》。王叔和汲取《内经》及扁鹊、仲景、华佗各家精华，结合自己心得，撰成现存最早的脉学专著《脉经》。巢元方主持编撰《诸病源候论》，发皇古义，条理新知，成为医学史上第一部病理、证候学专著。它如全元起之《内经训解》、杨上善之《黄帝内经太素》，虽皆次注《内经》，而理论发挥实多。此类著作，继《内经》《伤寒论》之后，促进了中医学理论的发展，对后世医学产生了巨大影响。

实践方面则表现为医方的大量涌现，如葛洪《玉函方》、范汪《东阳方》、陈延之《小品方》、褚澄《杂药方》、姚僧垣《集验方》、谢士泰《删繁方》以及《四海类聚方》等，今书亡而名存者，数犹可以百计，类皆临床卓有成效之记录，且大多驰骋仲景藩篱之外，故弥足珍贵。宋·孙兆在校正《外台秘要序》中称："古之如张仲景、《集验》、《小品方》，最为名家"。

可见宋以前之医学，非独尊仲景而罢黜诸家。此外，值得一提的是隋代的《四海类聚方》，仅卷帙就有二千六百之多，规模之宏大，堪称历古医方之最，惜乎亡佚不传，然不能因此而忽略其业绩。

三、鼎盛期——唐宋

经隋入唐，医学由繁衍而臻鼎盛，这是全面总结唐以前医学而加以发展的必然结果。中医学百科框架的完整确立及治病方法的精萃备集，乃其主要表现。

张仲景《伤寒杂病论》建立了辨证论治的体系，但限于历史条件，远未能完成确立医学百科框架的使命。由晋入唐，医家的实践经验大量积累，于是孙思邈"集九代之精华"，而"成千秋之巨制"（《千金方》）。莫文泉认为徒恃《伤寒论》一书，"不足与治杂病，则《千金》尚焉。孙氏亦推本仲景，而其论证之精详，用药之变化，杂病之明备，数倍于仲景书。……自墨守者以为《金匮》为治一切杂病之宗，而《千金》遂斥为僻书，无惑乎学术隘而治法阙矣"（《研经言》）。这是一个客观公允的评价，值得深思和研索。稍后则有博采众美，集唐以前方药大成的《外台秘要》问世，在《千金方》的基础上更迈进了一大步。

从《千金》《外台》所反映出的医学百科框架来看，治病崇实、不务玄理已成为整个时代的基本学术特点。须要说明的是，治病崇实不等于"轻理论"，只有崇实才能产生真正的理论，而真正的理论必然是实践的升华。后世所用的各种治法，肇端于此时者实非少数。

就外感温热证治而言，或称刘完素为开山，至叶桂、薛雪、吴瑭、王士雄为鼎盛，其实他们擅长使用之清热、养阴、辛凉解表、攻下、凉血、化瘀、镇痉、熄风、开窍诸大法唐时均已完备，方法之众多、应用之灵活，较之清代有过之而无不及。又如中风论治，孙思邈已主张用竹沥汤、荆沥汤等清热涤痰为先，俟痰豁神苏之后，再予羚羊、石膏、黄芩等熄风清热之品，实为后世主心火、痰热、肝风论治之嚆矢。又如血证强调消瘀止血，用生大黄、生地汁等，无不疗效确切，历验不爽。诸如此类，不胜枚举。

总之，当时已蓄聚了中医学治病的精华，具体则反映在《千金》《外台》两书之中，后世好学深思之士每藉以为奇法之渊薮，盖高过金元后诸子许多耳。宋代医学大抵因循旧制，属唐之延伸。校正医书局精心整理《素问》《伤寒论》《金匮》《甲乙经》《脉经》《诸病源候论》《千金》《外台》等宋以前之重要医学文献，使之绵延勿替，乃"唐人之守先传后"（《研经言》）治学风气的继续。

本草亦然。北宋朝廷官修《开宝详定本草》《开宝重定本草》《嘉佑补注神农本草》《图经本草》等，体例本诸《新修本草》，唯随时代进步，稍增数味新药而已，与金元后新撰本草主归经诸说者，大相径庭。

综合性医著中之《太平圣惠方》与《圣济总录》，乃继《千金》《外台》后之大型医学百科全书。后世或诟病宋人专嗜香燥、金石，其实乃攻其一点，不及其余，置宋人好用清热、养阴药于不顾，如治温之刻刻注意护养阴津，广泛选用生地汁、麦冬汁、葛根汁、生藕汁、百合汁、知母、花粉、石斛、玉竹之类，堪称独擅胜场，远非金元诸子所能望其项背。其书俱在，足可征信。

唐宋大型医书贵在全备，不免卷帙浩繁，检阅困难，故删繁就简成了宋代医学改革趋势之一。《太医局方》《和剂局方》是官方在这方面的尝试，而《三因方》《本事方》《济生方》《易简方》等则为私家的实践产物。

其中尤以王硕的《易简方》最有代表性，其将医方压缩到三十种常见急重证的主治方药，在当时盛行天下，俨然取代诸家而为医方之宗，故有"自《易简》行，而四大方废……至《局方》亦废……故《易简方》者，近世名医之蠹也"（《须溪记钞济庵记》）之说。

尽管《局方》《易简方》等不能代表宋代医学的成就，然而盛极一时，影响亦不能说不大。其冲击力量，使唐宋崇尚大型方书之风终于走向式微。

四、嬗变期——金元

金元是一个医学更新、嬗变的重要历史时期，其主要成就是深化了医学理论的专题研究，并将这些专题研究与时代医疗实践密切地结合起来，刘完素、张子和、李杲、朱震亨四家的学说乃主要代表。他们各树一帜，自成体系，闪耀着革故鼎新的时代气息，与唐宋强调兼收并蓄的传统医学模式出现了显著差别，故有人称此为"新学肇兴"时期。

代表着当时医学主流的刘、张、李、朱四家，在理论方面从前人的五脏寒热虚实研讨，归结到心火、邪结、阴火、相火等机理上来；在实践方面也另创新方以适应其学说。

四家之说虽各执一偏，然而深化了医学理论研究，有效地指导着临床实践，这是他们的辉煌成就处。问题的另一面是他们研究的只是医学总体中的一个局部，属于某一侧面的专题发挥，适宜于某种特定的条件，乃一时一事一地之学，而非医学之完整则显而易见。

事实上四家的临床实例说明，并非囿于自创之新说，寒温攻补，随证而施，无所偏执，足证他们的学说都为纠偏补弊、拾遗补缺而设。四家之书与《千金》《外台》《圣惠》《圣济》不能等量齐观，其理由即在于此。四家学说以之发微、充实则可，以之替代则不免以偏概全，黄钟毁弃，这是一个值得深思的问题。

五、门户期——明

明代医学因循金元诸子之说，或株守一家，排斥其他；或矫枉过正，意气偏激，深陷门户之见的漩涡中，不能自拔。诚如徐大椿所言："元时号称极盛，各立门庭，徒骋私见；迨乎有明，蹈袭元之绪余而已。"（《医学源流论》）

金元诸子之新说既盛行于明，其中尤以李杲与朱震亨两家更受推崇，当时不少名医皆以为矜式，而拘泥于其说，遂使专题之学益趋偏仄呆板，徒事水火寒温之争，而于医学之发展毫无裨益。

偏向滋阴者，如王纶宗、朱震亨而习用苦寒，缪希雍取法唐宋而从事甘寒；偏向扶阳者，如汪机之私淑，李杲而动辄参、芪，张介宾之注重精血而专恃熟地。致使古法濒于失传。张琦言："自唐以降，其道日衰，渐变古制，以矜新创……门户既分，歧途错出，纷纭扰乱，以至于今，而古法荡然矣"（《四圣心源序》）。

明代诸家在水火寒温之争中，恣引阴阳、太极、卦爻之类为据，医学几演变为理学之附庸，从根本上离开了唐宋医学崇实的道路。唐宗海称"唐宋以后，医学多伪"（《中西汇通医经精义》），虽言词偏激，而实有至理。

明代医学之卓有建树者，亦唐宋余波所及。如李时珍所撰之《本草纲目》，"搜辑百氏，访采四方"，属博采众美之结晶，与门户之学无涉；王肯堂所撰之《证治准绳》，"搜罗赅备，分析详明"，乃奄有众长之杰构，游离于门户医学之外。其所以成功之主要因素，则在于上继唐宋而泯门户之见。

六、折衷期——清

门户之弊，至清益显。随着朴学的兴起，理学日趋式微，治学崇经复古之风大盛，于是医界出现了一种折衷倾向，即兼采历代名家学验，贯通调和，无所偏主的医学潮流，旨在纠正明代的门户之偏，而促进医学之发展。

徐大椿主张凡业医者必须越出金、元、明藩篱，"上追《灵》《素》根源，下沿汉唐支脉"（《慎病刍言》），博览古籍，兼备折衷。莫文泉则竭力推崇唐代医学、尊奉《千金》为杂病治法之宗，对金元后诸家之说取聊备一格的态度，"不必概屏之以自隘也"（《研经言》），也是一种折衷倾向。

当时医家之提倡复古，其实仅仅是一种手段，其目的则仍在于兼备以折衷。以清代最辉煌的温病学说而言，实质上也是一种折衷，一种汇粹历代医家学术精华之大折衷。《温病条辨》一书即体现了寒温折衷和古今折衷，此书虽论温病，但并不排斥伤寒，温病论治羽翼伤寒，伤寒证治折衷温病，擅长使用石膏是其所长，出奇制胜藉桂枝更令人击节赞叹。又如晚近学者所称之中西汇通学派，则更是古今中外医学的大折衷。

叶桂是倡导临床医学折衷的巨擘，根柢汉唐，折衷元明，荟萃众长，变化灵活，故"大江南北言医，辄以桂为宗"（《清史稿》）。叶氏既出，门户之学遂退，折衷倾向从此奠定了主导地位，独领风骚数百年，迄未稍衰。后此诸家，无非推波助澜而已。

综观清代医学之折衷倾向，纠正了元明以还的门户之偏，使唐宋医学在一定程度上得以延续和弘扬，从而保证了中医学术的嬗递勿替，不绝如缕。然而"假兼备以幸中，借和平以藏拙"的治疗作风也应运而生，使清代医学间或趋向平庸，与唐宋之真率自然相比，当然是略逊一筹了。

第二篇

论晋唐医学的理论成就

　　关于晋唐医学，一般认为其特点是"重方药，轻理论"，甚则以为"就整个基本理论来说，这一时期没有什么显著的发展"（《中国医学史略》）。笔者管见，由晋入唐，不仅临床医学进入全盛时期，而且基本理论更有很大发展，可惜这些未引起学者们足够重视。重新研究、评价晋唐医学至为重要，不仅是回顾过去，且可以启迪未来。为此，笔者芹献刍议，权作砖玉之引。

一、辑注医经，促进了医学理论的发展

　　《黄帝内经》在仲景撰用之后，受到了晋唐医家的高度重视，他们的辉煌业绩之一，在于首先对它进行了系统的辑注。如齐梁间全元起撰辑《内经训解》，为注疏《素问》之开山；晋·皇甫谧撰《黄帝甲乙经》，由研究《内经》而成针灸学之巨著；隋唐间，杨上善撰《黄帝内经太素》，为后世研究《内经》者保存了一种古朴的面貌；王冰得先师张公之秘本，对《素问》进行了全面的整理和注疏，并补以七篇大论，俾运气之学流传

后世。诸家的注解，包含着对《内经》理论的许多重要发挥，倾注了大量心血，中医学的理论核心经过他们的辛勤劳动得以流传于世，仅就这点来看，"轻理论"的结论是难以成立的。

由于战祸兵燹，仲景书亦濒临失传。晋·王叔和搜罗遗秘，撰《脉经》、编次《张仲景方论》三十六卷，为保存仲景之学作出重大贡献。至唐初，"江南诸师秘仲景要方不传"，孙思邈搜集要妙，在《千金翼方》中对仲景伤寒进行了系统研究，并创"方证同条，比类相附"的研究方法，强调伤寒大意不过三种："一则桂枝，二则麻黄，三则青龙"，后世名家如成无己、方中行、喻昌等之三纲说，实未越其藩篱。此外，王冰曾得见《正理伤寒论》一书，并在次注《素问》时载引其说，颇具卓识。凡此，足以说明《伤寒论》的研究在晋唐时代已成绩斐然。

作为医经之一的《神农本草经》亦然。古代《本经》到晋唐早已蠹蚀卷残，讹谬滋生，所谓"三品混糅，冷热舛错，草石不分，虫兽无辨，且所主治，互有得失"。刘宋时陶弘景重加整辑，撰为《本草经集注》，其不仅纠讹订误，保存了古来相传的《本经》精华，并撷取了吴普、李当之等人的学术成就，这是历史上继《本经》之后第一次对本草的全面总结和充实提高，为研究《本经》和发展药物学开创了一个重要的先例。

公元659年（唐显庆四年），由苏敬等22人集体编纂的《新修本草》告成，其系统地对陶氏《集注》展开了认真的考证和纠误，并配以药图，又补充诸家用药经验一百十余种，较之《集注》又有很大提高和发展。其后，五代十国时后蜀主孟昶命韩保升等对流传了三百年的《唐本草》重新全面修订，成为著称后世的《蜀本草》。

自魏晋迄五代十国七百余年间，《本草经集注》《新修本草》《蜀本草》三著彪炳璀璨，使医经之一的《本草经》得以延绵不绝。经过晋唐医家呕心沥血的研究，为后世留存下了极其珍贵的三大医经，这正是晋唐时期"重理论"的有力明证。如果没有当时的继承、发皇，中医学将永远失去这三大经籍。

二、病机理论方面的不朽业绩

隋大业中，巢元方等著我国医学史上第一部证候、病理学专著《诸病源候论》。是书以《内经》理论为指导，立足临床实践，全面、详尽地阐述了各种病证的病因、病理，对后世疾病分类和病机理论研究产生了深远的影响。尤其可贵的是，其并不墨守医经，而是十分注重疾病的机理阐发。如"黄病诸候"中"急黄候"云："脾胃有热，谷气郁蒸，因为热毒所加，故卒然发黄，心满气喘，命在顷刻，故云急黄也。有得病即身体面目发黄者……其候得病但发热心战者，是急黄也。"发病与晚近暴发型肝炎、急性黄色肝萎缩相合，足证其书观察之细致入微，总结之凿实有据，诸如此类，不胜枚举。

此外，孙思邈《千金方》在《脉经》基础上具体地提出了脏腑虚实寒热辨证施治，被后世奉为证治之津梁，为研究脏腑病机及辨证治疗开辟了一条新的途径。

在病机理论方面，王冰还提出一种"气动"理论，将病因、病理、疾病结合一起，概括为四大类，即因气动而内有所成、不因气动而外有所成、始因气动而病生于内、不因气动而病生于外。

这种分类法不同于宋陈言的三因说，其优点是将病因、病机和疾病有机地连结起来，对分析疾病、预后转归都有一定帮助，是中医病因、病机理论中的一个组成部分，值得重视和研究。遗憾的是明代以后，仅取陈言三因说，王氏气动之论遂湮没不彰。

晋唐医家对具体病证的机理论析，往往是大胆认识，观点新颖，不袭陈说，悉以实践为依据，故在理论总结方面时有创新，与后世之因循沿袭者大相径庭。如谢士泰《删繁方》发挥《难经·六十九难》"虚者补其母，实者泻其子"治则，提出劳则补子之法，即心劳补脾，脾劳补肺，肺劳补肾，肾劳补肝，肝劳补心。其意母脏虚劳，当补益子气，子气充旺，则上资于母，母气受益，虚劳自愈。此法补充了《难经》之不足，另辟了新的治虚蹊径，并提示五行相生之说未可执一。宋·邹铉在《寿亲养老新书》中盛赞之："益子以补母，此用药之奇法。"

又如《素问·阴阳别论》载"二阳之病发心脾，有不得隐曲，女子不月，其传为风消，其传为息贲者，死不治"之说，王冰注解云："二阳谓阳明大肠及胃之脉也……夫肠胃发病心脾受之，心受之则血不流，脾受之则味不化，血不流故女子不月，味不化则男子少精，是以隐蔽委曲之事不能为也。"

按其观点，虚劳之所以不能为隐蔽委曲之事，症结在于肠胃有病，而肠胃以通为用，荡涤肠胃则中土复运化之权，心脾无受病之累,少精、不育诸症不补自缓。

金代张从正对此说甚为心折,认为对这种肠胃受邪、病累心脾的"少精""不月"患者,"惟深知涌泄之法者能治之"。然自清人所谓"肠胃有病,延及心脾,颠倒其说"(《吴医汇讲·二阳之病发心脾解》发难后,古法就此荡然。

上述《删繁》《素问注》两例仅为晋唐医家对病机问题阐发的沧海一粟,但从中就足以反映出其所持卓识之戞戞独造。如果后人能系统地加以整理研究,则中医学术势必将更绚丽丰硕,人们亦自可免乎"这一时期没有什么显著的发展"之叹了。

值得注意的是,晋唐医家理论研究的形式与金元后迥然不同,前者主全面继承,博采兼收;后者侧重于专题阐发,各张一是。清·莫枚士在《研经言》中言:"《千金》《外台》两书,根柢仲景而推衍之……夫儒家文宗韩、柳,诗宗李、杜,经义宗陆、孔,书法宗欧、柳,皆唐法也,则唐人之守先传后可知也。惟医亦然。"

对中医学研究取"守先传后"的态度,十分必要,这样做可保存古籍,传诸千秋。事实已证明唐代医家在这方面的巨大建树,日本学者在治学传统上仍每每保持有唐人风范;同时又可对某些暂时不能理解的内容,姑存其旧,以俟后人评说,而免轻易否定或扬弃之虞。明清以还,各承家伎、因循守旧之积弊日趋明显,视野狭隘、入主出奴的缺陷愈加严重,于是,一叶障目,不见泰山,医学之所以"黄钟毁弃"的原因之一在于此,对晋唐医学产生曲解和偏见的重要原因也在于此。

三、还晋唐医学的本来面目

晋唐医学具有广博兼取、崇尚实效的特点，遗憾的是，在后世医学的沿革中，这两个特点不同程度地被削弱和淡化了。客观评价晋唐医学，其目的除了在于如实地恢复其历史上的原来面目外，更重要的是以之作为今日发展中医学的借鉴和启迪。

金元四子之说促进了医学理论的深化和理论与实践的密切结合，对发展祖国医学有重大建树，但也有弊端。门户之学从此大盛，不善学者顶礼师说，株守一家，排斥不同之见，将医学科学几演变成随意倾向很明显的一种主观意识，或从根本上离开了实际的治病对象，"性喜温补者指为虚，素为攻夺者指为实。各创其说，以耸听闻"（《四诊集成·陈经国序》）。明清许多医家都深深地陷入到这个渊薮中去了，其入主出奴，抨击异己，形成了狭隘的门户医学。

最典型者莫如依托于温补的汪石山，在其众多的各种疾病治案中，都离不开参、芪两味。再者就是厕身养阴行列的魏玉璜，其《续名医类案》之附案，任何病证，天麦冬、杞子、生熟地几为必用之品。

不少有识之士对这种不良倾向极为反感，张希良序《慈幼新书》指出："今天下医学之弊，非庸则妄，庸者卑陋自窒，守一师之说而不能变通；妄者私心穿凿，攻补一偏而不能察于微渺。其术不同，而杀人则一也。"

徐灵胎言："元时号称极盛，各立门庭，徒骋私见；迨乎有明，蹈袭元人绪余而已。"(《医学源流论·方剂古今论》)吴瑭在《医医病书》中言:"唐朝之后医道之坏极矣……名医如李东垣、朱丹溪、刘河间以一偏之见,各立门户,以成一家之言,又一坏也。"

张琦序《四圣心源》云:"自唐以降,其道日衰,渐变古制,以矜新创……门户既分,岐途错出,纷纭扰乱,以至于今,而古法荡然矣。"唐宗海更直截指出:"唐宋以后,医学多伪。"(《中西汇通医经精义·例言》)这些言辞虽不无偏激,然对医界的门户之溺,都展开了一针见血的鞭挞。

目前,我国中医临床医学的基本框架脱胎于金元明清医学,不少晋唐学术精华被排斥在外,因此在本质上不能反映中医学的总体。令人生憾的是唐后的一些医学缺陷和弊端也不可避免地被混杂进来。

明末清初,论医理不外阴阳、五行的生搬硬套,论病因不越陈言的三因说,论治疗专在四平八稳的和缓调补上下功夫,铸成了一个概念化、程式化的医学机械模式。喻昌当年对此极为愤慨,指出:"医以心之不明,术之不明,习为格套,牢笼病者,遂至举世共成一大格套,遮天蔽日……"(《医门法律·序》)这个数百年来所形成的根深蒂固的医学模式对今天医学的影响不可低估。

晚近有学者认为,今日中医学之所以未能飞速发展,大抵受阻于机械的阴阳、五行说的束缚,使医学成了钟摆式的机械运动,而不是在真正的具体的医疗实践中去研究、探索和创造。中医学术的产生、发展和全盛都根源于实践经验积累和总结,离开了这一点而被机械的医学模式所桎梏，则事物必然走向反面。

笔者认为，发展中医，振兴中医，必须从金元以来所构成的机械医学模式中解脱出来，将医学研究深入到晋唐医学的领域中去，放到真正的医疗实践中去。

第三篇

论晋唐时期临床医学之特色

临床医学在六朝得到了高度的发展，入唐则标志着辉煌的全盛时期的到来。这是医学发展的必然结果。究其原因，大致可归结为如下三点。

一、将近二千年医疗实践经验的积累和全面总结

临床医学的起源可追溯到遥远的三皇五帝时代，《史记》谓"神农尝百草，始有医药"。较可靠的资料是商朝宰相伊尹制汤液醪醴的有关记载，当称之为方剂治病之嚆矢。先秦、前汉是临床医学的重要延续发展阶段，许多医家不断实践和探索，积累了丰富的治疗经验。

1973年长沙马王堆汉墓中出土的《五十二病方》确实地反映了秦汉前的医学成就，其内容已涉及内、外、妇、儿、五官等各科，载方二百八十余首。在完成于战国至西汉的《黄帝内经》中，尽管以理论研究为主，然亦收方十一首，各具方名，刺灸、砭熨诸法则尤丰。当然，不论《五十二病方》或《内经》方，都较为质朴。

史书称汉代已出现了临床医学专家，《汉书·艺文志》载有经方十一家，具体内容则语焉不详，然其诊疗水平之日益提高殆无疑义。东汉末年仲景撰《伤寒杂病论》，说明临床医学的飞跃发展，这是在前辈医家大量经验积聚的基础上，经过仲景的实践、探索和总结，使朴素的治病经验升华为具有普遍指导意义的诊治法则。

自伊尹制汤液至汉末，约经历了一千七百年左右漫长时间的反复验证，临床医学至此由量变而出现了质变。与仲景同时，华佗精湛的外科手术，具备有"刳断肠胃，涤洗五脏"的高超水准，所创麻醉剂麻沸汤，后世湮没不传。晋唐临床医学能进入到全盛时期，关键是立足于这样一个丰硕坚实的基石之上。

二、时代向医学提出了新要求

自魏晋至隋唐，动乱的时代迫使医家们进一步研究新课题，总结新经验。如晋室南渡之后，不少缙绅士族患脚气病，这在以前是认识阙如的，有人遂潜心其间，获得了良好的效验，如支法存、释深师等都是独擅胜场的治疗专家。

《千金要方·风毒脚气》云："古人少有此疾，自永嘉南渡，衣缨士人多有遭者，岭表江东有支法存、仰道人等，并留意经方，偏善斯术，晋朝仕望，多获全济，莫不由此二公。又宋齐之间，有释门深师，师道人述法存等诸家旧方，为三十卷，其脚弱一方，近百余首……"他们为诊治脚气疾作出了重要贡献。

又如由于温热、疫病的流行猖獗，医家们又对外感热性病进行了深入研究，《诸病源候论》明确地将外感病分列为伤寒、时气、热病、温病、疫疠五类，治疗方面侧重于清热解毒，养阴生津；《千金要方》所载四季五色瘟的方药，充分体现了这种特色，显然其是在仲景《伤寒论》之外对外感病的再认识。

三、本草的研究成果促进了方剂学的发展

《神农本草经》经陶弘景、苏敬、韩保升等的三次整理、研究和扩充，对方剂的重新组合起了极大的推动作用。不少新药随着当时中外经济文化的交流由国外传入我国，经过反复验证而正式收入本草，如龙脑、安息香、阿魏、郁金、茴香等，并迅速得到医界公认，被广泛应用于临床。《千金》《外台》载此类方甚多，后世开窍豁痰、镇惊熄风诸法实渊源于此。

由于新药涌现导致大量时方的问世，在徐灵胎看来，这是"仲景之学，至唐而一变"（《医学源流论·千金方论》）的关键所在，虽然其已越离"古圣制方之法"，但徐氏亦称赞"其用意之奇，用药之巧，亦自成一家，有不可磨灭之处"。

除了上述三个重要原因之外，重视正规医学教育，严格培养医药人才，也保证了唐代医学的高度发展。《唐六典》记载："太医令掌诸医疗之法，丞为之贰。其属有四，曰：医师、针师、按摩师、咒禁师。皆有博士以教之。其考试登用，如国子监之法。医博士掌以医术教授诸生，习《本草》《甲乙》《脉经》，分而为业……"。宋·高保衡等又谓："尝读唐令，见其制，为医者皆习张仲景《伤寒》、陈延之《小品》。"从而确保了

医学后继人才的培养，促进了医学的延绵和发展。

由晋入唐，在整个中医学术发展史上展示出最为璀璨辉煌的一页，标志着临床医学已进入全盛时期，它主要体现在如下方面。

（一）新方的大量涌现和医学百科框架的全面确立

据典籍所见，今存当时之名方书有《支法存申苏方》《阮河南药方》《葛洪玉函方》《葛洪肘后方》《陶宏景补阙肘后百一方》《范东阳方》《小品方》《荆州要方》《于法开议论备豫方》《羊欣中散杂汤丸散酒方》《徐叔响杂疗方》《秦承祖药方》《胡洽百病方》《释僧深药方》《褚澄杂药方》《姚僧坦集验方》《谢士泰删繁方》《宋侠经心方》《四海类聚方》《千金要方》《千金翼方》《崔知悌纂要方》《孟诜必效方》《张文仲随身备急方》《王焘外台秘要》等百余种，都曾经显赫一时，盛行于世，载聚了医家们实践所得的大量新方。

这些宝贵的治疗经验充实了祖国医药宝库，如隋代的《四海类聚方》，有二千六百卷之多，其规模之宏大，内容之丰富，为历古方书之最。《千金》《外台》掇英捃萃，广集大成，保存了前人许多珍贵的医学资料，如林亿在校正《千金》序中说："上极文字之初，下迄有隋之世，或经或方，无不采撷，集诸家之秘要，去众说之未至。"为我们今天研究晋唐医学提供了确实可信的史料依据。

晋唐时期众多优秀方书的问世为临床医学开拓出了一个前

所未有的繁荣局面，其中部分方书可与仲景《伤寒论》相提并论。如宋·孙兆在校正《外台秘要》序中说："古之如张仲景、《集验》《小品方》最为名家。"高保衡亦谓："《小品》亦仲景之比也。"可证宋前并非独尊仲景，至少也是仲景、僧坦、延之三家学术并驱风云，各领风骚。当时医学之鼎盛，就显而易见了。

　　通过大量方书的汇集和新方的涌现，晋唐学术几成医学之汪洋大海，中医学百科框架也随之全面确立，事实上这正是所谓的"群方之祖"，是后世医家取之不尽、用之不竭的源泉所在。

　　《千金》《外台》这两部熠熠生辉医学巨著的相继问世，是医学百科框架全面确立的重要标志。以《千金》而言，卷帙浩瀚，资料翔实，凡妇幼、七窍、内、外、痔瘘、解毒、急救、食治、养生、针灸、医德等一应俱全，收方五千余首，迄今仍可被视作一部中医学的百科全书。

　　关于对《千金》的评价，历史上的有识之士每每赞之为仲景后第一。林亿云："辨论精博，囊括众家，高出于前辈。"王肯堂曰："医书不经秦火，而上古禁方流传于世者无一焉，今独张仲景方最古，其次莫如孙真人《千金方》，如是止矣。"张璐称："夫长沙为医门之圣，其立法诚为百世之师，继长沙而起者，惟孙真人《千金方》可与仲景诸书颉颃上下也。伏读三十卷中，法良意美，圣谟洋洋，其辨治之条分缕析，制方之反激逆从，非神而明之，其孰能与于斯乎？"

　　仲景《伤寒论》奠定了中医辨证论治基本法则，但限于历史条件，其远未能确立医学百科的框架，由晋入唐，经数百年间无数医家对各科疾病诊治经验的广泛积累，聚腋成裘，至唐初孙思邈"集九代之精华"，而始"成千秋之巨制"。于是"玄关秘钥，发泄无遗"，医学百科的框架始告正式确立。

在这个问题上，清·莫枚士持论公允而切实，他说："徒恃此书（指《伤寒杂病论》）不足与治杂病，则《千金》尚焉。孙氏亦推本仲景，而其论症之精详，用药之变化，杂法之明备，数倍于仲景书……自墨守者以为《金匮》为治一切杂病之宗，而《千金》遂斥为僻书，无惑乎学术隘而治法阙矣。"

王焘《外台秘要方》是其"台阁二十余年"，参阅了数千百卷医籍资料后写成的，书凡四十卷，一千一百余门，各科赅备，讨绎精明，在继绝存亡的搜辑工作方面成就尤为卓著，从而更进一步充实和繁荣了医学百科中的各个领域。

（二）治病尚实的时代风尚的形成

在当时医学百科的各个领域里，治病尚实、不骛玄理蔚然成风，它是晋唐整个时代的一个重要学术特色，并由此而登上了历代医学之高峰。

面对急重症多的情况，晋唐医书往往将抢救重危病列为主要内容，不少医书以备急命名，如《肘后备急方》《辽东备急方》《备急单要方》《随身备急方》《行要备急方》《岭南急要方》《玉壶备急方》等，大量地记载了卒中、卒死、溺死、自缢、卒心痛、心腹痛、食中诸毒等的急救措施和应急方药，强调贱价、易得，以"庶免横祸"。其中，不少方法和用药都切实可行，颇具临床价值。如《小品方》之"疗溺死方"："屈死人两脚着人肩上，以死人背向生人背，负持走，吐出水便活。"（《外台秘要·卷二十八》）

又如救自缢死方，"傍人见自缢者，未可辄割绳，必可登物令及其头，即悬牵头发，举其身起，令绳微得宽也。别使一人，坚塞两耳，勿令耳气通，又别使一人，以葱叶刺其鼻中，吹令通……"（《医心方·卷十四》）。葛洪《肘后方》治卒死，更有"以管吹耳中，令三、四人更互吹之。又小管吹鼻孔……"等人工呼吸法。

对顽固的腹水患者，《肘后》更载有原始的抽除腹水法，"若唯腹大，下之不去，便针脐下二寸，入数分令水出，孔合须腹减乃止。"又如疗狂犬咬人方，"先嗍却恶血，灸疮中十壮，明日以去，日灸一壮，满百乃止"（《肘后方·卷七》），据后人验证有很高的疗效。耐人寻味的是葛洪还提出"仍杀所咬犬，取脑敷之，后不复发"的宝贵治验，真可谓开现代人工免疫疗法之先河。

略举数例，足以说明当时对重急症已有丰富的实际抢救措施，这在中医学术发展史上占有举足轻重的地位。然而后世医家并没有认真地全面总结和研究这些学术精华，更谈不上发展或完善，仅就这点看，晋唐医学在医史方面处于全盛阶段，是客观存在而不足为奇的。

又以外感温热病言，有学者认为温热学派的发展大致经历了三个关键阶段，其一是金元，其二是明末，其三为清代中叶。

笔者的观点是，温病学说在晋唐已经盛行，不论病因、病机、辨证论治各方面均悉具规模。虽然，当时医家未提出三焦、卫气营血辨治大法，但究其实际的治温病最主要的清热、养阴两大法，晋唐医家早已普遍习用，远非有人想象那样，金元前治温每赖《伤寒论》辛温法。

如《千金翼方·伤寒》："尝见太医疗伤寒"，惟大青、知母诸冷物投之。"只此一句就足以说明历史事实了。《千金要方》所载治青筋牵等四时温疫病诸方乃为典型之治，凡五方皆重用石膏，分别配以生地、玄参、大青、栀子、升麻、羚羊、芒硝等味，共奏清瘟解毒之功。观其方治，大胆直率，切实有效，殆发缪希雍、余师愚、吴瑭诸治温善用石膏者之先声，与晚近学者所倡截断之论亦有异曲同工之妙。宋名医庞安常尤心折此五方，列为四时温疫之主方。

它如清营凉血之治，《肘后》有疗温毒发斑之名方黑膏。凉血散瘀，则《千金》以犀角地黄汤为主方，该方原出《小品》，称"疗伤寒及温病……内瘀有蓄血者，及鼻血吐血不尽，内有瘀血，面黄大便黑者，此主消化瘀血"，此方为后世所宗，似不待赘言。

养阴生津清热之治，在晋唐方书中亦在在可见，如《千金》"生地黄主热方"，其组成为地黄汁、知母、玉竹、花粉、茯神、竹沥、生姜汁、白蜜、生地、骨皮、生麦冬、石膏等，《千金》多用生地、天麦冬、元参等鲜汁，其以生地黄煎命名的甘寒养阴方不下五六张之多，足证其用之普遍与广泛。后世名家朱震亨等无不伏膺于此，而多发挥；清代医家所制养阴诸方，亦未越其藩篱。

唐代医家常用的犀、羚、紫雪等，尤为清代诸贤所效法，作为镇惊熄风开窍的主要药物。如果不侈谈三焦及卫气营血之说，而从实际用药分析，那么温病治法至唐已悉具规模的结论当略无疑义了。

在妇科证治方面，晋唐医家尤尚实而屡建树。著名的昝殷《产宝方》为唐慎微、陈自明诸家征引，《医方类聚》亦见哀录，垂范千古。孙思邈《千金方》治妇科诸疾内容丰富翔实，如用温胆法治妊娠恶阻呕吐不食，用生地黄汤、大黄干漆汤治产后瘀血腹痛，桃仁汤、干漆丸治闭经不通，漏芦汤治产后无乳、少乳等俱确切有实效，对后世有重大影响。

甚至《千金》还大量载述了在当时也是"极为秘惜，不许子弟泄漏"（《千金翼方·妇人》）的妇人美容秘方，计有面脂、面膏、面药、灭瘢、手膏、香身、治诸腋臭、生发、染发等，这些在今日也有一定参考价值。又据今日本发现的《小品方》古本残卷，其中引人瞩目的是陈延之在晋代已进行中止妊娠的尝试，提出"妊娠欲去之、并断产方。栝楼、桂心各三两，豉一升"。其法远远早于《济阴纲目》所载，是为晚近妇科临床使用天花粉引产之肇端。

在内科杂病方面，后世大多数实治效方，都源出于晋唐。仅举中风为例，孙思邈强调其病的症结为内热、痰结，称"凡此风之发也，必由热盛"，由火盛而煎熬津液为痰，阻塞灵窍，故思邈主张中风初起必以清热涤痰为先，宜急投竹沥汤（生葛汁、竹沥、生姜汁）、荆沥汤（荆沥、竹沥、生姜汁）以"制其热毒"，豁痰复苏，然后再服羚羊、石膏、黄芩、芍药、升麻、生地黄、地骨皮、天冬等平肝熄风，清热养阴之品。并又告诫医者："夫得风之时，则依此次第疗之，不可违越，若不依此，当失机要，性命必危。"（《千金翼方·中风》）

后世名家刘完素论中风主火盛，朱震亨主痰热并擅用竹沥、姜汁，缪希雍阐发"内虚暗风"，叶桂创言"阳化内风"，究其渊源，实始自《千金》，洵非后世所谓孙氏于此证贡献只在绍述大、小续命汤而已。

又以晋唐方剂的命名来看，也颇能反映出当时医风之质朴、尚实。如《肘后》"治疟病方……青蒿一握以水二升渍，绞取汁，尽服之"，以青蒿鲜汁生服，治疟极验，葛洪连正式方名也未起。

又如《千金》"吐血百治不瘥，疗十十瘥，神验不传方"，其根本无方名，只强调了良好的止血效果，由"地黄汁半升，大黄生末一方寸匕"组成，孙氏称："空腹服之，日三血即止，神良。"（《千金翼方·杂病》）晚近临床有人以单味生大黄末治上消化道出血数百例，获优异的止血效果，使思邈此千年以前的秘方得到了科学的验证。倘悉依《千金》法，加服生地汁，其效必更佳无疑。

其他如以栝楼为主的治疗消渴方，以海藻、昆布为主的治瘿方，以葶苈子为主的治喘、肿、小便不利方，皆多实效，而无方名修饰。

用药杂而不乱是晋唐方尚实的另一重要特色，寒温补泻熔于一炉，徐灵胎对此不无微词，每持"偏杂"之讥。其实这种组方大都根据临床实际复杂病情而设，灵活质朴，结构致密，与深受金元诸子烙印后的后世医家用药习惯大不相同，如《千金》镇心丸、温脾丸等皆是，张璐对这种组方曾竭力称道之。清·余懋在《方解别录》序中说："元明以来，法遂淆乱，而用药者专尚偏寒、偏热、偏攻、偏补之剂，不知寒热并进，攻补兼投，正是无上之神妙处，后世医家未解其所以然，反谓繁杂而不足法。"颇值得人们深思。

此外，又如针灸治疗之崇尚实效尤为明显，葛洪取穴主张"但言其分寸，不明孔穴，凡人览之，可了其所用。"（《肘后备急方·自序》）陈延之指出："夫针术须师乃行，其灸则凡人便施……野间无图不解文者，但遂病所在便灸之，皆良法，但避其面目四肢显露处，以创瘢为害耳。"（《医心方·卷二》）

孙思邈更直截提出阿是法："有阿是之法，言人有病痛，即令捏其上，若里当其处，不问孔穴，即得便快成痛处即云阿是，灸刺皆验，故曰阿是穴也。"（《千金要方·针灸》）

游目于晋唐医籍，观其治方之丰繁，结构之精美，言辞之质朴，疗病之切实，辄令人啧啧称赞，不忍去卷，足供后人摭拾菁华，参考借鉴。

第四篇

论金元前温病学之成就

对温病学说深入发掘并全面认识，是我们今天的任务。我们认为，金元之前温病学说已经盛行，无论在温病病因、病机以及辨证论治等各个方面，均已悉具规模。兹谨陈管见如次。

一、汉晋之温病范畴与病因学说

"温病"的名称在《内经》早有记载，其概念一则指冬感寒邪，至春而发的热性病，所谓"冬伤于寒，春必温病"；另指瘟疫而言，如《素问》"民病疠，温病乃作"（《六元正纪大论》）。其后，《阴阳大论》《伤寒论》乃至晋唐医家均承经旨，将冬伤于寒而发于春者称温病，发于夏者称暑病或热病。温、暑之异实在于邪热的轻重，犹《伤寒例》所言："暑病者，热极重于温也"。

晋·葛洪则从病因定名，将上述温、暑概称伤寒。一如《难经》伤寒"有热病、有温病"之论，说明古人所谓伤寒，常常是广义的。葛氏在《肘后方》中还指出伤寒、时气与温病的区别，"其冬月伤于寒，或疾行力作，汗出得风冷，至夏发，名为伤寒；其冬月不甚寒，多暖气及西风，使人骨节缓堕受病，至春发，名为时行；

其年岁中有疠气兼挟鬼毒相注,名为温病"。在同时代,陈延之《小品方》也"考之众经"强调"伤寒、天行、温疫为异气"。在此,葛氏所称的温病,即陈氏之温疫。

以上为汉晋"温病"概念之大概,似乎与清代温病家所说的"温病者,有风温、有温热、有温疫、有温毒、有暑温、有湿温、有秋燥、有冬温、有温疟"(《温病条辨》)出入颇多,然事实并非如此。试看,《伤寒论》所曾撰用的《阴阳大论》中,曾有"四时正气为病"和"时行疫气"之说,实已包括后世所说的多种温病。

如依时序而列,春有风温,《伤寒论》云:"太阳病,发热而渴,不恶寒者为温病。若发汗已,身灼热者名风温"。《小品方》也有风温的论治,此即朱肱《活人书》所言"风热相搏,即发风温"。夏有暑热,《素问·刺志论》云:"气虚身热,得之伤暑",而仲景更有"中暍"的论治。

长夏多温热,《难经》早有"湿热"病名;王叔和《脉经》指出:"伤于湿,因而中暑,湿热相搏,则发湿温"。冬有冬温,《伤寒例》云:"其冬有非节之暖者,名曰冬温"。至于秋燥病名虽发于喻昌,但其病早载于《素问》,如《本病论》曰:"西风数举,咸卤燥生,民病上热,喘嗽血溢。……寒鼽嚏,嗌干,手坼皮肤燥",实已将后世所称"温燥"和"凉燥"的病证尽赅其中。

又如温疟为病,在《素问》《金匮》也均有详论,《脉经》中并有"温毒"的记载,此病"因冬温未即为病,至夏得热,其冬温毒气始出，肌中斑烂隐疹如锦文"，与仲景阴阳毒病颇相类。

关于温疫之病，在《素问》中就有"五疫之至，皆相染易，无问大小，病状相似"之论，并强调预防须"避其毒气"。更值得重视的是，早在晋唐之前，对四时温疫病已有相当研究，提出青筋牵、赤脉攒、白气狸、黑骨温、黄肉随等名称（《千金要方》），包括了四时流行的多种传染病。

历史事实是客观存在的，有鉴于此，吴鞠通也承认他在《温病条辨》中所论的种种温病，"见于《伤寒例》中居多"。即使在汉晋之时，"按时推病，实有是证。叔和治疗时，亦实遇是证"。

在温病的病因探索和病机分类方面，明清医家有"新感""伏气"（伏邪）之说。我们认为，其实质内容却可上溯汉唐。如《阴阳大论》所说的四时正气为病以及时行疫气，其"中而即发者"即是"新感"之滥觞。另如"伏气"之说，在《内经》亦早发其端。

更有价值的是《伤寒论·平脉法》首先直接提出了"伏气之病"，并认为少阴病下利、咽痛，即属此病。宋代成无己据此说明"冬时感寒，伏藏于经中，不即发，谓之伏气"（《注解伤寒论》）。在《外台秘要》中，王焘引张文仲说称伏气发病为"晚发伤寒"，认为晚发者可从三月至年末。可见明清所说的伏暑晚发乃晚发伤寒之一。

在清代，温病家还有新感引动伏邪的说法，如叶桂谓"外邪先受，引动在里伏热"（《幼科要略》）。实则，王叔和在《伤寒论》序例中早已指出，冬令严寒，中而不即病者"寒毒藏于肌肤……若更感异气，变为他病"，如温疟、风温、温毒等病，均有这种情况，其中以"温毒为病最重"。俞根初《通俗伤寒论》所谓"重病皆新感引发伏邪者也"，亦以此为据。

关于温病的内因问题，《素问·金匮真言论》有"藏于精者，春不病温"之论。孙思邈也认为"冬时天地气闭，血气伏藏，人不可作劳出汗，发泄阳气，有损于人也……人有天行时气者，皆由犯此也"（《千金要方·养性》），说明冬不藏精，发泄阳气，是时气温病的重要致病内因。明清医家论述温病，无不崇尚此说。

二、隋唐以前的温病病机研究

温病的病机理论早在《内经》中阐述已多，《素问·热论》确立了外感热病六经传变的理论，《评热病论》又对热病伤阴的病理特征进行了剖析，从而奠定了温病的病机理论基础。巢元方论伤寒、温病诸候，多从六经传受皆为热证立论，其后如《外台》《圣济》，乃至金代刘完素等，无不上承其旨。

值得注意的是，对于四时脏腑阴阳温毒病的病理机制，古人曾有详细论述。如孙思邈记载说："春三月者，主肝胆青筋牵病也，其源从少阴而涉足少阳。少阳之气始发，少阴之气始衰，阴阳怫郁于腠理，皮毛之病俱在，表里之痫因起。从少阳发动反少阴，气则脏腑受疠而生，其病相反。若腑虚则为阴邪所伤……若脏实则为阳毒所损……"。这种以四时与六经、脏腑相结合的温病病机学说确是别开生面的。

故宋代庞安时在其《伤寒总病论》载述良多。此外，还有不少从热结伤阴、温热郁蒸、热邪传心、温邪入血等方面阐述之病机理论。

热结伤阴：热结伤阴是《诸病源候论》剖析温病机理的核心部分。除发热证外，温病的许多重要症状如嗽、呕、咽痛、目痛等都由温邪内结所造成。如巢氏指出："邪热客于胸腑，上焦有热……故令嗽""热毒在于胸腑，三焦隔绝，邪客于足少阴之络，下部脉不通；热气上攻喉咽，故痛或生疮也"等。

巢氏还强调热结和治疗失当，又往往劫夺阴液而致阴亏，而为大小便不通、温病劳复之病。至于温病的口干渴，尤直截了当地归咎于"脾胃不和，津液竭少"，甚或由于"热盛则肾燥"，肾燥则渴引饮。总在于胃津与肾液的耗伤。

温邪传心：自叶桂提出"温邪上受，首先犯肺，逆传心包"的论述后，后人俱误以为"传心"问题乃其首创。其实此论自汉迄隋已具规模。

如《难经·四十九难》言："肺邪入心为谵言妄语也，其病身热，洒洒恶寒，甚则喘咳，其脉浮大而涩"，明确指出了外感热病中肺邪入心的机理和症状。叶桂《三时伏气外感篇》中有关"肺病失治，逆传心包络"等提法，显然本自前人。

巢元方曾专论温邪传心之义："此由阴气少，阳气多，故身热而烦。其毒气在于心腑而烦者，则令人闷而欲呕；若其胃内有燥粪而烦者，则谵语而绕脐痛也。"其强调温邪入心虽总属阳盛阴亏，但有无形热炽与有形腑结的区别。在温病发展过程中，出现烦躁、谵语等神志改变乃是温邪传心的具体表现，说理明彻。宋代《太平圣惠方》亦有相似记载。

温邪入血：温病发斑及出现各种血证是温邪入血的主要症候。隋唐前，对此虽未直接提出温邪入血之说，而实际内容已备。以温病发斑而言，《千金要方·伤寒》曾引述一段华佗的精辟论述，"若热毒在外，未入于胃而先下之者，其热乘虚入胃，即烂胃也……病者过日不以时下，则热不得泄，亦胃烂斑出"；并指出"其热微者，赤斑出，此候五死一生；剧者黑斑出者，此候十死一生"。说明其由温邪热毒炎灼阳明血分所造成。

正如宋·杨士瀛《伤寒类书》所言："阳热内炽，蒸溽外迫，热毒入胃，皆致发斑。盖热必伤血，血热不散，里实表虚，由是热气乘虚，出于皮肤，轻则如疹子，重则如锦纹是尔。"显然，华佗烂胃赤斑、黑斑之说，与叶桂"斑色红者属胃热，紫者热极，黑者胃烂"的提法一致。

通过循名责实，还不难发现仲景所称的阴阳毒当也属温病发斑之例。故王士雄亦同意赵献可之说，认为"此阴阳二毒，是感天地疫疠非常之气，沿家传染，所谓时疫也。"

《诸病源候论》又重点讨论了温热病多种失血证：如在"温病衄候""温病吐血候"中都阐明了热毒深入可致衄血、吐血，还指出了瘀血内积的机转。同时晋《小品方》将温病"面黄、大便黑"也归咎于上述原因。叶桂所谓"入血就恐耗血动血，直须凉血散血"，殆亦其绪余也。

温热郁蒸：《诸病源候论》十分重视湿热郁蒸致病，在"时气变成黄候"中指出："夫时气病湿毒气盛，蓄于脾胃，脾胃有热，则新谷郁蒸，不能消化，大小便结涩，故令身面变黄"；强调时气湿毒郁蒸而造成黄疸。

值得注意的是，在"急黄候中"，以为湿热郁蒸，复为热毒所加，卒然发黄，可致"命在顷刻"等严重损害，这在临床上具有重要意义。因此，也受到孙思邈的重视，他指出"天行时气、温疫热入腑脏，变为黄疸"，说明黄疸是多种外感热性病的重要变证。

三、唐宋以前的温病证治

唐宋是我国方药发展的鼎盛时期，就《千金》《外台》《圣惠方》《圣济总录》等几部大型方书来看，有关温病的方药已至为详备，靡不载录在先，此真乃发明清之先声者，其功不可泯。

解表法：金元前医家治疗温病早已使用辛凉之剂，其组成常以辛味与寒凉药相结合，制剂又有轻重。在温病初期，用药多取轻清辛散，如《肘后方》的葛根、豆豉二味合方；又治初病头痛、身热、脉洪，用葱豉汤，未效再加葛根、升麻，既辛宣透邪，使邪有出路，又具轻清微寒的清热生津作用。

凡邪热犯肺之证，病虽一二日，由于邪热鸱张，故在解肌之时即已加入清热宣肺之药，如《肘后方》麻黄解肌汤，以麻杏石甘汤为基础，益以升麻、芍药、贝齿，古代医家认为后三味药有解除时行寒热之功。又如《延年秘录》治天行一、二日，头痛壮热，方用葱豉、干葛，并加石膏、黄芩、栀子，此所谓辛凉重剂之类，方虽稍涉苦寒，却正是此时辛凉之剂的特点。

即刘河间辛凉诸方，亦大抵未越其藩篱。

值得注意的是，金元前医家在温热病的初期就早已在习用辛凉之剂了，这种治疗说明金元后不少医家屡屡指责前人"发表不远热"之说是不足证信的。虽然在叶桂、吴瑭之前，尚未有桑菊饮、银翘散等方，但据《本经》《别录》记载，桑叶、菊花、忍冬、连翘等药早已使用于诸风、寒热等外感热病。

宋代用此则更普遍，如《圣惠方》治时气头痛、骨楚有菊花散、淋顶汤等，以菊花、石膏、竹叶、葱、豉、栀子等合方。至于辛凉开泄之剂如栀豉、麻杏石甘等更渊源于《伤寒论》。可见，辛凉解表方本仲景首创，唐宋则繁衍之，明清则因时而演绎之。

清热法：清代温病家的清热诸法在唐宋之前早已普遍使用。以辛寒清气而言，白虎汤乃其典型者；《千金要方》所载治疗青筋牵等四时温疫病诸方，也都重用石膏，并分别配合生地、玄参、大青、栀子、升麻、羚羊、芒硝等味，共奏清瘟解毒之功；宋代庞安常心折其间，列为四时温疫主方。苦寒直折温毒之剂，如崔氏黄连解毒汤早载诸《外台》，此方治热盛错语，能"直解热毒"。

至于清营凉血之治，如《肘后方》疗温毒发斑有著名的黑膏汤，《圣惠方》治时气热毒欲发赤斑，即采取了生地汁、豆豉等味。此法沿用于后，洵为清营透热之要方。又如《圣惠方》治时气热毒攻心，言语不定，心狂烦乱，不得睡卧的犀角散，用犀角、沙参、麦冬、玉竹、赤芍，并加升麻、杏仁、大青等品，清营凉血，兼以清透，立意用药与吴氏清营汤并无二致。

叶桂治斑擅用玉女煎，实则此法在唐宋时亦已常用，如《圣惠方》治热毒成斑的解毒升麻散，以生石膏、地黄汁为主；晚发伤寒也用此法。吴瑭的化斑汤原宗宋代《无求子活人书》化斑汤加以化裁，除保留了白虎汤所用药外，将人参、玉竹换了犀角、玄参，而后二味药物乃是宋人治斑所常用者。

温病家凉血散瘀，以《千金》犀角地黄汤为主方，而其原出晋陈延之《小品方》，谓"疗伤寒及温病，应发汗而不发之，内瘀有蓄血者，及鼻衄、吐血不尽，内余瘀血，面黄大便黑者，此主消化瘀血。"叶桂所谓凉血散瘀，殆循此而发。

养阴法：治温病须刻刻顾护阴液。《素问·热论》早明其理，谓当"实其阴以补其不足"。吴瑭指出"此一句实治温热之吃紧大纲"（《温病条辨》）。温病学发展到唐宋，养阴药的使用已十分广泛，且有选择地使用于温病的各个阶段。其中甘寒、甘酸、咸寒之剂以及养肺、益胃、滋肾诸法，业已大体具备。

如《圣惠方》治热病心胸烦热、口干的生地黄煎，用生地黄汁、生麦冬汁、生瓜蒌汁、生藕汁、白蜜、酥组成，可谓集宋以前甘寒生津方大成，开一代清润腴液之用药新风。朱丹溪、缪希雍等养阴名家无不伏膺于此。

平心而论，被晚近评定为所谓确立了养阴清热原则的清代养阴诸名方，如益胃汤、五汁饮、增液汤等，与古方比较岂有二致哉。至于咸寒增液、育阴潜阳之法，早在仲景已开其先河，如复脉汤、黄连阿胶汤、救逆汤等，而后世又以化裁，似毋庸赘述。

通下法：温病的通下法，如急下存阴、通瘀破结，基本上继承了仲景三承气汤及桃仁承气汤方法。至于表里双解法早在宋代已多使用，如《神巧万全方》双解散治疗四时伤寒、时气、表里两感，方由麻黄、荆芥、茵陈、石膏、大黄等组成。于此可见刘河间双解法的渊源。

把大黄作为温病治疗中泻火清热药用，宋前已可见。尤宜引起重视的是，唐宋人用通下药，已与养阴生津、益胃扶正或清热解毒、开窍熄风的药物相配伍。《外台》所载的《集验方》生地黄汤以生地、甘草、大枣配合硝黄；张文仲疗头痛体痛，内热如火，病入肠胃的利泻之方，用生麦门冬、生地黄、知母、生姜以及芒硝。此实为"增水行舟"之先河。此外，以羚羊、犀角、郁金等解毒开窍熄风之药配合硝黄攻下，在宋代方中亦颇多见。

化湿法：湿温证的治疗在晋代医家已有相当研究。王叔和《脉经》曾载《医律》之论，指出湿温病苦两胫逆冷、腹满，又胸多汗，头自痛苦，妄言，其脉阳濡而弱，阴小而急。其治在太阴，不可发汗，后世医家均守此律。《伤寒微旨》立白虎加苍术汤，后自朱肱迄于薛己，无不遵而用之。

更有建树的是宋代的《伤寒类书》，曾将湿温分为"湿气胜"和"暑气胜"者两种，指出凡湿气胜则一身尽痛，发热，身黄，小便不利，大便反快，宜用除湿汤、五苓散之类治之，如脏腑虚而大便滑者，则用理中汤加苍术、茯苓。若系暑气胜者，则壮热烦躁，小便不利，大便闭涩，宜用香薷饮、六和汤；脏腑闭而烦渴者，用白虎加苍术汤。

这种辨"湿气胜"和"暑气胜"以决定湿温治疗的论述，

见地颇高,垂范后世,迄今不衰。此外,如湿热发黄及痞证的治疗,自仲景茵陈、泻心诸方出,后世医家无不由此化裁。至于开窍镇痉之法,唐宋诸方书收载俱丰,兹不缕述。

（潘华信　朱伟常）

第五篇

论张从正的食疗补虚

张从正（公元 1156—1228）字子和，金代睢州考城人。深研灵素，多标新见。议病立论常从邪气，疗疾遣方擅用奇法。以汗吐下三法驰誉医林，与刘、李、朱齐名，合称金元四家；同挚友麻革、门人常德合著《儒门事亲》一书。

医者每知张氏以祛邪为长，而忽视其补虚食疗之独步，实后者亦足堪后学师法。

清代医家魏玉璜选辑张从正的有关医案之后，击节赞赏说："子和之持论如此，岂放手攻泻而罔顾元气者哉？第其用补，专重饮食调摄而不恃药饵，故万全无弊，而亦无可举之功，其书具在，惟好学深思之士能通其意耳。"认为饮食疗法是张氏学术中既独特又易为人们所忽视的一个重要内容，同时又指出他治病不仅长于攻邪，且对补养之道也很有研究。

应该说魏氏的评论是颇为中肯的，正如张氏自己所言："予亦未尝以此三法（指汗吐下）遂弃众法，各相其病之所宜而用之。"在对待邪正问题方面，他学验俱丰，持有高深的造诣和独到的见解，祛邪常用药石针砭，但所用补法，确与一般有所不同，侧重饮食调摄，藉谷肉果菜以养正。

可惜在他祛邪理论的盛名之下，有关食补、食疗的内容未曾引起人们的重视，有不少学者竟直截评他为"长于攻邪而绌于补虚"。我感到这种观点很不确切、很不全面，严格地讲，他攻邪是特长，补虚有独到，以下从三方面加以论述。

一、食养补虚

张氏在疾病机理方面，认为"病之一物，非人身素有之也，或自外而入，或由内而生，皆邪气也。邪气加诸身，速攻之可也，速去之可也。"因此他治病擅用汗吐下三法驱逐邪气，但邪去之后他主张食物调养以补其虚。"余虽用补，未尝不以攻药居其先，何也？盖邪未去不可言补，补之则适足资寇，故病蠲之后，莫若以五谷养之，五果助之，五畜益之，五菜充之……"攻邪居其先、食养善其后的治疗原则为张氏治病却疾、恢复健康的一种医学思想。

而对于攻与补两者之间的关系则认为："盖汗、下、吐，以若草木治病者也；补者，以谷、肉、果、菜养口体者也。"他把谷肉果菜之属形象地比喻如德教，汗下吐之属此喻如刑罚，德教兴平之果肉，刑罚治乱之药石……"及其有病，当先诛伐有过，病之去也，粱肉补之。如世已治矣，刑措而不用，岂可以药石为补哉！"故在毒药祛邪之后，正气衰惫，则亟须以谷肉扶养口体。

为什么在一般正虚邪去的情况下尽可能少用药物而多用谷

肉果菜来补虚复损呢？张氏认为，各种药物（包括补药）无不具有一定的毒性，久服之后，虽些微之毒亦能蓄聚而成为"药邪"，从而损伤人体正气。如他所称："凡药有毒也，非止大毒、小毒谓之毒，虽甘草、人参（一作苦参）不可不谓之毒，久服必有偏胜，'气增而久，夭之由也'。"揭露了当时滥服补药之害。

张氏所言药物之"毒"确切地讲，是泛指药物的弊端而言。任何药物都有利、弊的两重性，即使以大补元气的甘缓之品人参而言，未尝没有"毒"，如久服、误服、补之失当，亦足以致害。

我曾经诊治过一位患血尿的青年女病人，虽反复检查，找不到病因所在，迭经西医抗炎、抗菌、止血等治疗，亦未能奏效。患者形容枯槁，毛瘁色夭，气短纳呆，苔腻脉数，我按脾肾虚亏，湿热下注论治，用补中益气合知柏八味法，调治未几，病情竟日见好转，但此时患者产生了急躁情绪，嫌药力太轻，认为补虚既有起色，便不妨峻补邀功。遂自购置移山参数两，日啖三五钱以辅药力不足。数日后来诊，胸腹胀满，鼓之如鼓，食不能下，嗳不得出，大便秘涩，呻吟连声。询其原因，知是恣服人参所致，遂以大剂莱菔子通利而消。人参尚且如此，其他药物的"毒"性更是不言而喻。在目前临床工作中，慢性病、虚损病如滥用或纯服补药，恐难免"药邪"之害。现在我们重温张氏这些论述和食养经验，很受启迪。

在养生补虚方面，他同样主张"养生当论食补""精血不足，当补之以食"，斥责昧者"知补之为利，而不知补之为害也。"显然，这与他反对当时医界盛行药食温补的不良风气有关，张氏不愧为一位精通补法的医家。

在食补养生方面，他在阐述《内经》时指出，"《阴阳应象论》曰：'形不足者，温之以气；精不足者，补之以味'，味者五味也，五味调和则可补精益气也。五味、五谷、五菜、五果、五肉，五味贵和，不可偏胜。"十分明显，其食疗养生的关键在于"五味贵和，不可偏胜"，也就是说谷肉果菜须相应地均衡摄入，方可起到补益精气的作用，否则即使食养也会由于五味的偏胜而对人体产生不良的影响。

须要指出的是，从五味食养到补虚强身，其中主要环节仍在胃气，因为"胃为水谷之海，人之四季以胃气为本，本固则精化，精化则髓充"，这种以益胃气为前提的食补，正是他补虚的特点所在。

二、食疗治病

张氏不仅擅长食养补虚，也善于用食疗的方法治疗某些疾病。食疗治病既无毒药偏胜的害处，又有保护胃气的优点，对正虚病重的患者尤为适宜，在《儒门事亲》中有关病案为数不少，颇具特色。

《卷六·暑泄》："殷辅之父，年六十余，暑月病泄泻，日五六十行，自建碓镇来请戴人于陈州。其父喜饮水，家人辈争止之。戴人曰：夫暑月年老津液衰少，岂可禁水，但劝之少饮。比及用药，先令速归，以绿豆、鸡卵十余枚同煮，卵熟取出，令豆软，下陈粳米作稀粥，搅令寒，食鸡卵以下之，一、二顿病减大半。盖粳米、鸡卵皆能断痢……"本案暑天暴泄，治法奇特，奏效迅捷，足以发人深思。

粳米和鸡卵原是极为平常的食品，张氏称之"能断痢"，其关键恐仍在两者能补中健胃、安谷厚肠，土气振兴之后，则自能正复驱邪而病愈。其中又结合时气，参以绿豆清暑利湿，选食恰当，别具一格。这些案例确是其宝贵的经验记录，值得后人认真学习。

又《卷七·孕妇便结》："戴人过东杞，一妇人大便燥结，小便淋涩，半生不娠，惟常服疏导之药则大便通利，暂废药则结滞。每得孕，至四、五月间，医者禁疏导之药，大便依常为难，临圊则力努，为之胎坠，凡如此胎坠者三。又孕已经三、四月，弦望前后，溲溺结涩，甘分胎陨，乃访戴人。戴人诊其两手脉俱滑大，脉虽滑大，以其且妊，不敢陡攻，遂以食疗之，用花碱煮菠、菱、葵菜，以车前子苗作茹，杂猪羊血作羹，食之半载，居然生子，其妇燥病方愈。戴人曰：余屡见孕妇利脓血下迫，极努损胎，但同前法治之，愈者莫知其数也……。"

此法即《周礼》所谓以滑养窍，是张氏常用作治疗慢性便秘的一张良方，主要是取纤维质粗的新鲜蔬菜以及润滑的动物血类，作羹久服，既可润肠通便，又能食养补益，用于此症当较泻药为妥切。

这类患者今日临床并不少见，治疗每赖泻药，往往造成非导不通、每结愈深的局面。张氏所力主的食疗法从改变偏食精细、嗜好香燥等不良饮食习惯入手，摄纳适宜食物，持之以恒，确能收到良好效果。

此外，他在验案中记载海带、海藻、昆布久服消瘿，牛肉葵羹导下误吞铜钱之物，冰浸甜瓜治疗热痢，冰蜜水止脏毒下血等，都是较有参考价值的食疗方法，值得进一步研究。

随着时代的进步，食疗治病的方法已引起不少学者的关注；人们逐渐认识到适当地调整食谱对于治病却疾、强身延年的重要意义，近年来间有通过食疗而治愈严重疾患的有关报导，这些正是七百多年前张氏的宝贵经验的具体运用和发展。

三、"食养尽之"与忌口

《内经》中早就有毒药治病适可而止，以减轻药物副作用对人体致害的精神，所谓"毋使过之，伤其正也。"至于存留在体内的余邪则强调依靠食养来驱除之。张氏继承《内经》意旨，主张在毒药攻病邪去七八之后，用"食养尽之"的方法以恢复正气，搜剔余邪。

张氏此时的所谓"食养"，主要是指"浆粥"，而忌肥甘杂进，以避免碍胃伤中，这与广义的谷肉果菜食养补虚是存有差异的。如他治疗外感病："……伤寒三日，头痛身热，是病在上也，固宜涌之，然后以淡浆粥养之，一、二日则愈矣"。又如治水泻不止："……既汗、下、吐讫，脏腑空虚，宜以淡浆粥养肠胃二、三日……忌鱼、盐、酒、肉、果木……。"研读其余邪未净的病案，可以发现张氏对忌口的要求既严，限制的食品范围亦广，诸如"葵羹、藿菜、羊、猪、鸡、犬、鱼、兔等"俱属禁例，说明"食养尽之"的食疗法，务以安谷为先。

尽管这样，在他的个别治案中也有例外，如"一男子病泻泄十余年"……皮肉皱槁，神昏足肿，泄如汕水，日夜无度。戴人诊其两手脉沉且微，曰'生也'。患者忽曰：'羊肝可食乎？'戴人应声曰：'羊肝止泄，尤宜服'。患者悦而食一小盏许。'可以浆粥送之。'患者饮粥数口，几半升，续又食羊肝一盏许。次日泄减七分，如此月余而安。"这个患者所患久泻不止，与长期忌口限制太死、所欲不得而土气困惫相关，故张责之说："此皆忌口太过之罪也。"

按理，病属水泻，荤腥本是不宜的，依张氏惯例，只能用浆粥以养之，但耐人寻味的是他在特殊的病例中能持灵活的态度。患者思食羊肝，则可藉羊肝而引进浆粥，从而能够扶胃厚土，对止泻有利，故他同意了患者的要求，果然收到了预期的疗效。清代名医叶桂所谓"食物自适者，即胃喜为补"，亦寓此意。如这种病例忌口太死，"则胃口闭，胃口闭则形必瘦，形瘦脉空，乃死之候也。"

可见张氏"食养尽之"的方法，既以浆粥为主，又不为所囿，虽强调浆粥，旨在恢复胃气，而又能权变地越出浆粥的范围以应承患者所喜，其目的则仍在扶养胃气，上面病案中予食羊肝仅仅是一种引进浆粥扶助胃气的手段而已。

所以忌口，当以对胃口是否有益为准，因为"胃为水谷之海，不可虚怯，虚怯则百邪皆入矣"，其对疾病的预后、转归起有决定性的作用。

在讨论了食补、食疗和忌口等内容后，还须明确张氏对补养概念的理解与一般观点不尽相同。他认为疾病的形成是由于邪气"由内而生"或"自外而入"的结果，将致病症结紧扣在"邪"字上，若邪恋不去必伤正气，故欲护正，须先驱除邪气。基于这个观点，他在阐述补法时说："余用补法则不然，去其气之偏胜者，其不胜者自平矣。医之道损有余乃所以补其不足也。"从这个意义上分析，汗吐下法也可认为"补法"。所以他经常强调"陈莝去而肠胃洁，症瘕尽而荣卫昌，不补之中有真补者存焉"，"……下药乃补药也"等。这些都反映了他攻邪即是补虚的医学思想。

张氏补法的涵义很广，基本上可总结为："大抵有余者损之，不足者补之，是则补之义也。阳有余而阴不足，则当损阳而补阴；阴有余而阳不足，则当损阴而补阳。热则芒硝、大黄，损阳而补阴也；寒则干姜、附子，损阴而补阳也。"说明他对补的理解颇为精邃，即把补法视作可以通过多种途径（包括祛邪法）而达到恢复正气的一种客观效果，这比狭义地认识滋补养正要全面得多。无论张氏所用的各种所谓补法如何，最终均以得到舒展胃气为前提，如其所言："善用药者，使病者增进五谷者，真得补之道也。"可见他不论用什么治法，不论药性酸苦甘辛咸如何，凡经治疗之后，能使患者进食安谷，其中即蕴补养之义。显然，这与一般认为惟有甘药才能培中的观点是有所不同的。

张氏在药物补虚方面虽然现存治案较少，但这并不意味着他精于此道。在当时庸医滥补成风的情况下，他为力纠时弊，故应用药补十分谨慎小心，"必观病人之可补者，然后补之。"其适应证是"脉脱下虚，无邪无积之人，始可议补。"有邪有积可以攻为补，寻常虚怯则赖食养为补，惟下元极虚方可考虑药补。

在药物补益下元方面，他也很有心得。如治肾阳不振"虚损无力，补之以无比山药丸（山药、苁蓉、五味、菟丝子、杜仲、牛膝、泽泻、地黄、山萸、茯苓、巴戟、赤石脂）……"。在解释"温补"时说："此温乃温存之温也，岂以温为热哉？"对照他的无比山药丸，则有温润柔养的优点，而无辛刚燥烈之弊。这在当时用燥热药成风的情况下，是难能可贵的。

治肾阴虚亏用"加减八物丸、当归饮子"，说明其亦善于补养精血。药物方面，他认为"药之气味厚者，直趋于下而气力不衰也，"重视厚味填补下元。如"补虚损"的大真丸，主药为"佛袈裟"（即胎衣），取血肉之品以填实藏阴；"乌髭驻颜、明目延年"的不老丹，也以柔润味厚的首乌为主。

长期以来，医学界存在着一种倾向，认为张氏是攻邪学派的倡导者。但从上述内容看，恰恰证明他对补虚也持有真知灼见，此为我们今天所欠缺和注意不够的。倘使因为他善用汗吐下法而可奉为攻邪学派之主臬，那么其擅长饮食调摄的特点，又何尝不能尊之为扶正复虚的高手。

唐代名医孙思邈曾经指出："若能用食平疴，释情遣疾者"方可称为"良工"，而张氏在这两个方面都作出了卓越的贡献（有关张氏择用情志制约法治病的经验，本文不赘述），由此可见，他之所以成为我国医学史上的一位名家，实非偶然。

第六篇

论东垣阴火证治之名实

有关李杲阴火证治的讨论，是近数十年中医学研究领域的一个重要课题。学者们围绕着阴火机理、内伤热中证表现以及甘温除大热的临床应用等进行了深入的阐述，然迄犹聚讼纷纭，莫衷一是，鉴于这些议题与临床实践密切相关，乃不揣谫陋，探析如下。

一、阴火病证的命名与性质

什么是阴火病证？为什么要称之为阴火？在这个最基本的认识问题上，自二十世纪六十年代起至今已六十余年，学者们仍见仁见智，而厥旨未畅。虽然，李杲本人并没有直截了当地把这个概念交代明白，但通过对其著作的沉潜涵泳，反复绌绎，其所指还是可以理解的。李氏在《脾胃论》中援引了《素问·调经论》之说："夫邪之生也，或生于阴，或生于阳。其生于阳者，得之风雨寒暑；其生于阴者，得之饮食居处，阴阳喜怒。"其清晰地告诉人们：外感六淫致病，属阳；饮食劳倦内伤为病，属阴。

东垣生当鼎革离乱，民病内伤居多，故他所阐发的劳倦伤中、饮食失节、七情所伤三大病因与《调经论》所称生于阴者之说如出一辙，显然全据经义而发，其为病属阴病无疑。由于"火与元气不两立"，火热病证便由内而生（机理繁复，兹不赘述），于是就出现了阴火症状，亦即"内伤热中证"，正如李氏所谓"饮食劳倦，喜怒不节，始病热中"（《脾胃论》）。可见，阴火是由于劳倦、饮食、七情等因素损伤脾胃元气后所形成的内伤发热病证，与外感发热病证（阳火）有着本质的区别。

值得讨论的一个大问题是许多医家常把阴火病证视作"真寒假热证"，其实早在明代张介宾已开其端，他在《景岳全书·脾胃》中说："元气既损，多见生阳日缩，神气日消，何以反助心火？脾胃属土，得火则生，何谓火胜则乘其土位？……第热证显而寒证隐，故热证易见而寒证不之觉也。真热证犹易辨，而假热证尤不可辨也。"甚至，还把李杲名言"火与元气不两立"更易为"寒与元气不两立"，从而逐渐引导人们从"真假寒热"认识阴火病证，其作为一个引申是可以的，然与李杲原意则相抵牾。

东垣在其著作中切切实实地谈了大量火热病证，从表到里，从全身到五官，这是当时社会中多火热病证的一个客观历史事实。根据李氏的观点，这些火热病证由脾胃气虚所造成，其热属气虚发热，而与假热属寒是性质根本不同的两码事，所以东垣在病机上谆言"饮食劳倦，喜怒不节，始病热中。"耐人寻味的是"热中"证在受寒冷过度的条件下亦可转化为寒中证，即李氏所谓的"末传寒中"。如果我们把热中证认作"真寒假热"的话，那么是否也该把寒中证视为"真热假寒"呢？

我们的思维模式常常被阴虚内热、阳虚外寒所束缚，事实上临床病证要复杂得多，阳虚内热、阴虚外寒的现象并非不能存在，如常见的胶原组织疾病、慢性肝病、变应性亚败血症等，患者每罹贫血、低蛋白血症，此时可见到面色无华、舌淡、气短等气虚症状，同时由于机体免疫功能的降低，常易合并病毒、细菌等的继发感染，如发热、咳嗽、咽喉红肿、口腔溃疡、舌炎等，这就是气虚发热证，属地地道道之火热甚至热毒的表现，怎可认作是"真寒外热"而用热药来以火益火呢？

按东垣的逻辑则这类病属内伤热中证，气虚是本，火热是标，然乃真火而非假火，故治疗大法是"甘温之药为之主，以苦寒之药为之使"（《脾胃胜衰论》）。以甘药补中，苦寒泻热毒，芩、连、膏等是他常用之药。至于真寒假热、引火归原等说似与东垣论治阴火有间，乃系后世张介宾所阐发的主题所在。

二、所谓"大热"到底指哪些病？哪些证？

多年以来，不少学者联系临床，对大热证各抒己见。如有认为各种急性传染病表现的稽留热，结核病、败血证等引起的弛张热以及流感、亚急性细菌性心内膜炎等的发热，俱非甘温法的指征，这是很有见地的，因为这些现代医学所诊断的疾病在发病过程中很少呈内伤发热的表现，这是事实；然而，却不能简单地下所有这些疾病始终不能用甘温法治疗的结论。

发热是致病因子与机体抗病能力作用结果的一种表现，在疾病进程中，当机体御病功能低下而出现内伤热中证表现后，则完全可用甘温之法治疗。笔者曾较长时间在病房工作，遇到过不少发热患者，当其病理属"阴火"时，不管其发热现代医学属什么病，均治以补中益气、补脾胃泻阴火升阳汤，常常收到相当的疗效。

至于内伤热中证到底表现为什么症状？由于阴火机理复杂，且又与各脏腑间生克变化鞿鞻在一起，故见症繁错驳杂，颇难尽述。

就发热而言，既可见高热、中等热，也可呈低热或"时显热燥"，这些都可在东垣书中找到依据，不一一赘述。管见认为，内伤热中证的机理是据"火与元气不两立"的矛盾而开展，所以具体病证当表现为脾胃气虚和火热亢盛两大证候群，脾胃气虚可见到肢体沉重、四肢不收、怠惰嗜卧、气短精神少等；火热亢盛则可表现为各种热型的发热以及如火热上行，独燎其面，身热而烦，气高而喘，脉洪大而渴，三焦九窍积热等证，这两种证候群中的某些症状集中出现在同一患者身上，结合有劳倦、饮食、七情损伤之病史者，内伤热中证的诊断就可成立，亦即甘温除热的指征所在。

反之，如果离开了两个证候群中的某一个，就根本谈不上内伤热中证或用甘温法了。这是一个执简驭繁诊断内伤热中证及选用甘温法的要领，有利于保持中医学术的自身特点，有利于中医临床治疗的扬长避短。

三、什么是"甘温"法？为何能除"大热"？

据经旨"劳者温之"，东垣提出甘温除热法。对"温"字的含义前贤阐述已多，大抵指温存之意，而非热药竞进之谓。哪些方药属甘温法，历来有不同理解。不少医家认为凡方剂中含有参、芪、术、甘等甘味者，皆属甘温范围，如小建中、黄芪建中、香砂六君、人参养荣、归脾、十全大补等，这是广义的认识，很有见地。然而，东垣藉以除大热的甘温法是有特定含义的，非一般甘补药，否则会被曲解为凡补药皆能除大热。

东垣甘温法的组方原则是甘补药加升发药，或再加清热药，其代表方为补中益气汤，其规范方则为补脾胃泻阴火升阳汤（柴、甘、芪、术、羌、升、芩、连、膏）。管见认为只有东垣这些组方才能除大热，盖具特殊机理与作用，非单纯甘药所能替代。就补中益气汤言，其组成是参、芪、归、术、陈、草合升、柴，显然是甘药加上升阳药，但这是一种特殊结构的组方，乃东垣所自倡，倘凡甘补皆能除热，那么建中诸法、四君、十全之类金前医家早已习用，东垣又何必更弦易辙，另立新法呢？

值得研究的是东垣之法在甘药中加入了升、柴，其是否真如前人所谓具有升提阳气的作用呢？在我们今天看来是深信不疑的。自张洁古创药物归经说，认定升麻有升阳作用后，其高弟东垣沿承师说并加以发挥，进一步提出："人参、黄芪非此

（升麻）引之，不能上行"。明清不少医家视东垣为亚圣，其方法为王道，升阳之说遂为定论。习俗相沿，以至今日，升、柴升阳几为金科玉律，未遑稍疑焉。

然在金元前就根本不是这么回事，《本经》认为："升麻味甘、平，主解百毒……辟温疫、瘴气、邪气、蛊毒。"《别录》更指出其主治"时气毒疠，头痛寒热，风肿诸痛，喉痛口疮"，是一味明确的清热解毒、辟温退热药物。故宋时犹有"无犀角以升麻代之"之说。遍检唐宋医方都是用作解毒消肿、辟温除热，从未涉及升阳之说。

《圣济总录》常列之为解毒之首药，如"治伤寒口舌疮，赤烂。升麻汤方：升麻、麦冬、丹皮、甘草"等，其例在在可见，数以百计，今书俱在，足可证信。又以柴胡言，《本经》指出："味苦、平，主……寒热邪气，推陈致新。"仲景小柴胡汤主治伤寒，邪在少阳。《千金翼方》还认为其能治"心下烦热，诸痰热结实，胸中邪逆。"总之，历来是将其作为一味祛邪退热、清火消结药对待，自洁古始作俑后，柴胡升阳说被后人奉为圭臬。到了叶桂甚而提出"柴胡劫肝阴"（《临证指南·幼科要略》）之说，淘安生曲说，讹传无穷。

当然，不管人们臆测如何，柴胡的清热、退热作用在临床中得到了公认。张介宾在《景岳全书·新方八阵》中以柴胡为散邪退热的主药，略不顾及所谓升阳之论。刻下高热急诊，医院辄持柴胡针退热，即使是肝阴不足的体质也在所不忌。如上所述，可证升、柴在补中益气汤中所发挥的作用是清火解毒，祛邪退热，决非所谓升提阳气的作用，此说非笔者杜撰，故作冲论，乃金前医学之正统，乃数千年医学实践之积累和总结。

唐宗海云："唐宋以后，医学多伪"（《中西汇通医经精义·例言》），盖亦深意存焉。由此可知，补中益气汤实是甘补药与清热祛邪药的组合，总体上属扶正祛邪，义与参苏饮同，所异者更突出了甘补与清热解毒的作用，而这两者正合东垣内伤热中证之需，遂引以为阴火病证的主治法则，循名责实，当作如是观。

至于东垣另一甘温除热的名方补脾胃泻阴火升阳汤，在补中益气的组方原则中又直接加入芩、连、膏，其清热解毒、祛邪退热的作用更不言而喻，此即甘温除大热之机理所在，也是其他单纯甘补方所不能替代的原因所在。

第七篇

丹溪养阴论与老年医学

在祖国医学的历史长河中，养阴学派的倡导者朱丹溪曾以其卓著的学术思想——养阴论作出重大的贡献。在我们学习和研究他的医学理论的时候，深感他强调摄养阴气的观点与老年长寿医学密切相关。他在《格致余论》一书中，有许多篇章如《养老论》《茹淡论》《阳有余阴不足论》《饮食色欲箴序》《房中补益论》等都述及了养阴与摄生方面的内容，阐明了保存阴气与动静适度对人生长寿的影响，这对于今天研究老年医学是不乏现实意义的。

兹拟从阴气与衰老、动静与长寿、养阴摄生的具体方法等三个方面进行讨论。

一、阴气与衰老

（一）阴气是生化精血的生命物质

朱丹溪的整个学术思想就是他十分重视阴气，一再强调它的"难成易亏"，谆谆告诫人们对阴气要"善于摄养"。在老年病的研究方面，他又指出了阴气、精血与衰老间的关系。那么阴气与精血的含义是什么？显然是一个非常值得探索的问题。

在《阳有余阴不足论》里他指出："人受天地之气以生，天之阳气为气，地之阴气为血……"。又说："男子六十四岁而精绝，女子四十九岁而经断，夫以阴气之成，止供给得三十年之视听言动，已先亏矣。"前者指阴气为血液，后者指能生化（供给）具有生殖功能的精、血（男子为精，女子为血）。两者概念不尽相同，然而阴气能够生化阴血和精、血则无疑。

祖国医学历来认为精血是生身之根本。《素问·金匮真言论》曰："夫精者，身之本也。"《灵枢·决气》云："两神相搏，合而成形，常先身生，是谓精。"可见，所谓阴气是一种与人的生长、发育、生殖、衰老密切相关的生命物质。从这个观点看，阴气又相同于《素问·上古天真论》指出的天癸。天指先天，癸系癸水，当属蕴育人体生发的先天之水。张景岳云："天癸者，天一所生真水，在人身是谓元阴，即曰元气。"说明了先天之癸水，即元阴元气之总称，当然其中包括具有生殖功能的精血。

凡人之生长、繁殖和衰亡无不由其盛衰所决定。《素问·上古天真论》指出："肾者主水，受五脏六腑之精而藏之。"说明阴气之形成与封藏俱在肾，但又须依赖其他脏腑精气的灌输而得到充盛，其中与后天脾胃的关系最密切。

丹溪在《茹淡论》里说："天之所赋者，若谷、菽、菜、果自然冲和之味，有食（即饲）人补阴之功……;《内经》又曰:'阴之所生，本在五味'，非天赋之味乎？"即使是人生到了老年，

"六、七十后阴不足以配阳，孤阳几欲飞越，因天生胃气尚尔留连，又藉水谷之阴，故羁縻而定耳"，都说明了水谷胃气对阴气的重要影响。

（二）衰老是精血损耗的结果

现代老年医学的研究表明，衰老是指随年龄增长而产生的一系列生理学和形态学方面的变化，从而引起人体对内、外环境适应能力逐渐减退的一种表现。早在六百多年以前，朱丹溪对此已有比较深入的认识，他在《养老论》里写道："人生至六十、七十以后，精血俱耗，平居无事，已有热症。何者？目昏目眵，肌痒溺数，鼻涕牙落，涎多寐少，足弱耳聩，健忘眩晕，肠燥面垢，发脱眼花，久坐兀睡；未风先寒，食则易饥，笑则有泪，但是老境，无不有此。"十分生动地描述了衰老的病态表现，显示了他对老年医学的关注和研究。

引人瞩目的是他把衰老的原因，明确指出是"精血俱耗"。此观点源自《素问·阴阳应象大论》："年四十而阴气自半也，起居衰矣。"说明衰老是由于人生随着年龄的增长而阴气、精血不断损耗所造成的。相反，如果善于摄养而保存阴气、精血，就可以强身防病，推迟衰老。由此可见，探索作为生命物质的阴气是研究老年医学所不可忽视的一个重要课题。

（三）阴气对探索生命物质的启示

晚近研究表明，人体的衰老与随着年龄的增长体内某些物质减少有关。在女性摘除卵巢或闭经以后，易罹动脉硬化症，给予雌性激素治疗以后，症状明显改善，证明内分泌功能减退后，性激素分泌减少，能促进动脉硬化，加速衰老。

又如在合成人体脑蛋白中具有指导新脑蛋白分子作用的核糖核酸，当人届老年时，其含量在神经细胞中逐渐减少，影响老年人的大脑功能而出现衰老。众所周知，T淋巴细胞是一种能抵抗肿瘤细胞、病毒、细菌和真菌的白细胞，但其随着年龄的增长而减少。

《国外医学》之"老年人群中循环T、B及NK细胞的分布"一文的研究结果显示，"T淋巴细胞总数：60～90岁老年组为 2202 ± 131，20～40岁的对照组为 2548 ± 154，两组比较经统计学处理无差异。但是在T细胞的绝对数和百分率中，发现老年组比青壮年组明显降低，"证实了这一点。随着年龄增长细胞减少所带来的危害是人体免疫网的破坏，御病功能的削弱，老年疾病由此丛生。

最近，日本人牧野田设想，从刚成年的人身体中抽出T细胞，并将其冷藏15年或更久，然后当人到了老年时，将冷冻的细胞解冻，再注射到体内，使其退化了的免疫系统活跃起来，重新焕发青春，以清除由于年龄引起的疾病。这一观点虽近似科学幻想，但其推想却为老年医学的研究开辟了一个途径。

无论性激素、核糖核酸或T细胞，与丹溪所说的阴气、精血关系如何，尚有待进一步研究。但就阴气作为生命物质的总体而言，其具体物质的内容当然更广，包含上述这些有关物质也是显而易见的。重要的是，现代医学的这些研究和推测的结果与丹溪"精血俱耗"引起衰老的机制、精神一致，相互吻合。

早在六百多年前的丹溪学说已经为此提供了可贵的见解，证实了其科学性，显示了祖国医学的强大生命力。

近年来，随着细胞生物学、分子生物学、免疫学等各方面的日益进展，对人类衰老的研究也在不断的深化中，诸如自由基学说、交联学说、错差学说、体细胞突变学说、细胞分裂学说、自身免疫学说、内分泌机能减退学说等都有了新的认识，但未能升华到一个更高级更本质的形式揭示衰老之谜。

近年来各国老年人死亡病例统计表明，心血管病变与肿瘤两个病因始终是居于前两位，说明动脉硬化和免疫功能的减退是老年人的主要致命威胁。这两个病因在祖国医学的分析与"精气夺则虚"之说是分不开的，如果作为生化精血的阴气能够充盛内聚的话，那么就有可能避免或减轻动脉硬化及肿瘤的危害，从而延长人类的寿命。朱丹溪的有关衰老方面的论述为我们今天如何从人体内部探索更本质的生命物质方面去研究长寿提供了重要的启示。

二、动静与长寿

在我国古代的摄生保健方面，历来就有强调动与静两种不同观点。《内经》指出："恬澹虚无，真气从之，精神内守，病安从来"。李东垣也在《脾胃论·远欲》里告诫人们："安于澹泊，少思寡欲，省语以养气，不妄作劳以养形，虚心以维神……"等。这些俱从静字出发，通过寡欲怡养增强体质预防疾病。

另一种观点是提倡体育锻炼以强身延寿，如汉代名医华陀根据"流水不腐，户枢不蠹"的理论，模拟五种动物活动的姿态，创作了著名的"五禽戏"。

虽然以上两种观点主张不同，前者主静，后者主动，但其内在的联系是不可分割的，仅仅是在不同的实践过程中强调动与静这一组既对立又统一的矛盾而已。华佗曾经对吴普说："人体欲得劳动，但不当使极耳。"可见他虽然提倡运动，但十分注意因人而异的运动量和适当的休息。事实上只有动静结合才能真正有益于人体。

朱丹溪在这个问题上具有十分独特的精阐见解，集中反映在他的名著《相火论》中。首先他认为生命之所以能够延续，皆由于动，指出："天主生物，故恒于动，人有此生，亦恒于动"；又认为动是生理相火作用的结果，宜动而中节。他说："彼五火之动皆中节，相火惟有裨补造化，以为生生不息之运用耳。"说明相火主动，然后才有生命。如果活动停息，生命亦告终止；如果妄动，就会"……煎熬真阴，阴虚则病，阴绝则死"，可见中节之动对生命延续的重要作用。

就人体作为生命活动基础的新陈代谢而言，即是主动地体现了这个基本特征。合成代谢、分解代谢、能量代谢的时刻进行，代谢的降低或亢进给人体带来的危害，都说明了动而中节的生理意义。他在承认相火主动的同时，又极端重视作为生命物质阴气的保养。他认为"动易而静难"，因为相火主动是客观存在的，但动而过妄，会造成阴气的耗泄，而静则有利于保养阴气，从而他提出"主之以静"的论点。主静就是指"养心"，要怡养寡欲。显然，这是一项通过保存阴气寻找延年益寿的重要措施。

现代医学对动静结合问题亦已普遍地引起了关注。以器质性疾患的休养而言，如急性肝炎过去都片面地强调卧床休息，目前已认识到，绝对的卧床再加上所谓三高一低的进餐，往往反使肝脏负担加重，从而形成脂肪肝；又如糖尿病患者，以往强调不宜参加体力活动，现在则认为适当的体力活动可以增强肌肉细胞膜对葡萄糖的通透性，提高机体对糖的利用能力，从而缓解病情。老年的保健以前常孤立地主张静养休息，但随着活动的减少，人体各种代谢也降低，器官组织的功能减弱，疾病反因此而丛集。

近年来，"生命在于运动"的口号风靡一时，运动给人体带来的益处已被公认，但是超负荷的运动所造成的严重后果亦日益为人们所警惕，美国有心脏病专家认为，"慢跑可使冠状动脉的疾病变得更严重""导致了不少人在慢跑时的突然死亡"。因此，正确的结论应该是"生命在于运动和平衡的统一"。

阿利希夫对大罕斯坦的 217 名年龄在 100 ～ 147 岁的居民进行调查，结果显示，长寿的原因虽是多方面的，其中重要的一点是"终生适度而有系统的体力劳动，适当的休息"，这是上述结论的一个有力依据。饶有趣味的是，这个结论与朱丹溪"动而中节"的观点如出一辙。

有关资料显示，热爱生活是延长寿命的最好方法之一。至于丹溪所说的"主之以静"，不能曲解为消极的静养，应理解为不妄贪求、精神乐观、热爱生活。显然，这种心理环境的建立和适度的运动是赢得长寿的重要保证，而通过寡欲怡养所聚存的阴气则又是推迟衰老的物质基础。

三、养阴摄生的具体方法

丹溪十分重视保存阴气，主张晚婚、节制房事。他指出："古人必近三十、二十而后嫁娶，可见阴气之难于成，而古人之善于摄养也。"又强调节戒饮食，认为饕餮厚味"有致疾伐命之毒"，提倡素食茹淡，所以"山野贫贱，淡薄是谙，动作不衰"。上述有益于健康长寿的观点已日益为现代医学所重视或证实。

此外，丹溪尚有特殊的"却疾养寿"方法——"倒仓法"。所谓"倒仓法"，丹溪的释义是："肠胃为市，以其无物不有，而谷为最多，故谓之仓，若积谷之室也。倒者，倾去积旧而涤濯使之洁净也。"为什么要倒仓呢？因"五味入口，即入于胃，留毒不散，积聚既久，致伤冲和，诸病生焉。"倒仓是为清除常年累月积聚在胃肠的"浮莝陈朽"而设。

其方法是取黄牛肉 10 ~ 20 斤，长流水煮烂，融入汤中为液，以布滤出渣滓，取净汁再入锅中，文火熬成琥珀色。每饮 1 小杯，少时又饮，须积数十杯。药后以能够适量多吐为效。吐利后睡 1、2 日，饥甚可为粥淡食之，3 日后始可稍进菜羹。丹溪认为其有"推陈致新、扶虚补损"之效。

人到中年之后，可用此法 1 ~ 2 次，"为祛疾养寿之一助也"，既能治病疗疾，又可养寿延年。以治病言，"倒仓法治瘫、劳、蛊、癫等证"。

用催吐或攻下药物以驱逐"留毒"，未免伤正，代之以牛肉汁，优点有二：一则"肉液充满流行，有如洪水泛涨，其浮莝陈朽皆推逐荡漾顺流而下，不可停留"，有去菀陈莝、蠲除留毒之功；二则"牛肉全重厚和顺之性：盎然焕然，润泽枯槁"，又具补益虚损之效，做到既祛邪毒又润泽补虚，一举两得。

既然"倒仓法"是用以治病却疾的，那么为什么还要把它视作与养寿有助的方法呢？首先他认为却疾即是养寿，如《倒仓论》云："吾师许文懿始病心痛……自分为废人矣，众工亦技穷……遂作此法，节节如应，因得为全人。次年再得一男，又十四年以寿终。"可见是因"倒仓法"治愈了心痛症，才得以寿终。

其次，丹溪认识到人到中年以后，即使无病痛表现，亦难以排除有留毒积聚的可能，也可行 1 ~ 2 次，通过"推陈致新"，加强肠胃蠕动，荡涤糟粕，从而排泄毒素，同时又能"扶虚补损"，增强体质，以此达到养寿之目的。

总之，"倒仓法"作为丹溪的一种特殊的"却疾养寿"的经验之谈，值得我们在研究老年医学时重视。

第八篇

明代医家脾胃论治的特点

明代脾胃论治的特点，大抵有两端，其一为折衷李（杲）、朱（震亨）旧说；其二为阐发新论，各辟寒、温蹊径。兹略述如次。

一、李、朱余绪合两说为一是

李杲倡言脾胃论，重视益气升阳，震亨发阳有余阴不足之旨，拳拳于滋阴降火，两家论述对明代医界产生了巨大影响，当时部分医者往往株守其说，偏离了辨证原则，或泥执苦寒，伤人脾胃阳气，如薛己所谓："世以脾虚误为肾虚，辄用黄柏、知母之类，反伤胃中生气，害人多矣。"或妄投温燥，消劫人体阴液，正如王纶所指出的"近世论治脾胃者，不分阴阳气血，而率皆理胃，所用之药又皆辛温燥热、助火消阴之剂，遂致胃火益旺，脾阴愈伤"。这是当时在调治脾胃方面所存在的两种不良弊端。

与此同时，有识的医家，虽遥承李、朱余绪，却又据临床实际，灵活地合两家之说为一是，既重视振奋脾气，又强调濡润阴血，从中扬长避短，而使明代的脾胃论治在旧说的基础上又赋予以新的生命力。其中卓有成就者，当推王纶、汪机为最。

王纶一方面谆言："人之一身，阴常不足，阳常有余"，强调"补阴之药，自少至老不可缺"；另一面又竭力主张维护脾胃元气，称"人之一身脾胃为主……胃司受纳，脾司运化，一纳一运，化生精气，津液上升，糟粕下降，斯无疾矣。"他斡旋于两家之间，提出有关脾阴论述，发展了东垣的脾胃论。

其治疗脾胃诸疾，常用苦寒结合甘温。在一定程度上王纶受丹溪的影响更深些，考虑到汲汲护养阴血，对参芪的运用提出了自己的见解，他说："凡酒色过度，损伤脾肾真阴，咳嗽、吐痰、衄血、吐血、咳血、咯血等症，误服参芪等甘温之药，则病日增，服之过多，则不可治。盖甘温助气，气属阳，阳旺则阴愈消。"此语原对阴虚火旺之血证而发，本无可指责，然却招来了不少后人的诟病。

如徐东皋所说："何今世之医不识元气之旨，惟见王纶《杂着》戒用人参之谬说，执泥不移，药用苦寒攻病之标，致误苍生死于非命。"虞搏亦发难曰："如王汝言之通达，亦未明此理"，认为王纶对血虚、产后发热诸症"戒勿用参芪"，与"东垣、丹溪俱不合"，并讥之为"胶柱调瑟者"。这些评论不无偏颇，其一，王纶于气血不足、气虚血脱诸症，并未废弃参芪，尝谓："气虚血弱，故补其气而血自生，阴生于阳，甘能生血也。"其二，阴虚火旺，燥热内炽者，参芪理当禁忌，即使虞搏自己，遇此等症亦不用参芪。

他在《医学正传》中说："久咳、劳嗽、咯血、郁火在肺分者，服之必加嗽增喘不宁，以其气味之甘温滞气然也。"其临床治疗和对待王纶的态度截然不同，前后两说又抵牾如此，无怪乎连以温补著称的孙一奎氏也要奋起而"欲白王公之冤"了。不过，从中也或多或少地反映出王纶在矜式于李、朱两家的同时更切近丹溪。

汪机则承丹溪之衣钵而尤心折李杲，他认为两大家说原不悖无间："丹溪以补阴为主，固为补营；东垣以补气为主，亦补营也。"以其独自阐发的营气理论，贯串了李、朱："分而言之，卫气为阳，营气为阴；合而言之，营阴而不禀卫之阳，莫能营昼夜、利关节矣。古人于营字下加一气字，可见卫固阳也，营亦阳也，故曰血之与气，异名而同类。补阳者，补营之阳；补阴者，补营之阴。"说明营气兼具阴阳的特性，这为其治疗虚损和脾胃病证寻觅到了理论依据。

在他看来，凡是脾胃有伤，非用甘温不可，诸病而呈呕吐、泄泻、痞满食少、怠倦嗜卧、口淡无味、自汗体重、精神不足、懒于言语、恶风恶寒者，"皆脾胃有伤之所生也，须以参芪为主。"他对参芪持有独特的见地："人参、黄芪补气亦补营之气，补营之气，即补营也，补营即补阴也……世谓参芪补阳不补阴，特未之考耳。"即其著名的参芪补阴论。

因此，在临床上他广泛地应用参芪，即使遇到烦闷恶食、中脘胀满、咳嗽咯血、阴虚腹痛、吐泻身黄等病例，亦在所不避，从中显示了他的治疗特色。与李杲用药的不同处在于汪机少用升柴羌防等升发之品，而注重于保护阴津，参芪又每每与麦冬、白芍、知母、黄芩等滋润清热药配合，俾振苏中土而不伤脾胃之阴。

围绕着参芪的应用，自明迄今，一直有两种不同观点，一者强调阴虚忌用，一者主张藉参芪而阳生阴长，殆亦滥觞于王、汪之论也。持平而言，关于参芪的取舍，似以景岳之说为确当："阴虚而火不盛者，自当用参为君；若阴虚而火稍盛者，但可用参为佐；若阴虚而火大盛者，则诚有暂忌人参。"可供参考。

王、汪等大家厕身于李、朱之间，自恃己见，有所阐发，对后世医界有一定影响，但他们的学术从总体来看，未能真正越出金元藩篱，所以徐灵胎说："迨乎有明，蹈袭元人绪余而已。"

二、新说崛起，辟寒温成殊途

到了晚明，虽然李、朱的影响仍在，但在脾胃证治方面却有新的突破，其迥别于王、汪辈的率由旧章，而具别开生面的见解，尤其在临床中产生了寒、温两种不同的治疗观点，颇引人瞩目。其中以张景岳和缪希雍为代表人物。

张景岳提出五脏与脾胃不可分割的观点，治五脏即治脾胃，调脾胃即可安五脏，他说："脾为土脏灌溉四傍，是以五脏中皆有脾胃，而脾胃中亦皆有五脏之气，此其互为相使，有可分而不可分在焉。故善治脾者能调五脏即所以治脾胃也，能治脾胃而使食进胃强，即所以安五脏也。"强调治脾胃病须伏其所主，先其所因，不可滥用健脾消导药物。

景岳固然也推崇李杲《脾胃论》，但对其名言"火与元气不两立""火胜则乘其土位"颇有微词。在景岳看来，"元气既损，多见生阳日缩，神气日消，何以反助心火？脾胃属土，得火则生，何谓火胜则乘其土位？"其意侧重在阐发气虚则阳衰、益火则生土之义，而与东垣所言邪火贼伤元气之本意有间。

治疗脾胃虚怯，景岳擅用甘温，除崇尚人参外，尤惯投熟地，这每与时医土衰忌滋补的观点相左。他指出："熟地以至静之性，以至甘至厚之味，实精血形质中第一品纯厚之药"，它的"大补血衰，滋培肾水，填骨髓，益真阴"功效已为人们所共知，而熟地作为一味补脾胃的要药却为习俗所不能接受，他指出："熟地产于中州沃土之乡，得土气之最厚者也，其色黄，土之色也，其味甘，土之味也，得土之气而曰非太阴阳明药，吾弗信也。"并深有感慨地说："熟地之功，其不申于时用者久矣，其有不可以笔楮尽者尚多矣。"

景岳治疗脾胃诸疾，如呕哕、吐泻，甚或久泻腹痛不止，制方理阴煎、胃关煎等，俱重用熟地为主药，反映出其不同凡响的学术经验，可谓脾胃学说中之独树一帜者，嗣后之张璐、高鼓峰、吕留良等皆服膺其说。

温燥时弊在明代是客观存在的，学术界对此问题尚关注不够，《景岳全书》曾明确指出："健脾三方，如洁古之枳术丸，东垣之平胃散及补中益气汤俱当今之相传以为准绳者也。"当这些被后人称为"医中王道"的温燥之剂盲目恣投于临床后，脾胃阴液耗伤的矛盾就突出了，脾阴学说在此基础上应运而生。王纶以甘温合苦寒，胡慎柔持甘淡为治脾阴不足之秘法，张景岳制方补阴益气煎等，都试图解决这问题，惜皆未能藏事，迨缪希雍出，厥功始宏焉。

希雍指出："世人徒知香燥温补为治脾虚之法，而不知甘寒滋润益阴之有益于脾也。"他主用集灵方以甘寒之剂治疗脾阴不足证，常用药物如人参、天麦冬、怀生地、枸杞子、石斛、甘草等，肝旺火炽者往往加入芍药、五味、枣仁等，以共奏甘酸化阴之功。

缪氏学验对后人影响很大，如叶桂倡胃阴学说，主用甘凉育阴；魏玉璜化裁其旨，擅用"甘寒润滑"治疗泄泻、黄疸、呃逆诸病例，无不承其绪余；一代名医王孟英更折服其间，在"温热经纬"中尝盛赞集灵之妙，对枸杞推崇备至，称："枸杞子纯甘多液，能补精神气血之耗伤，凡气喘吸促，根蒂欲漓者，可加入两许，殊胜人参、熟地也，即不因房劳而气液两亏，不能受重剂峻补者，余亦用此法接续其一线之生机，每多获效，推而广之，可以养心营，可以润肺燥，可以缓肝急，可以补脾阴，其用多矣。"缪氏之功于此可见一斑。

景岳阐发甘温，缪氏力主甘寒，各辟蹊径以治脾胃诸疾，业已摆脱李、朱束缚，而自立新论，进一步充实和发展了中医的脾胃学说。《四库全书》曾指出："（希雍）与介宾同时，介宾守法度，而希雍颇能变化；介宾尚温补，而希雍颇用寒凉。亦若易水，河间各为门径，然实各有所得力。"其评价说明了一定问题，然称"介宾守法度"，对张氏所创新论新方一层似少理会。

第九篇

论景岳阴虚证治

　　有关张景岳学术思想的探讨，人们常常不无偏颇地将其局限在温补的桎梏之中，其实并非全然如此。他虽重视阳气，尤立足阴精，所谓"不知此一阴字，正阳气之根也。"对真阴的阐述及阴虚证治的学验，乃是其整个学术思想中的一个核心问题，而后学每忽略之。当景岳在总结自己平生学术时曾说："余及中年，方悟补阴之理"，可见其真知灼见的获得，并非容易。显然，这也是我们今天寻绎他学术思想的一个重要课题。

一、景岳阴虚概念析

　　通常对阴虚的认识，每基于《内经》"阴虚生内热"和"五脏主藏精者也，不可伤，伤则失守而阴虚"之旨，将阴液不足而呈虚热表现者，称之为阴虚证。人体阴液有多种，《道经》云："涕、唾、津、精、汗、血、液，七般灵物总属阴"。而医者则主要指津、精、血的亏乏为阴虚，如陈修圆引马元仪语云："阴虚有三者，如肺胃之阴则津液也；心脾之阴则血脉也；肾肝之阴则真精也。"由于阴液不足，水不济火，阴虚每见火热，故临床又以"虚热证"称之。

景岳著作中有与上述概念相同的阴虚，如称："阴虚者多热，以水不济火而阴虚生热也。"然而，更多的是他富于独特见地的所谓"真正阴虚一证"，其与一般含义不同，颇值得研究。

我国古代道家哲学思想认为，世界上一切物质俱生化于太虚。《素问·太始天元册》说："太虚寥廓，肇基化元"，其要旨是"无形生出有形来"，即形形色色的物质大千世界，均源来于杳幽寥廓之太虚。

景岳亦云："太虚之初，廓然无象，自无而有，生化肇焉。"太虚即为太极，所以天地万物悉具太极之理。景岳所谓："大以成大，小以成小，大之而立天地，小之而悉秋毫，浑然太极之理，无乎不在。"人本天地间一物，生化亦同之。

人身之太极，景岳指出即是命门。"命门居两肾之中，即人身之太极，由太极以生两仪，而水火具焉，消长系焉，故为受生之初，为性命之本。"其中所指的命门水火即是先天元阴、元阳（元精、元气），其对人体的生长具有决定性的作用。

"元阳者即无形之火，以生以化，神机是也，性命系之，故亦曰元气；元阴者即无形之水，以长以立，天癸是也，强弱系之，故亦曰元精。"命门水火萌蕴于母胎，先天赖以生，后天藉以立，所谓"命门者，先天之生我者，由此而受；后天之生我者，由此而栽也。"说明命门为立身之本。

进而景岳又指出命门与真阴之间的关系，"所谓真阴之脏者，凡五脏五液，各有所主，是五脏本皆属阴也，然经曰：肾者主水，受五脏六腑之精而藏之，故五液皆归乎精，而五精皆统乎肾，肾有精室，是曰命门，为天一所居，即真阴之腑。"又云："盖五脏之本，本在命门；神气之本，本在元精，此即真阴之谓也。"可见景岳所称命门即是真阴，而命门真阴又为肾精的储藏之所。

然而，输归到了命门的脏精，却由后天之精转变成了先天之精，故景岳把这种精名之曰元精和天癸，其与寄附在肝肾的精血有所区别。

他说："天癸者：天一所生真水，在人身是谓元阴，即曰元气，人之未生，此气蕴于父母，谓之先天元气；人之既生，此气化于吾身，谓之后天元气。但气之初生，真阴甚微，及其既盛，精血乃旺，然必真阴足而后精血化，是真阴在精血之先，精血在真阴之后。不然女子四十九、男子六十四，而天癸俱绝，其周身之精血，何以仍运行于荣卫之中，而未尝见其涸竭也。"指出先天真阴与后天精血之间既密切依存，又有所不同，并将真阴提到人体至高无上的地位。景岳著作中许多地方所称阴虚，乃指先天命门真阴亏损，这与一般所言之阴虚不同。

对人体而言，除禀赋不足的先天因素外，真阴的亏损，景岳认为往往是由于后天摄养不当所造成。"凡虚损之由……无非酒色、劳倦、七情、饮食所致，故或先伤其气，气伤必及于精；或先伤其精，精伤必及于气，但精气在人，无非谓之阴分。盖阴为天一之根，形质之祖，故凡损在形质者，总曰阴虚，此大目也……凡病至极，皆所必至，总由真阴之败耳。"

说明后天的精血之耗，形质之损，其病至极，必损及先天真阴,这是病理上的由后天累及先天,造成真阴虚亏。此外,精血、形质本属阴,即使耗损未剧,未足以影响到先天真阴,但这种程度较轻的精血之耗,也属阴虚。它是景岳在先天真阴不足之外的所谓阴虚的又一含义。

综上所述,阴虚在景岳的观念中是一个范围很广的病理过程和病证称谓。事实上,任何疾病,无不损伤机体,只是由于病情的深浅轻重而表现的病证显著与否而已。然对形质精血而言,都是一个创伤,都造成了阴虚。景岳常说:"今人病阴虚者,十尝八九",其大意殆即寓此。

二、景岳阴虚证的辨治概要

凡水亏火旺、形质精血耗伤、先天真阴亏损之证,景岳皆目之为阴虚。必须指出的是阴虚常与实邪交织在一起,从而使阴虚证既复杂又广泛,在表里、寒热、虚实诸证中皆可见之。景岳将一般临床的阴虚病证的范围大大地扩展了。

例如:"如寒邪中人,本为表证,而汗液之化,必由于阴也;中风为病,身多偏枯,而筋脉之败,必由乎阴也;虚劳生火,非壮水何以救其燎原?泻泄亡阴,非补肾何以固其门户?臌胀由乎水邪,主水者须求水脏;关格本乎阴虚,欲强阴舍阴不可。"其中尤其如外感风寒、泄泻、臌胀诸证,一般辨证,每与阴虚少涉,然在景岳的分析,这些疾病都伤及于水,造成水亏,都损及形质,或导致真阴的亏乏,故俱属阴虚为病,这些都是景岳所持的独特见解。

　　所有阴虚证的治疗，他都主以甘补，竭力反对苦寒。他指出："有以苦寒之物，谓其能补阴者，则《内经》有曰：形不足者，温之以气；精不足者，补之以味。夫气味之相宜于人者谓之曰补可也，未闻以味苦气劣而不相宜于人者，亦可谓之补也。"这是他与朱丹溪同样重视阴虚却又反对丹溪、诟病丹溪的关键之处。

　　水亏火旺的阴虚证，显见一派虚热症状。景岳治以纯甘壮水之剂，如一阴煎、加减一阴煎、二阴煎、四阴煎等；而精血损伤及命门真阴不足的病证，变化众多，一旦真阴受损，"则五脏六腑皆失所恃，而阴阳病变，无所不至"。景岳在复杂的病证面前，以水火之辨作为治疗阴虚之纲要。

　　他明确指出："无火无水，皆在命门，总曰阴虚之病，不可不察也。"又说："人知阴虚惟一，而不知阴虚有二。如阴中之水虚，则病在精血；阴中之火衰，则病在神气。盖阴衰则气去，故神志为之昏乱，非火虚乎？阴亏则形坏，故肢体为之废弛，非水虚乎？""水亏其源则阴虚之病迭生；火衰其本，则阳虚之证迭生。"可见命门真阴不足又可分成无火、无水（阴中火衰和阴中水虚）两种主要病理变化。

　　阴中水虚则出现"阳胜于标"的虚热现象，以精血凋残见证为著；阴中火虚则呈现"阴胜于下"的虚寒现象，以神气蔽败的症状为显。然两者皆以命门阴虚为病理之本，水衰火虚之虚热虚寒症为病证之标。赵献可亦持相同的观点，其在《医贯》中云："阴虚有二：有阴中之水虚，有阴中之火虚。"都是立足于先天真阴的受戕，在这个病理改变的基础上既可有热症，亦可见寒症，这是他们的不同寻常之处。

景岳治疗形质损伤及真阴不足的阴虚证皆以治形、补益精血为大法。《景岳全书·治形篇》云："善治病者，可不先治此形以为兴复之基乎？虽治形之法，非止一端，而形以阴言，实惟精血二字，足以尽之。所以欲祛外邪，非从精血不能利而达；欲固中气，非从精血不能蓄而强。水中有真气，火中有真液，不从精血何以使之降升？脾为五脏之根本，肾为五脏之化源，不从精血何以使之灌溉？然则精血即形也，形即精血也，天一生水，水即形之祖，故凡欲治病，必以形体为主；欲治形者，必以精血为先，此实医家之大门路也。"

其言简意赅地概括了景岳治疗阴虚证的指导思想，特点是当人体精血不足、真阴虚亏时，即使邪气羁留未去，仍以治形为主。通过补益精血，先养形质，以兴复元气而达到驱除病邪的目的，这中间包含着景岳独特的治疗思想。

在治形大法的主导下，他最擅用熟地，并对其深有研究。曾论述："凡诸真阴亏损者，有为发热，为头疼，为焦竭，为喉痹，为嗽痰，为喘气；或脾肾寒逆为呕吐；或虚火载血于口鼻；或水泛于皮肤；或阴虚而泄痢；或阳浮而狂躁；或阴脱而仆地，阴虚而神散者，非熟地之守不足以聚之。阴虚而火升者，非熟地之重不足以降之。阴虚而躁动者，非熟地之静不足以镇之。阴虚而刚急者，非熟地之甘不足以缓之。阴虚而水邪泛滥者，舍熟地何以自制？阴虚而真气散失者，舍熟地何以归源？阴虚而精血俱损、脂膏残薄者，舍熟地何以厚肠胃？且犹有最玄最妙者，则熟地兼散剂方能发汗，何也？以汗化于血，而无阴不作汗也。"这里，景岳用熟地以化饮、祛邪、平喘、缓急、止血、厚肠胃、聚精血，直把寒热虚实各病熔于一炉。倘未能真正理解其阴虚实质时，确是莫明其中玄妙的。他所指临床各病证都以阴虚为前提，即病本属精血虚亏，真阴不足；病标则为所现各证。

在景岳自制的许多新方中，大都选用熟地，如大补元煎、左右归丸、一阴煎、三阴煎、五阴煎、大营煎、小营煎、五福饮、补阴益气煎、两仪膏、贞元饮、当归地黄饮、地黄醴、胃关煎、归肾丸、金水六君煎、保阴煎、化阴煎、镇阴煎、理阴煎等等皆是。

在治疗外感病、肠胃病及痰嗽病时，景岳亦每与习俗观点相左，认为熟地并无滋腻碍胃、留邪之弊，这方面他积有丰富的治疗经验。如呕吐证，他强调"虚在阴分，水泛为痰"，主张治以金水六君煎或理阴煎；吞酸证亦强调"虚在阴分，下焦不暖，而水邪上泛"，力主"用理阴煎最妙"。

又如诊治伤寒证，他的经验是"如平居偶感阴寒，邪未深入，但见发热身痛，脉数不洪，内无火证，素禀不足者，即当用理阴煎加柴胡，或加麻黄，连进一、二服，其效如神，此常用第一方也"。可见景岳治外感证也将精血、真阴是否有损放在考虑的重要位置上，从而突出治形思想，甚至用药也不避熟地，故后人称之"张熟地"决非偶然。

此外，又常投枸杞、当归、山萸、杜仲等作为补养精血，治疗阴虚的要药。阴中火衰，则在治形的基础上以人参为君。

他说："阴虚而火不盛者，自当用参为君。"鹿角胶、附子等亦随证加入，强调鹿角胶"善助阴中之阳，最为补阴要药"，附子不仅益火消阴翳，且"引补血药入血分，以滋养不足之真阴"。阴中水虚，则以生地、麦冬、沙参、芍药、地骨皮等壮水为主。即使火旺炎炽，也持甘寒而远弃苦寒。

景岳在治疗同属于阴虚的精血不足证和真阴亏损证时，用药方面似无明显区别。究其原因有二：精血不足与真阴亏损证两者只是病情程度上的浅深轻重，不能截然分割，在本质上皆属阴虚，此其一。景岳治疗先天真阴虚亏，是通过补肾途径来实现的。所谓："治水治火，皆从肾气，此正重在命门。"当真阴耗乏后，其恢复须赖肾精的灌溉。只有肾精充旺，才可输精于命门，即强后天以复先天，此其二。

上述学验充分地反映了景岳重视阴虚为病的学术思想及治疗经验的特色。事实上这些内容早已越出了所谓"温补派"的藩篱，当有待于进一步研究和加以验证。

三、景岳治案举隅

案一，阴虚伤寒

"张景岳治王生，年三旬，病阴虚伤寒，其舌芒刺干裂，焦黑如炭，身热便结，大渴喜冷，而脉则无力，神则昏沉。群谓阳症阴脉，必死无疑。察其形气未脱，遂以甘温壮水等药，大剂进之，以救其本；仍间用凉水，以滋其标。盖水为天一之精，凉能解热，甘可助阴，非苦寒伤气可比，故于津液干燥、阴虚便结而热渴火盛之症在所不忌。由是水药并进。然后诸症渐退，饮食渐进，神气俱复矣。

但察其舌则如故，心甚疑之。阅数日，忽舌上脱一黑壳，其内新肉灿然。始悟其肤焦枯，死而复活，使非大合添补，安望再生。若此一症，特举其甚者，凡舌黑用补，得以保全者甚多。盖伤寒之舌则热固能黑，以火盛而焦也；虚亦能黑，以水亏而枯也。"（《续名医类案·伤寒》）

〔**按**〕本案命门真阴不足为本，外感伤寒为标，故投大剂甘温壮水以固本，沃凉水治标为佐。方法灵通，别开生面。真阴得复，自可沃焦救焚。邪热退，正气复，从而挽回了一个垂危的伤寒患者。但叶桂看了本案后，大为疑惑。批曰："阴虚二字尚要讲明。阴虚者，水因火耗，当用滋阴。若用桂附则非阴虚，乃虚寒火衰之症，或戴阳、格阳，阴症似阳，乃可用矣。此处关头，宜细详察。"可以肯定叶桂未明景岳阴虚之理，未能从命门真阴的"关头"来剖析本案。阴中火衰亦是阴虚，振奋阴中之阳，桂附在所不避。当然，从寻常目光看，景岳此治未免离经叛道，热而不清，以火益"火"，大悖常理，殊不知这正是景岳"欲祛外邪，非从精血不能利而达"的治形思想的具体反映。

案二，阴虚喉痹

"王蓬雀，年出三旬，患喉痹十余日，头面浮大，喉颈粗极，气急声哑，咽肿口疮，痛楚之甚，一婢倚背，坐而不卧者累日矣。及察其脉，则细数微弱之甚；问其言，则声微似不能振者；询其所服之药，则无非芩、连、知、柏之属。此盖以伤阴而起，而后为寒凉所逼，以致寒盛于下，而格阳于上，即水饮之类，俱已难入，而尤畏烦热。张曰：危哉！再迟半日，必不救矣。遂与镇阴煎，以冷水顿冷，徐徐使咽之。用毕一煎，过宿而头项肿痛尽消如失，继进五福饮，数剂而起。"（《古今医案按·咽喉》）

〔按〕《内经》曰："一阴一阳结，谓之喉痹"，大抵病由厥、少火升所致。然火有虚实之别，实则可清，虚则须补。此患者原有肾虚阴亏病史，命门真阴已损于未病之先，前医不察虚实，徒恃苦寒直折为治，消伐元气，真阴益馁，以致寒热格拒而为格阳重证。值此危急之际，景岳识契症结所在，当机立断，径投专"治阴虚于下格阳于上"的镇阴煎，以熟地为君，峻补真阴，佐附、桂以引火归原，药中鹄的，效如桴鼓。

第十篇

纠偏颇、振坠绪、拯世溺——评王肯堂的学术成就与贡献

[提要] 明代不少医家陷于门户之见，或尚温补，或崇寒凉，徒事寒热水火之争，而王氏则高瞻远瞩，博采兼收，淹贯各家之说，于寒温攻补无所偏主，倡导折衷医风。其后名家承其绪余发扬光大之，裨清代医学折衷之风益显。

王肯堂是我国晚明的一位重要医家，生平博览群籍，著述甚富。所编撰《证治准绳》一书，奄贯各家，广采兼收，对祖国医学的发展有深远的历史影响，兹略评述如次。

一、破"门户"之偏仄，著"折衷"之先鞭

中医学术的发展主流在明代已深深陷入门户之学的渊薮，不少医学名家沿袭金元诸子之故辙，或狂一家之言，排斥其他，或矫枉过正，意气偏激，形成了寒温水火纷争的格局。正如徐大椿所谓："元时号称极盛，各立门庭，徒骋私见；迨乎有明，蹈袭元之绪余而已。"（《医学源流论》）出于论争之需，医家又恣引阴阳、太极、卦爻之类为据，使医学科学的发展，几

乎离开了实践经验的积累和升华这条根本途径，有演变为当时理学附庸的趋向。

医家的临床辨证也成为一种任意性很明显的主观意识，"性喜温补者指为虚，素为攻夺者指为实。各创其说，以耸听闻"。如依托于温补为法的汪石山，不论治疗外感、内伤，都离不开参、芪两味；丹溪门徒动辄以四物汤加知、柏统治劳损杂病；晚明医学巨擘如张介宾、缪希雍，各自对医学发展作出了重大的贡献，但也不免蒙上门户之偏的烙印，如《四库全书提要》所言："（希雍）与介宾同时，介宾守法度，而希雍颇能变化，介宾尚温补，而希雍颇用寒凉，亦若易水，河间各为门径。""视缪希雍之余派，虚实不问，但谈石膏之功；张介宾之末流，诊候未施，先定人参之见者。"

难能可贵的是，王肯堂在当时就能清醒地看到门户之偏对医学发展所带来的危害，呕心沥血，致力于医学研究，历时十余年，撰成煌煌巨著《证治准绳》。其继亡救绝，自《内》《难》、仲景之论以还，如《巢氏病源》《千金》《外台》《和剂局方》、王冰、钱乙、陈言、陈自明、许叔微、严用和、朱肱、洁古、河间、王好古、李杲、张从正、朱震亨、罗谦甫、王履、王硕、虞搏、薛己等历代名家的实用学验，无不采撷，集为大成。

故《四库全书提要》评云："其书采撷繁富，而参验脉证，辨别异同，条理分明，具有源委，故博而不杂，详而有要，于寒温攻补，无所偏主。"这正是王氏出类拔萃，高过时贤之处。

王氏的这种治学观点和方法，具有纠偏颇、振坠绪、拯世溺的积极作用，成为清代的折衷风气之先导。所谓折衷医风，是指兼采历代名家学验，贯通调和，无所偏倚的一种医学模式。明代某些有识之士，鉴于门户医学之祸害，萌发了这种治学的思潮。

如江瓘折衷历代名医治验，撰《名医类案》，徐春甫"按《内经》治验，诸子折衷，及搜求历世圣贤之书"著《古今医统》一百卷；秦昌遇作《大方折衷》《幼科折衷》等。其中，王肯堂撰《证治准绳》尤属卓荦而大成者。

在王肯堂等治学思想的启发和影响下，医学折衷之风至清而大盛。以史界认为成就最为突出之温病学说言，非叶、薛、吴、王所独创，乃历代医家学术精华折衷之结晶。显然，清代医学家取得的卓越成就，都与明末有识之士所倡导的折衷医风密切相关，而王肯堂更起着举足轻重的作用。

二、纠集百家奥旨，折衷六科证治

在伤寒证治方面，明代许多医家专重陶华《伤寒六书》一家之言，以致"辨证不明，方药杂乱"，长沙遗旨面临着"黄钟毁弃"的局面。王氏叹曰："世之医，有终身目不识者（指《伤寒论》），独执陶氏六书以为枕中鸿宝耳。余考陶氏之书，不过剽南阳唾余，尚未望见易水门墙，而辄诋《伤寒论》为非全书，聋瞽来学，盖仲景之罪人也，而世方宗之，夭枉可胜道哉！"（《伤寒准绳·自序》）乃"以仲景方论为主，后贤续法附之"，集成《伤寒准绳》八卷，大大开拓了《伤寒论》的治学门径。

在临床杂病证治方面，王氏更是博采众长，折衷各家学术精华撰著《（杂病）证治准绳》八卷。其引导后世医家越出门户藩篱，起有积极作用。如治发热，当时庸医"一皆认作伤寒外感，率用汗药以发其表，汗后不解，又用表药以凉其肌，设是虚证，岂不死哉！"王氏认为"凡此数证（指发热），外形相似，而实有不同，治法多端，不可或谬。故必审其果为伤寒、伤风及寒疫也，则用仲景法；果为温病及瘟疫也，则用河间法；果为气虚也，则用东垣法；果为阴虚也，则用丹溪法。"（《证治准绳·寒热门》）主张兼收并采，折衷为一是。

治疗吐血，当时医者或主寒凉，或主甘温，这是执守李、朱门户所造的恶果。王氏广泛地采撷了仲景以还不少名家的学验，广集止血之大成，其中也包括了缪希雍重视降气，善用米仁、麦冬、苏子、枇杷叶等的独特见解。然而，广览尚实的王氏又持有自己的卓识，而与缪氏法相径庭。

他说，"一应血上溢之证，苟非脾虚泄泻，羸瘦不禁者，皆当以大黄醋制，和生地黄汁，及桃仁泥、牡丹皮之属，引入血分，使血下行以转逆而为顺，此妙法也。"（《证治准绳·吐血》）此本源于《千金》"吐血百治不瘥，疗十十瘥、神验不传方"（地黄汁、生大黄），复以宋人法参合之，突出了止血不留瘀的主题，较之缪氏法更具实效，对后世名家如张璐、叶桂、唐宗海等，都有重大影响。

对于脾胃虚弱，胃纳不佳，王氏十分心折缪希雍的学验，称"余初识缪仲淳时，见袖中出弹丸咀嚼，问之，曰：此得之秘传，饥者服之即饱，饱者食之即饥。因疏其方。余大善之，而颇不信其消食之功，己于醉饱后顿服二丸，径投枕卧，夙兴了无停滞，始信此方之神也"（《杂病证治类方·不能食》）。

与缪氏治学不同，王肯堂以博采折衷为宗，以治"不能食"言，王氏取希雍验，而不囿于其说，更绍述李杲脾胃伤论治、罗谦甫饮食伤治验、许叔微下无火力、严用和补脾不如补肾等的千古名论，熔于一炉，则王氏之学更趋渊博公允，客观明备。虽然，其学亦随之不显，实与希雍相较不啻有上下床之别矣，亦如《千金》《外台》《太平》《圣惠》与《局方》《易简》之比也。

对于火证的治疗，当时医家或泥于东垣而主张甘温，或沿袭丹溪而滥用知柏，王氏对后者亦为反感，指出："除热泻火，非甘寒不可，以苦寒泻火，非徒无益，而反害之。"（《证治准绳·寒热门》）这个主张与缪希雍如出一辙，《先醒斋医学广笔记》所谓"法当用甘寒，不当用苦寒"。或王氏受影响于希雍，或当时有识之士的共识，总之，在王、缪的大力倡导下，清热大法由元末的崇尚苦寒逐渐转移到明末的甘寒，这是一个重大的转折点，虽云创新，实是复古，唐、宋善用大量药物自然汁的学验，得以发扬广大，对清代治温名家叶、薛、吴、王产生了深刻的直接影响。

王氏医学虽矜式东垣、薛己，重视补益脾胃，然并不废弃攻泻之剂，对河间、子和的学验也推崇备至。认为河间所制舟车神佑丸（甘遂、芫花、大戟、大黄、黑牵牛、青陈皮、木香、槟榔、轻粉）主治"一切水湿为病……如中满腹胀、喘嗽淋闭、水气蛊肿、留饮癖积，气血壅滞，不得宣通……皆令按法治之，病去如扫，故贾同知称为神仙之奇药也……予每亲制用之，若合符节，然又随人强弱，当依河间渐次进服，强实之人，依戴人治法行之，神效。"（《杂病证治类方·痰饮》）

对于痰饮、积聚诸病，当时医者每以扶正补养为治，王氏十分不满，指出："世俗不详《内经》所言留者攻之，但执补燥之剂，怫郁转加，而病愈甚也，法当求病之所在而为施治，泻实补虚，除邪养正，以平为期而已。"（同上）主张径以大圣浚川散（大黄、牵牛、郁李仁、木香、芒硝、甘遂）荡涤之。又云："世俗闇以治体，一概卤莽，有当下而非其药，终致委顿而已，岂知巴豆可以下寒，甘遂、芫花可以下湿，大黄、芒硝可以下燥。如是分经下药，兼食疗之，非守一方，求其备也。故戴人曰：养生与攻痾，本自不同（《儒门事亲》：除病当用药攻，养生当论食补），今人以补剂疗病，宜乎不效，是难言也。"（同上）

在滋补之风盛行的明代，王氏能根砥《内经》，折衷河间、子和的学术精萃，强调祛邪即所以安正之理，突出攻泻之剂的治疗作用，确是鸣高立异，难能可贵，从而使轩岐毒药治病的精义，嬗递勿替，延绵后世。另如治痢疾，王氏更主张用大黄、巴豆霜推导积滞，以链病根。

在博采众长的同时，王肯堂也积累有自己独特的临床心得体会。他认为四物汤中的地黄"乃通肾经之药也"，"脐下痛，非此不能除"，这与当时医界普遍所持地黄滋腻"泥膈"的观点恰恰相反。

事实上，王氏的见解是在实践中据《本经》的奥旨而发。《神农本草经》："（地黄）逐血痹……除寒热、积聚、除痹。"《别录》"利大小肠，去胃中宿食。"侧重于去邪化积滞，所以《千金》常用地黄合生姜去积聚；宋·许叔微宗《千金》意，制交加散（生地黄、生姜）"治妇人荣卫不通，经脉不调，腹中撮痛，气多血少，结聚为瘕"（《普济本事方》）。

王氏之论，言之有据，可以得到临床的验证。清代名医叶桂循其绪余，以交加散治疗络病，亦王氏学验又一发挥。王氏又阐发黑地黄丸（熟地黄、苍术、五味子、干姜）妙谛，称治"脾胃不足，房事虚损，形瘦无力，面多青黄，而无常色。此补气益胃之剂也"（《杂病证治类方·虚劳》）。将黑地黄丸作为补气益胃之剂来认识，与张介宾的熟地补土论"厚肠胃"说属异曲同工，且临床可以复按，足证其说亦非介宾一人独发也。

此外，王氏在外科方面，也"集先代名医方论，融以独得"撰成《疡医准绳》六卷；在妇科方面，则以陈自明《妇人良方大全》为宗，并"采摭诸家之善，附以家传验方"辑编《女科证治准绳》五卷。虽然，王氏颇推崇薛己之学，但对他的门户之见不无微词，指出："第陈氏所辑，多上古专科禁方，具有源流本末，不可昧也，而薛氏一切以己意，芟除变乱，使古方从此湮没，余重惜之"（同上）。体现出王氏务求古今折衷的治学宗旨。

第十一篇

略论清代医学的折衷趋向

　　整个清代的医学主流表现为一种折衷趋向，而这种趋向对今日中医学框架的形成具有重要的影响，值得医界重视和研究。所谓折衷趋向，是指兼采历代名家学验、贯通调和、无所偏颇的一种医学模式。

　　其中之恢宏渊博者，则立论高古，菲枕《内》《难》、仲景，裒取晋唐以还诸家学术精华，而汇归一是；其浅显平易者，则务求实用，以金元诸子及景岳等为依托，舍非取是，折而衷之。学术宗旨在于纠门户之偏，而达到"寒温攻补，无所偏主"之目的。

　　折衷趋向之产生，原因有二：

　　其一为门户医学盛行于元明，偏执之风日剧，害人不浅，阻碍着医学的发展。清初张志聪在《侣山堂类辩》中指出："溯观古今，多有偏心。偏于温补者，惟用温补；偏于清凉者，惯用清凉……是病者之侥幸以就医，非医之因证以治病也。"张琦序《四圣心源》曰："自唐以降，其道日衰，渐变古制，以矜新创，至于金元刘完素为泻火之说，朱彦修作补阴之法，海内沿染，竞相传习……门户既分，歧途错出，纷顺扰乱，以至于今，而古法荡然矣。"陈经国序《四诊集成》更一针见血地指出："近世以来托是业者，纷若泥沙，负起死回生之任，而绝无回生起死之功。甚至一病也，性喜温补者指为虚，素为攻夺者指为实，各创其说，以耸听闻，杀人在于反掌。"如何纠正门户之偏，促进医学发展，是时代赋予清代医家的一个重任。

其二为早在明代，折衷思潮曾初露端倪，王纶在《明医杂著》中指出："外感法仲景，内伤法东垣，热病用河间，杂病用丹溪，一以贯之，斯医道之大全矣"。李中梓更撰写"四大家论"，强调四子各补前人之未备，"而成一家言者"，师事四子，不可偏执一家。可惜的是王、李二人没有身体力行，王纶好寒凉，中梓厚甘温，当然不能切实地纠正门户之偏，然而他们有关折衷的论述却成了清代医家主张折衷的先声。

清代医学的折衷趋向，体现在医理和临床两个方面。

一、医理折衷

清代不少学者医家，学识渊博，睥睨千古，如徐大椿对宋元后医学几不屑一顾。他在《医学源流论·方剂古今论》中说："元时号称极盛，各立门庭，徒骋私见；迨乎有明，蹈袭元人绪余而已。"对门户之弊，深恶痛绝。主张凡为医者必须博览古籍，折衷会通，"上追《灵》《素》根源，下沿汉唐支脉"（《慎疾刍言·自序》），体现了一种复古折衷的医学思想。

又如莫文泉，本潜心小学，出其绪余，以治医家言，颇精确可观。他在《研经言·杂病治法折衷》中，强调《千金》为杂病治法之宗，宋元后诸子说则可"扩聪明而炼识力，不必概屏之以自隘也"。究心仲景书而卓有建树的尤怡，治学亦着眼于博览折衷；徐大椿序其《医学读书记》曰："尤君在泾，读书好古士也……凡成书之沿误者，厘而正之；古人纷纭聚讼者，折而衷之"，亦均为力主复古折衷的有识之士。

清代被史界认为是温病学说的鼎盛时期，其实这正是医学折衷之结果。其成就为历代医家学术精华之结晶，而非叶、薛、吴、王所独创。

吴瑭在《温病条辨》中说得很坦率："诸贤如木工钻眼，已至九分，瑭特透此一分，作圆满会耳，非敢谓高过前贤也。"该书实际内容就是寒温折衷、古今折衷的一个明证。吴氏论温并不排斥伤寒，温病论治羽翼伤寒，伤寒证治折衷温病，"伤寒论六经，由表入里……须横看，本论论三焦，由上及下……须竖看……有一纵一横之妙"（《温病条辨·凡例》）。

进而认为"万病诊法，实不出此一纵一横之外。"治温是其长，治寒非其短，其医案中藉大量桂枝而力挽狂澜之例，胆识卓越，岂非寒温折衷之最好典范乎？吴氏治学，尤反对金元四子之偏，强调"学者能兼众人长，以《内经》《难经》、仲景为主，知用法而不仅于用方，参考百家，出于至诚之心，如天道浑似太和之气，庶不背于道矣"（《医医病书·医必备四时五行六气论》）。后来王士雄著《温热经纬》，虽有所发明，而实不离吴氏之旨，折衷诸家以成治温名著。

综合性医著的撰写是清代医学的重要成就之一，这本身就含折衷、纠偏之义。乾隆十四年，朝廷授命吴谦等编纂《医宗金鉴》，诸科俱备，各家兼采，至于其编写目的，《四库全书提要》点得十分明白："根据古义而能通其变，参酌时宜而必求其征验。寒热不执成见，攻补无所偏施，于以拯济生民"，可见亦是折衷以为大成。

沈金鳌《沈氏尊生书》的撰写，是"遍悉仲景以下诸名家，或论伤寒，或言杂病，或明脉法，或详药性，分门别户，各有师承，正如诸子百家，流派不一，而汇归于一是，未尝北辙南辕。甚哉，医之道，大而深也"（《沈氏尊生书·总序》）。亦以折衷为宗旨，庶几避免"北辙南辕"的门户之偏。

在综合性医著中，简明扼要而影响较大者，如程国彭的《医学心悟》，论理析治，俱取折衷。如书中著名的"医门八法"，即纠集诸家精义而成，故姚兆熊在序其书时称颂其学术说："于张、刘、李、朱四大家，贯穿融会，一编入手，必有所折衷。"

又如林佩琴的《类证治裁》、程文囿的《医述》等，无不博采兼收，贯通百家。这种以折衷为主要特点的清代综合性医著，与金元明医家的各张一是，蒙有明显的门户色彩，形成了一个鲜明的对照。

此外，又如晚近学者命名的中西汇通学派，限于历史条件，其实是汇而未通的。就其中影响较大的唐宗海和张锡纯而言，折衷思潮对他们的影响可谓根深蒂固，面对西医东渐，更进行了中西医学折衷的尝试。正如唐氏在《中外医学四种合刻·中西医解自叙》中所说："上可损益乎古今，下可参酌于中外，要使善无不备，美无不臻，因集《灵》《素》诸经，兼中西之义解之，不存疆域异同之见，但求折衷归于一是"，可证中西汇通者，亦折衷趋向中之支流而已。

二、临床折衷

秦伯未先生称清代医学"阐古启新"，成就极大，临床医学的发展即是其中的一个重要因素。而临床医学的基本时代特征即"寒温攻补，无所偏主"的学术折衷，金元明盛极一时、各张一是的学风，至此已成强弩之末。

清初崛起的卓越的医学家叶桂，取得成功的关键在于"贯彻古今医术"（《清史稿·本传》）。他以《内》《难》、仲景为本，淹贯唐宋以还诸家学验，在兼取折衷的基础上，又善发挥而独具标格，故其术精且博。从现存《临证指南》《未刻本叶氏医案》等资料看，方多法繁，应变无穷，而这些方法又都芝兰有根，醴泉有源，除医经之外，如孙思邈、王焘、许叔微、钱乙、刘完素、张杲、李杲、朱震亨、葛干孙、缪希雍、张介宾、赵献可、盛寅、吴有性、喻昌等的学验，无不兼收并蓄，融会贯通，这样广泛地捃摭前贤精华，折衷于一身，在医学史上洵属屈指可数的人物。

因此，"大江南北言医，辄以桂为宗"（《清史稿·本传》）。叶氏之出，风靡四百余年的门户之见就寥寂以终，而折衷趋向从此奠定了其在医学中的主导地位，独领风验数百年，迄今犹未稍衰。其后名家如吴瑭、章楠、王士雄等，无不私淑叶氏，为折衷趋向推波助澜。尤其是"具古今识、空世俗见"的吴瑭，他"抗志以希古人，虚心而师百氏"，承叶氏绪余，在临床实践中，将中医治病的水准提高到一个空前高度，其书俱在，足可证信。

"方药之道，动关性命，非如词章曲艺，可以随人好恶，各自成家，是必博稽精采，慎所从违，庶几可法可师，不致贻误来学"（《四家医案·爱庐医案柳评》）。吴氏存世的治验切切实实地体现了柳宝诒的这个真知灼见，入主出奴的门户偏颇之风，在此被一扫而光。

孟河医派是继叶氏之后诞生于江南的一个重要医学流派，其卓荦不群者当推费伯雄。费氏力主"折衷"而阐发"和缓"，其在《医醇賸义·四家异同》中云："就四家而论，张刘两家，善攻善散，即邪去则正安之义，但用药太峻，虽有独到处，亦未免有偏胜处，学者用其长而化其偏，斯为得之。李朱两家，一补阳、一补阴，即正盛则邪退之义，各有灼见，卓然成家。无如后之学者，宗东垣则诋诃丹溪，宗丹溪则诋诃东垣，入主出奴，胶执成见……吾愿世之学者，于各家之异处以求其同处，则辨证施治，悉化成心，要归一是矣。"

在折衷的基础上，强调和缓之治，用药则轻灵醇正，另辟蹊径。其法施于临床，实有效验，而柳宝诒讥其"专取肤庸之品，杂合成方，自命为和缓之派"（《医学求是·柳跋》），则未免苛求。

在临床方剂学方面，折衷的主导思想反映得尤为突出。盖明末已有秦昌遇《大方折衷》《幼科折衷》《痘疹折衷》数著，为纠偏补弊,着其先鞭。康熙间新安名医罗美撰《古今名医方论》,采集古今佳方,并裒辑赵良仁、周之干、赵献可、吴昆、喻昌、陆圻、柯琴、张璐等各家经验,破门户之执守,以指导临床。

其后汪昂更撰名著《医方集解》,折衷历代名家治验,所谓"裒合诸家,会集众说,由博返约,用便搜求,实从前未有之书,亦医林不可不有之书也"(《医方集解·凡例》)。故流传迄今,仍为临床用方之津筏。

综观清代医学之折衷趋向,明季实已开其端,由叶、薛、徐、吴发扬光大,而成为当时医学的主流。其贡献在于纠正了元明以来的门户偏颇之弊,使宋前医学在一定程度上得以延续和弘扬,从而保证了中医学术的嬗递勿替,不绝如缕。以折衷为主导的清代医学模式,胎息了今天中医学术的基本框架,是研究中医学术发展和展望未来的一个不可忽视的课题,同人如有兴趣,不妨共探之。

第十二篇

叶天士学术渊源探

叶天士学识博洽精邃而多发明，然大抵渊源可寻，现略述管见如下。

一、根柢汉唐

我国临床医学起源于遥远的三皇五帝时代，商代伊尹制酒液醪醴，可称方剂治病记载之嚆矢。自伊尹至汉末约经历了漫长的一千七百年左右的医药实践和不断总结，临床医学之基础始得以奠定。其中完成于战国至西汉的《内经》奠定了中医学理论框架；汉末张仲景"勤求古训，博采众方"，撰《伤寒杂病论》，奠定了中医辨证论治法则，此实乃中医学术之奠基期。

天士学术总体滥觞于《内经》《伤寒论》，在其存世医案中可得到充分体现。如重视"存体"，擅用甘药，是其学验要点，"宗《内经》凡元气有伤，当与甘药"，实据《灵枢》"阴阳形气俱不足，勿取以针，而调以甘药"而发。运用甘药，尤具卓识。经旨"劳者温之"，后世医家每引申为劳倦伤中，主以补中益气汤；天士在《未刻本叶案》中认为："劳者温之之义"乃"劳伤肾"，须"温养肾真",用甘濡合血肉之味充养。

中风机理,前人或主外风,或主心火、痰热,天士辄归咎于元气有损,阴阳失调,治以甘药;创"甘味熄风"说,匠心独具,发前人未发。

《素问·通评虚实论》云:"头痛耳鸣,九窍不利,肠胃之所生也。"叶氏发挥之为"九窍不和"证,属胃阴不足,治用"甘平或甘凉濡润以养胃阴",乃继东垣之后,在脾胃论治方面之又一重大建树。

在外感论治中,天士尤善阐发经旨。《内经》"风淫于内,治以辛凉",前贤每以辛散合苦寒药谓之为"辛凉",如刘完素所制双解散、防风通圣散等即是,积习左右医界数百年,迨天士出,革故鼎新,视桑、菊、银、翘等轻清辛寒之品为辛凉,由是改观。后吴瑭总结天士经验,立桑菊饮为辛凉轻剂,银翘散为辛凉平剂,开辛凉解表一大法门,迄今犹遵为治温准绳。

至于《内经》某些奥义,天士持有独特精邃的理解,并以之为指导思想,贯彻于临床。如《素问·评热病论》曰:"人所以汗出者,皆生于谷,谷生于精。"王冰注称:"言谷气化为精,精气胜乃为汗",后世沿循,未遑稍疑,然《未刻本叶案》并不苟同此说,如治一虚人外感,天士认为"消痰理嗽,辛燥和阳,均非善治",又不同意俗套扶持脾胃,指出"若仅从事于脾胃,与经旨本末有乖"。

在叶氏看来,经旨之本是"精",末是"谷",祛邪发汗固依靠脾胃水谷,而水谷则凭藉下焦精气,此乃经义本意,故叶氏径投人参、阿胶等培元补精之味，令精生谷，谷资汗以驱邪外达，与习俗治法大相径庭，故于案末又谓"力辟通套，摒弃习俗弊窦，谨按《内经》撰方。"盖深意寓焉。

以精气为本，谷气次之的治病思想常主导着他的临床实践，《未刻本叶案》中体现较显。如不少外感病例，或夏暑身热，或湿邪未净，或咳痰气逆，或纳差恶心，每主以熟地，不避阿胶，与习俗用药相悬霄壤，盖皆本诸经义也。

天士医案大量沿用仲景方，贵在灵活化裁，于痰饮及虚损证尤为显著。如名论"理阳气，当推建中；顾阴液，须投复脉"。所创"久病血伤入络"论治，亦以仲景旋覆花汤为大法。倘"日渐瘀痹，而延癥瘕"之顽疴，又从大黄䗪虫丸悟出，以虫药为主治法则，尝谓"考仲景于劳倦血痹诸法，其通络方法，每取虫蚁迅速飞走诸灵，俾飞者升，走者降，血无凝着，气可宣通，与攻坚除坚，徒入脏腑者有间。"

在仲景《伤寒论》法则主导下，叶氏发展了温证论治，貌出长沙范围外，实则源流相贯，程门雪先生谓"叶氏对于仲景之学，极有根柢。"洵非虚语。

医学由汉魏而至唐宋乃臻全盛，宋则继续发展，叶氏之学识渊源于此，并形成了其学术之总体特点。

叶氏不论治外感或内伤，俱重视甘寒养阴生津，药物如生地、玉竹、天麦冬、沙参、石斛、蔗汁、芦根等，皆直接取法于唐人生地黄主热煎；或以为乃天士发明，事实上，晋唐时临床家已习用之，《千金》《外台》在在可见。徐灵胎曾说："先生得宋版《外台秘要》读之"，故知其渊源有自。

在治温方面，叶氏甘寒生津方治，被吴瑭总结为益胃汤、沙参麦冬饮、增液汤等；杂病论治中治胃阴不足之九窍不和证、燥气咳嗽等，亦皆其类也。甚至，叶氏还将甘润法变化运用于临床，扩展为治疗痰结。

如《未刻本叶案》："痰阻于中，阳明不宣。半夏片、白蜜、茯苓、生姜汁。"因痰结化燥，故治以辛润，显然得力于擅用自然汁的宋人学验，朱丹溪谓宋人偏嗜香燥金石，此其一端，而非总体，宋人汲汲于养阴生津乃另一端，后人忽之。

《圣济总录》普遍大量使用甘寒生津之品，如生地黄汁、麦冬汁、葛根汁、生藕汁、知母、花粉等，外感、内伤无不如此。如治"咳嗽不已……生百部汁、生地、生姜汁、百合汁、白蜜"；治"骨实，苦疼烦热……葛根汁、生地黄汁、麦门冬汁、白蜜"；治"脾胃虚弱，不能饮食，肌体黄瘦……生姜汁、蜜、生地黄汁"等。后方堪称开后世甘寒育养脾胃阴之先河。当然，宋人方是沿循晋唐，在实践中不断总结而加以发展的，然其应用之广泛，变化之繁多，为前所未见。耐人寻味的是素以清热著称的金元诸子，或狂于苦寒，或癖好温燥，其于甘寒养阴治法则远不能望宋人项背。

又《临证指南》治中风有用天麦冬、沙参、天麻、梨汁、芦根、青蔗汁、竹沥、柿霜之例，实源于《千金》治风方法，又稍斟酌及宋，故徐灵胎见而指出："此等方皆唐以前治风之良法。"可谓旨趣相叶，空谷足音。总之，这种甘寒方法，宋后转衰，迨叶桂出而复加振兴，开倡了一代甘濡润泽之治疗风气，实则根柢唐方。

在虚损的补肾填精方面，叶氏以晋唐肾沥汤、内补散为依托，广泛化裁于临床。《未刻本叶案》云："腿软，头眩，脉细，大熟地、附子、肉苁蓉、巴戟天、枸杞子、白茯苓、牛膝、川石斛。"盖即《千金》治男子五劳六绝内补散之余绪。内补散流传至宋，《圣济总录》称"地黄饮"，移作治肾虚喑俳之专方。迄金，刘完素于《宣明论》中称"地黄饮子"，药与《圣济》同，亦治肾虚喑俳，方名由是大显，后人误为河间发明，不知因循自宋，而宋本诸唐。

晋唐时此方泛治肾虚，宋始更弦为中风专方，而天士主治肾精不足，足证接迹晋唐，尤称允当，乃其高过宋后诸子处。温养下焦，天士嗜用鹿角、羊内肾、杞子、肉苁蓉、沙苑、菟丝子等，盖滥觞于《千金》肾沥汤遗意，较景岳左右归诸方，更为实用。其通补奇经方法，亦由此蜕变而出。

唐方驳杂，乃其特色，徐灵胎颇有微词，实亦当时医风尚实之明证，亦越出仲景方法治之一种变革，宋犹延续，其后遂式微，余懋于《方解别录》序中言："元明以来，法遂淆乱，而用药者专尚偏寒、偏热、偏攻、偏补之剂，不知寒热并进、攻补兼投，正是无上神妙处，后世医家未解其所以然，反谓繁杂而不足法。"

天士突破金元以还用药尚纯之藩篱，遥溯唐方风范，治病尚实，不避驳杂，亦天士之独擅胜场处。如络病用生地、生姜汁；

肾虚遗泄，滑涩兼投；肠红湿聚，脾肾交亏，用黑地黄汤（苍术、干姜、熟地、五味）；久嗽喘逆用阿胶；燥气咳痰用玉竹、茯神；冲脉为病，逆气至咽，熟地与伽南香汁同用；食入膜胀，饥则尤甚，治以熟地与沉香汁；腰痛以鹿茸与茴香兼投；补精血药中每参入细辛等，凡此皆渊源有自，开后世临床诸多法门。

宋沿旧制，医药尚实之风依然，天士亦沉浸其间，视《本事方》为枕中秘，颇多效法。如"火虚不能焕土，不饥妨食"，予"脾肾同治"；"府阳不宣，腹膨溺短"，用大缄砂丸；淋浊"败精阻窍"，主通瘀腐，治以虎杖汤等，俱本诸许学士二神丸、紫金丹、虎杖根合麝香等法。

二、折衷元明

金元是一个医学更新和嬗变的重要历史时期。其主要成就和贡献是深化了医学理论的专题研究，并将专题研究密切地与当时的医疗实践结合起来，集中体现在刘、张、李、朱，即刘完素的火热论治、李杲的脾胃内伤及阴火证治、张从正的祛邪理论及汗吐下三法、朱震亨的养阴理论及滋阴降火法则，俱自成体系，别具一格，故后人称之为"新学肇兴"时期。

金元四子代表着当时的医学主流，他们的研究课题从唐宋医方的全面探讨疾病证治，转移到其中的某一专题；在病机问题方面，也从以前医著的五脏虚实寒热论述，归宿到心火、邪结、阴火或相火等主要方面；治疗也由唐宋浩瀚的医方中落实为数十张常用的方剂。总之，由历来医学的宽博视野转变为专题研究，进而使明代医学大致陷落到偏仄的门户之学中去，此乃中医学术发展史之一大嬗变。

金元四子之学深化了医学理论研究，促进了临床医学的发展，这是刘、张、李、朱的成功处，问题在于他们的研究只是医学总体中的一个组成部分，是他们根据各自不同医学实践的独特体会，乃一时一地一事之学，非医学之整体，与《千金》《外台》《圣济》等不能等量齐观。以之补充则可，以之替代则不免以偏概全，将医学有机整体肢解为各个僵化了的局部，这是后世学者值得深思的一个要害问题。

可惜的是，随着金元四子之说大倡于世，宋前旧制渐次湮没，四子学说成为医学之正统，不可避免地使医学发展蒙上一层门户色彩，甚者在具体证治中渗透入明显的主观意识，医学尚实的优良传统被削弱和淡化。明代则尤剧，医学主流竟嬗变为门户之争。

后世有识之士指出："自唐以降，其道日衰，渐变古制，以矜新创……门户既分，歧途错出，纷纭扰乱，以至于今，而古法荡然矣"（《四圣心源·张琦序》）。不少名家治病从根本上离开了实际对象，"性喜温补者指为虚，素为攻夺者指为实，各创其说，以耸听闻"（《四诊集成·陈经国序》）。故唐宗海曰："唐宋以后，医学多伪"（《中西汇通医经精义》）。语辞不无偏激，却是击中要害的。

对于元明医学之弊，徐灵胎的总结是："元时号称极盛，各立门庭，徒骋私见，迨乎有明，蹈袭元绪余而已"（《医学

102

源流论》）。因此，在明末清初，如何纠偏补弊，摆脱门户之见，救亡继绝，恢复医学之真，是医界面临改革的一项首要任务，叶天士乃其中之卓有成就者。

叶氏既不一味复古，排斥元明各家之说，又不囿于狭隘的门户之见，而是在汉唐医学坚实的基础上，兼采元明诸子学验，淹贯折衷，无所偏主，对清代医学发展产生了深远的影响。略举数例说明之。

天士取法刘、张，不汲汲步趋寒凉攻泄，而重视气液宣通之理，着眼于推陈致新。如《临证指南》毛案，患者素禀壮盛，时当暑令，湿热蕴结而患淋浊，"服寒凉腹胀，得固涩无效"，他认为"皆非腑病治法"，用张子和桂苓饮，在通利化湿的基础上妙用肉桂，盖辛味宣通，"开腠理，致津液"，而达到破结通腑的目的。天士崇尚子和"血气流通为贵"说，治肠结亦注重血瘀，擅用子和玉烛散（归尾、生地、川芎、赤芍、大黄、芒硝、甘草）化瘀开结，所创通络方法在药物选用方面亦不无借鉴于此。

对于李、朱而言，叶氏颇为心折，效法尤多。叶氏名论胃阴证治，即菲枕东垣《脾胃论》，详加发挥而垂范后世。医案中援引东垣名方如补中益气、朱砂安神、普济消毒等在在可见。可贵者更在匠心自具，变化发挥，如在东垣升阳益胃汤启迪下，斟酌周慎斋学验，创升举督阳法，以人参与鹿茸、菟丝等治肝肾空虚、清阳下陷。

外感当内陷时，亦宗升阳益胃意，如《未刻本叶案》载"正愈不能泄越"之疟痢，以人参托里，柴胡、羌独活等祛邪，巧加化裁，堪称活法东垣之典范。天士尤重视丹溪滋阴降火说，然改变苦寒而为甘寒清润，更张四物而笃好血肉之味，驰骋唐宋方药间，恢恢乎游刃有余，与株守朱氏门庭，泥执知柏者不可同日而语。

至于虚损治法，天士受葛可久、张介宾、缪希雍三家影响为多。清·程永培序《十药神书》云："吾吴叶天士先生，凡治吐血症，皆祖葛可久《十药神书》。"叶案中用花蕊石散非罕见。踵缪希雍大抵两端：缪氏倡调气降气名论，多用苏子、枇杷叶、郁金、降香等，天士广之泛治肝胃气、血证。如云"努力咳血，胸背悉痛，当用仲淳法。"血证用气药，亦遵缪氏治血"宜降气"之说，故称"宗仲淳气为血帅"，此其一；又缪氏治脾阴不足，擅用甘寒之品，肝旺火炽者，每参入白芍、木瓜、五味等，天士变化其旨，倡酸甘化阴方法，后世奉为圭臬，实得力于希雍者良多，此其二。

凡肝肾阴亏，精血不足，不论为何病，见何症，张介宾概以熟地治之而未之避，创治形论，天士心契其间，贯彻临床，发存体说，笃嗜熟地，咳嗽痰喘每恃之为主药，开后世润燥治嗽之无限法门。总之，中虚者宗缪氏为主，下损者法景岳实多，此其踵武晚明之大端也。另如孙一奎破瘀攻逐治法，喻西昌清燥救肺汤，天士皆择宜而从，化裁于临床。

第十三篇

论叶天士的辛味通补

叶天士是我国清代的杰出医学家，他勤求古训，汲取各家之长，孜孜于临床探索，不论在外感热病或内伤杂病方面都卓有建树，对中医学作出了重大贡献。

叶氏治病十分重视药物气味，强调"论药必首推气味"（《临证指南医案》，上海人民出版社，1959年2月第1版，第605页。以下引本书只注页码），在《内经》等有关理论指导下，对辛味药物颇多卓见，并广泛地应用于临床。浏览《临证指南医案》，其辛味通补之方寓意尤深，结构之精、变幻之美，则可称独擅胜场，从来所无。可惜叶氏及后人都未在理论方面展开过系统的论述，这值得我们今天加以整理和研究。

一、益体攻病与辛味通补

叶氏继承了《内经》及历代许多名家的学验，治病重视扶养正气，主张通过培补气血、协调阴阳达到蠲除疾病的目的，所谓"只要精气复得一分，便减一分病象"（第156页），强调"凡论病，先论体质、形色、脉象，此病乃外加于身也"（第

264页），这就是他著名的治体观点。其治体的大法是踵《灵枢·邪气脏腑病形》"阴阳形气俱不足，勿取以针，而调以甘药"之旨，擅用甘味，所谓"凡元气受伤，当与甘药。"（第51页）

具体治疗方面，叶氏又提纲挈领地概括了"理阳气，当推建中；顾阴液，须投复脉"（第79页）的名言。然而，其到底还是适合于邪少虚多及元气疲惫无以驱邪外达的情况。至于寻常邪气侵袭、正气没有严重损伤的病证又如何处理呢？纯用驱邪方法，或苦寒荡涤，或催吐引越，其案例在《临证指南医案》中间或有之，但为数甚少，他对苦寒持慎重态度，认为"苦寒沉降"，"胃口得苦伤残"（第54页），克伐正气。显然叶氏在探索驱邪问题上没有走刘完素和张从正的旧路，而是坚持实践，另辟蹊径，别具卓见，将注意力集中到了辛味药物方面。

《素问·阴阳应象大论》曰："辛甘发散为阳"，其从药物性味角度说明了辛甘之味具有宣散开达邪气的作用，同时又有助于人体的生发，这与虽能够驱邪却禀性阴寒的"酸苦涌泄"药物不同。《素问·藏气法时论》又云："肾苦燥，急食辛以润之，开腠理，致津液，通气也"；"肝欲散，急食辛以散之，以辛补之，酸泻之。"此就肝肾本气言，指明了与辛味间的关系。

肾为水脏，肾虚则液涸，借辛以开发腠理，宣通气液，而后润之；肝苦急满，欲调达，辛则舒展，气郁得散，肝木自和。辛之所以能够润和补，是由其宣通透达的特性所决定，正如王冰注云："辛味散故补"；张从正曰："《内经》曰辛以润之，盖辛能走气，能化液故也。"（《儒门事亲·七方十剂绳墨订一》）

正因为通过宣通气液、开发郁结实现补益肝肾，故其补为通补，于体则补，于病则攻，因此，最符合于叶氏益体攻病的医学指导思想，与一般滋腻呆补、孟浪攻击者自有高下之别。

叶氏将辛味广泛地应用于临床，根据正邪盛衰的具体情况，适当配合其他药味，灵活地施治于表里、寒热、虚实诸证，兹略举数例说明之。

如中风证，叶氏在病机方面强调"肝肾精血残惫，虚风动络"（第4页），主张治以"辛润温药"，"重培其下，冀得风熄"（第2页），虚损方面，认为辛甘合化，"乃是补肝用意"（第20页），又巧妙地将辛味与甘、咸结合在一起，所谓"辛温咸润"，"柔剂通药"（第50页），以补养下元，吐血症，虽辛刚之剂当忌，但在"络脉空隙，营液损伤"的病理情况下，亦主张用"甘缓辛补"（第125页）；淋浊一病，他阐发了"房劳强忍精血之伤，乃有形败浊阻于隧道"的病机，指出"徒进清湿热、利小便无用"，认为须投麝香、薤白汁等辛通之剂，以"入络通血"，"开通血中败浊"（第169页）；"精血损伤"之便闭，叶氏强调"肾恶燥"，擅用辛润剂以通腑结；治疗癥瘕、积聚等络病，尤具创见，提出"络以辛为泄"（《未刻本叶氏医案》，上海科技出版社，1963年，第255页）的通络大法，主用辛味，且认为此辛不可与走表发散之辛混同，"当求其宣络者宜之"（第656页）；痞证亦强调开泄，根据"论体攻病"（第240页）的治则，或"辛濡以理气分"（242页），或"辛甘理阳可效"（第240页）；噎膈，凡属"酒热郁伤"者，"治以苦辛寒"，老年正气衰惫者，"宜用外台茯苓饮加菖蒲，佐以竹沥、姜汁辛滑可矣"（第248页）。

各种痛证，叶氏更多用辛味，如心痛则"例用辛香"（第585页）；胃脘痛属"浊涎结聚者"，"议辛润苦滑，通胸中之阳"（第589页），"瘀血积于胃络，议辛通瘀滞法"（第596页），治疗鲜有离"辛通法"者。

邹时乘在总结叶氏治胁痛的经验时说："先生辛温通络、甘缓理虚、温柔通补、辛泄宣瘀等法，皆治肝著胁痛之剂，可谓曲尽病情，诸法毕备矣"（第603页）。其中除纯虚主用甘补外，悉皆以辛为治。华玉堂则更明确地指出："今观各门痛证诸案，良法尽多，难以概叙，若撮其大旨，则补泻寒温，惟用辛润宣通"（第619页），可谓一语中的，深得其三昧。

其他许多疾病如外感、咳喘、呕吐、吐蛔、胸痹、痰饮、郁证、疟疾等，治疗更多取辛，毋庸赘述。总之，叶氏以益体攻病的治疗思想为主导，邪在表则可"用辛以散之"（第24页），入里则"辛以通之"（第260页），气病则"辛香专治于气"，血痹则"辛香专理其血"（第728页），虚损可赖"辛补"，邪深借"辛香治络"（第721页），阴霾则恃以消翳通阳，热结则凭之宣通气液，或通或补，或通补兼之，或通中寓补，或补中有通，真是纵横捭阖，各擅其用。

叶氏才高识妙，有关辛味的学验，对中医临床学作出了卓越的贡献，其功不可泯灭，诚如华玉堂所谓："此古人所未及详言，而先生独能剖析明辨者，以此垂训后人，真不愧为一代之明医矣"

（第619页）。

二、辛味通补以濡润为特点

《临证指南医案》中以辛味治病的方法很多，如辛散、辛开、辛泄、辛逐、辛味通补等，而以后者为前人所未及，辛味通补的药物以濡润为特点，辛则通，润则补，溶通补于一炉。根据患者的体质和具体病证，叶氏治疗有以通为主，有以补为主，有通中寓补，有补中存通。当然依《内经》之旨，通补两者是不能截然分开的，宣通使腠理开，气液承，肝木调达，肾液得充，这就是通而致补之理。

然而通补之辛与燥烈之辛又大相径庭，后者在叶氏看来不能起到通补作用，他所经常指责的"辛则泄气"（第74页），由"香燥劫夺"（第399页）所造成的"营枯液耗"（第126页）等，俱属辛雄刚燥之弊。叶氏所取通补者，惟辛润是宜。其具体方法大致有如下数种。

（一）辛润宣通法

主治饮邪、痰湿等因所引起的气阻不畅而具伤阴、化燥倾向者，如胸痹、郁证、心胃痛、胁痛、噎膈、肺痹等，常用药物有薤白、瓜蒌、杏仁、香豉、茴香、香附、檀香等，根据不同疾病，叶氏灵活选药。痰湿盛者佐入半夏、茯苓、橘红等，兼血瘀者参入金铃子、延胡索、桃仁等，热郁者加入山栀、黄连、黄柏等，以辛通为主，宣散郁结，开通郁滞，特点在于辛润。

叶氏在上述用药的基础上，尤擅用生姜汁、藕根白汁、郁金汁、蒜汁等辛味液汁，既保持了宣通开结的作用，又避免了辛燥劫津的缺点。

阴虚气滞者，治疗颇费周章，养阴则"滋腻气机"（第402页），顺气则耗夺阴液，兼筹并顾则用药未免驳杂。叶氏在前人的启发下，别具匠心地采用多种辛味的生汁，宣通而濡润，具体地体现了辛药"开腠理，致津液"的通补作用，灵思巧构，可师可法。

如朱姓案（第401页），气阻痰聚为郁，且渐化热，叶氏未从肝治而投柴胡疏肝、丹栀消遥辈，他认为"柴胡劫肝阴"（第740页），肝体受损则其郁益结，故凡治郁证等俱废柴胡。此论一出，遂使后人聚讼纷纭，莫衷一是，但恰恰在这里反映了叶氏的独特之见。他治肝郁取法"治肺"，主用辛味，肺主一身之气，气机宣达则郁结自解，当然他并没有忽视肝郁。他通过辛味达到治疗目的，以辛散之，而后补之，上承经旨，下切病证，属治肝良法之一，殆无疑义。

（二）辛润宣泄法

"初为气结在经，久则血伤入络"（第235页），由气结而致血瘀、经病深入到络病，乃叶氏著名论点。络病多见于血证、淋浊、积聚、癥瘕、疟母、诸痛证等，一般临床常以活血化瘀、软坚散积治之，叶氏则认为"理气逐血，总之未能讲究络病工夫"（第456页），阐述了"络以辛为泄"（《未刻本叶氏医案》

第 255 页）的通络法则，持本法以开泄郁结，宣通络瘀。

具体用药如桂枝、归须、川芎、旋覆花、茴香、薤白汁、郁金、茺蔚子、青葱管等，同时往往加入濡润化瘀之品如柏子仁、桃仁等。若邪伏深邃，每佐入"虫蚁迅速飞走诸灵"（第 235 页），如䗪虫、水蛭、虻虫、全蝎、穿山甲等以搜剔络脉，松透病根。叶氏此法，由辛通而达到保存正气的目的，驱邪而无碍人体，有潜移默化，积渐邀功之效，为临床痼疾顽痫的治疗开辟了又一法门。

如毕姓案（第 605 页），黑便腹痛，病久根深，叶氏断为瘀血阻于肝脾之络。耐人寻味的是他既未因久病而议补，亦未操切投攻，在正虚邪踞、气郁血瘀的复杂情况下，坚持以辛润为主，宣通血络，佐穿山甲之灵动透达深伏之络邪，复益阿魏丸之疏理消积，共奏祛瘀通络之效用。

（三）辛温咸润法

精血残惫，元海根微之证，于《临证指南医案》中风、虚劳、喘证等门中多见之，叶氏认为肾精不足者，当宗《内经》"肾恶燥，以辛润之"（第 304 页）法进补。弃辛味而恣意峻补为呆补，离濡润而投辛味则有悖"肾恶燥"之旨，俱非的当之治。

叶氏承晋唐虚劳方之遗绪，结合河间地黄饮子，立辛温咸润大法，突破了古人以之治疗虚劳和中风的束缚，圆机活法地将其衍变成为治疗临床中多种疾病的一个方法。

常用药物如苁蓉、巴戟、当归、茴香、菟丝子、杜仲、胡桃、鹿茸等，又酌加熟地、杞子等填补精血。本法补而不腻，辛而不燥，乃补中之通剂。如杨姓案（第304页），体现了其辛味补肾的治疗观点。

（四）辛补甘缓法

主治劳伤阳气之证，常用于中风、失血、虚劳、胃痛、产后、汗证等病，方取辛甘合化，药如人参、黄芪、肉桂、归身、川椒、甘草、桂圆、茴香、饴糖、姜、枣等。本法系从仲景大、小建中汤化裁而出，由于侧重在振奋阳气，故取大建中之辛为主，借以消阴补阳，宣通开发。

叶氏对劳者温之有深刻的理解，他说："夫劳则形体震动，阳气先伤，此温字乃温养之义，非温热竞进之谓"（第60页），故不用辛热刚烈之品。复取小建中之甘，扶养中土而缓肝之急，但叶氏在此又避用芍药，以免酸阴阻遏阳气。如费姓案（第592页），由劳力伤阳而致脘痛、久泄，延为络病，胃伤阳败，势非轻浅。叶氏从辛味通补入手，温煦中阳，宣通血络，参以甘药培土柔养，缓急止痛，方药熨贴，可谓丝丝入扣矣。

第十四篇

论叶天士的甘味熄风

中风的治疗，目前大都主以平肝熄风，而叶天士则强调治之以甘药，称"甘味熄风"。纵读《临证指南》，治例在在可见。对此进行一番研究和讨论，则于临床肯定不无小补。

一

关于中风病机的认识，宋元以前，皆归咎于"内虚邪中"，主张正虚引邪说。《灵枢》曰："营卫稍衰，则真气去，邪气独留，发为偏枯。"《金匮》曰："络脉空虚，贼邪不泄……正气引邪，㖞僻不遂"，治以侯氏黑散，补益气血，驱散外邪。此说一直沿袭至唐代，著名的《千金》大、小续命汤即循此立方。

宋元以后，诸医家逐渐着重于从内因寻找答案，河间主"将息失宜，而心火暴甚"说；东垣认为"中风者非外来风邪，乃本气自病也"，所谓"本气自病"乃指"因乎气虚"；丹溪则主张"痰生热，热生风"；缪希雍称之为"内虚暗风，确系阴阳两虚，而阴虚者多，与外来风邪迥别"；张景岳更直接批判了外风论的观点，提出"非风"之说。在治疗方面，诸医家俱从泻心火、滋肾水、益气化痰、养阴清热入手。

二

叶氏既广泛地继承了前人从内因立论的学说，又自出机杼，创"阳化内风"理论。所谓"阳化内风"是指"身中阳气之动变"而导致"内风动越"的一种病象，亦即肝阳化风，可见到眩晕、头胀、耳鸣、心悸、失眠、肢麻、口眼㖞斜、偏瘫、舌暗、咽喉不利、肢体痿废、晕厥、瘛疭诸证。其证来势骤暴，这与在病机方面不离肝木有关。

"肝为风木之脏，因有相火内寄，体阴用阳，其性刚，主动主升"，故多见盛候，表现为实证。但是肝又"全赖肾水以涵之，血液以濡之，肺金清肃下降之令以平之，中宫敦阜之土气以培之，则刚劲之质，得为柔和之体，遂其条达畅茂之性"。一旦这种涵养、制约关系失调，即可引起肝阳掀扰，阳化内风，从这点来分析，其病之癥结又在心肾的阴血不足和肺脾的功能衰惫，所以其本属虚。可见，阳化内风当系本虚标实的结果。

三

叶氏治中风，其重点在图本，指出"非发散可解，非沉寒可清"；"攻病驱风，皆劫气伤阳，是为戒律"。图本则在补虚，补虚便用甘药。《灵枢·邪气脏腑病形》曰："阴阳形气俱不足，勿取以针，而调以甘药"，叶氏对此甚为心折，凡疗虚治损，每投甘药，指出："宗《内经》凡元气有伤，当与甘药之例"。中风的病源既在心肾肺脾的气液不足，所以治疗也就不离甘药了。

在《临证指南》的中风与肝风两门中，治以甘药为主的案例几乎占了绝大多数，且其用药灵动多变，独具一格。兹略举数例以说明之。

钱 偏枯在左，血虚不荣筋骨，内风袭络，脉左缓大。制首乌、枸杞子、归身、淮牛膝、明天麻、三角胡麻、黄甘菊、川石斛、小黑豆皮。本例显系阴血不足而致肝风鸱张，治疗重在"缓肝润血熄风"，主以甘濡。

丁 大寒节，真气少藏，阳挟内风旋动，以致疗中，舌边赤，中有苔滞。忌投攻风劫痰，益肾凉肝，治本为法。生地、元参、麦冬、川斛、远志、石菖蒲、蔗浆。本例为肾水不足，水不涵木，以致"内风旋动"，治法是"滋肾之液以驱热，缓肝之急以熄风"，主以甘寒。

周 大寒土旺节候，中年劳倦，阳气不藏，内风动越，令人麻痹，肉瞤心悸，汗泄烦躁，乃里虚欲暴中之象，议用封固护阳为主，无暇论及痰饮他歧。人参、黄芪、附子、熟术。本例虽内风动越，但阳虚气弱有欲脱之兆，且"气愈伤，阳愈动"，图本之举在益气护阳，故主以甘温。

某 内风，乃身中阳气之动变，甘酸之属宜之。生地、阿胶、牡蛎、炙草、萸肉炭。本例属营阴不足，肝用太过，从而造成内风扰动，以益体损用为治，主以甘酸。

曾 脉弦动，眩晕耳聋，行走气促无力，肛痔下垂，此未老欲衰，肾阴弱，收纳无权，肝阳炽，虚风蒙窍，乃上实下虚之象；质重填阴，甘味熄风，节劳戒饮，可免仆中。虎潜去锁阳、知母，加肉苁蓉。本例属精血不足，元海根微，以致虚风蒙窍，治用血肉有情"填阴""熄风"，主以甘咸。

张 中风以后，肢麻言謇，足不能行，是肝肾精血残惫，虚风动络，下寒，二便难阻，凡肾虚忌燥，以辛润温药。苁蓉、枸杞、当归、柏子仁、牛膝、巴戟、川石斛、小茴。本例精亏风动而偏于寒，桂附辛刚，非其所宜，肾苦燥，急食辛以润之，主以甘辛温养下元，所谓"辛甘化风"。

由此可见，叶氏甘味熄风，有甘濡、甘酸、甘温、甘寒、甘咸、甘辛等各种不同方法，诸法之间，也无不可越之鸿沟。在具体治疗过程中，常常根据体质和病情的变化灵活化裁，随机调遣，如甘濡温养、甘寒润濡、甘酸咸、甘酸寒、甘辛寒合化等，但甘养这一总则始终不变。

饶有趣味的是叶氏治疗某妪，凡二十余诊，前后用过甘润温下、甘寒润燥、甘养微逗通阳、甘寒通络、甘苦酸咸等，法随症变、活泼泼地，可谓曲尽甘味灵变之妙。无怪乎程门雪先生赞为："选药味至精湛，一味之换，深意存焉……加减变幻之美，从来所无。"

当然，叶氏善用甘味熄风，并不废弃标症于不顾，在标症必须兼顾之时，他又常取标本兼治之法，如吴案的甘寒结合犀羚，王案的甘味结合重镇，陈案的甘寒结合化痰，俞案的甘温结合宣通脉络，张案的甘温结合龙、牡，程案的甘养结合祛风痰，徐案的甘濡结合苦寒等等皆是。甚至，当标急之际，也有先标后本，如胡案的径用平肝熄风泄热法，沈案、葛案的急以至宝丹芳香宣窍解毒。不过，这种案例在整个《临证指南》中所占比例较小。

四

治病之法，约而言之，只有攻邪和治体两大法。叶氏是强调治体的。在他之前，张介宾已提出治形，所谓"善治病者，可不先治此形以为兴复之基乎？"叶氏承其余绪，主张治体。治形之与治体，名异而实同。

所谓治体，乃指治病当治受病之体，通过调整阴阳，恢复气血，正气盎然，则自能驱邪除病。重症久病的治疗，叶氏都贯穿了这个宗旨。藉甘药以治中风，则是生动、典型、集中的反映。我们在寻绎叶氏学术思想时，切不可忽视这一重要内容。

此外，还要注意到叶氏的甘味熄风，从病机上分析，又不局限于肾水不足、水不涵木一症，如土衰木横、营血亏损、阴阳并虚等，都可造成肝风内动。根据不同病机，治法遂有甘濡、甘寒、甘温、甘咸、甘辛、甘酸等之不同。有认为其在中风病机方面的阐述专重水不涵木，则未免失之于偏。

应该指出的是，我们在讨论"甘味熄风"的学术思想时，切不可因此排斥攻邪的观点，从而走向另一极端。即使在叶氏本身，也是注意到祛邪的，只是把治疗的重点放在治体而已。显然，这种观点是值得借鉴的。

第十五篇

俞震治学思想探

俞震字东扶，浙江嘉善人，清·乾隆年间重要医学家。纂辑有《古今医案按》十卷，该书广泛地撷取历代许多名家的治疗验案，选择精当，令人开阔视野，会心受益；案后评析不乏独特之见，尤为难能。笔者认为该著乃明清诸医案选之最佳范本。

吴江李龄寿在光绪九年的序文中说："俞氏有《古今医案按》一书，刊后版即毁于火，流传无多，几如广陵散矣。余物色之有年，前年始得其书读之，视江氏书，（指江堆辑《名医类案》）抉择尤精……而案每有发明，其圈点处，尤启发人意，足以驾江氏书而上之无疑焉"。由于此书在清代流传不广，且俞氏又无其他专著问世，故对其治学方法、学术思想的研究尚嫌缺如，兹略述如次。

一、剖析异同，授以人巧

俞氏强调"医贵变通"，盖"病无板方，医无呆法，总贵乎神而明之耳"。所谓变通及神明，实即"巧"字，而"巧"难求，"孟子言梓匠轮舆，能与人规矩，不能与人巧"。俞氏指出求巧不离规矩："巧固不能使人，其实不出规矩，人可即规矩以求巧，而巧自无方，是亦不啻使之矣"。善读前人医案，是医者于规矩中求巧的重要途径，"医之法在是，法之巧亦在是"，这正是俞震纂辑《古今医案按》的目的所在。

俞氏选案、析理的基本特点是善于对比，通过案例间异同的比较，启迪学者的思路，开拓人们的视野，授人以规矩及巧，所谓"操纵于规矩之中，神明于规矩之外"。兹略举数例说明之。

伤寒门俞氏首选许叔微治邱生案，该患者本当用麻黄汤，但诊脉尺以下迟而弱，用建中汤加归、芪，五日后尺部遂应，再投麻黄汤得汗病愈。又吕元膺治浙东宪使曲公三阳合病，左尺脉不应，医者以为病、脉相逆主凶，左右惶惑，元膺断之为"天和脉"，称"是年岁运，左尺当不应"，仍按证径投小柴胡加减、承气汤而取效。同样是伤寒尺脉不振，前者为营虚，后者为天和，治疗迥异而各建殊验。

俞氏按："许学士以尺脉迟弱为营气不足，吕沧洲以左尺不应为天和脉，二义亦皆古书所载，非二公新得，而引证恰当，各奏功效，由于诊候熟而心思灵也"。我意俞震选案尤难得，示人以规矩授人以灵巧。

又如痢门，俞氏举喻嘉言治朱孔阳及孙见心某案作比较，病情均十分凶险，昼夜下痢百余次，两案俱治以黄连甘草和养阴血药，但同中有异，喻治朱案还用大剂大黄；而孙氏则另投以生熟地各一两，为什么治有差别呢？关键在于朱案虽热毒深重，而脉呈弦紧劲急，正气未大伤，峻下除病即所以安正；孙治案歇止脉频频，乃"毒盛拥遏遂道，阴精不承"，故重在养阴复脉，寓扶正以达邪。

俞震指出："此条（指孙治案）与西昌治朱孔阳案相似，而此以生地换大黄，则因脉之促止与弦劲不为指挠者有别也，此从灸甘草汤得之。"这是从同病类证的异脉比较中点出了患者侧重于虚、实的差异，在相类的治疗中，又有所不同，俞氏按语虽似平淡，但令人明法度，启灵巧，涵咏深思，受益无穷。

二、不惊玄理，崇尚实践

俞氏虽是一位学富思深的医学理论家，然而他更注重实践，所入选医案，大抵俱从实际治疗中体现出一个理论问题。这与明清间来部分医者的一味空谈玄理，炫逞笔墨的不良治学风气迥然有别。他所特别推崇的名家如许叔微、朱震亨、叶桂等无不都是理论和实践密切结合的典范。

历代研究《伤寒论》者不啻数十百家，俞震颇折服于许叔微，尝谓："仲景《伤寒论》犹儒书之《大学》《中庸》也，文词古奥，理法精深，自晋迄今，善用其书者，惟许学士叔微一人而已，所存医案数十条，皆有发明，可为后学楷模。"可见俞震认为叔微对《伤寒论》的贡献主要有二，其一是"善用"，其二是"发明"，关键在于实践，这与他在治学方面所批判的"能言而不能行者""欲立异以惊人"的"纸上谈兵"者形成了鲜明的对照。

俞氏强调从实际出发乃是最好的读书方法，"读书与治病，时合时离；古法与今方，有因有革。善读书斯善治病，非死读书之谓也；用古法须用今方，非执板方之谓也。"而许叔微的学验正是体现了他的这种治学主张。

如《普济本事方》曾载"破阴丹（硫黄、水银、陈皮、青皮）"，专治真阳被阴邪隔绝的伤寒证，可见脉沉，深按至骨则沉紧有力，头痛、身温、烦躁，指末皆冷，中满恶心，仲景法中并无此证，但在临床中却常遇此，用热药则"阴邪隔绝，不能导引真阳，反生客热"，用凉药"则所伏真火愈见消烁"；许氏悟出治法"须用破散阴气，导达真火之药，使水升火降，然后得汗而解"。俞震对此大为赞赏，称："今考破阴芍丹方……非许学士其谁能之，此与阴隔阳用参附者似是而非，从古无人论及，可不谓发仲景之所未发哉。"评价之高，得未曾有。

此外，俞震又"素服膺丹溪"，盛赞叶桂学术"直驾古人而上之"。他对朱、叶的称道并没有从世俗的盲目崇拜出发，也未被某些沿袭的固定陈式所束缚，而是从临床实践中加以衡量，"若欲见病知源，投药辄效，随其寒热虚实，应以温凉补泻，不执一法，不胶一例，变化生心，进退合辙者，其惟丹溪先生乎？丹溪则药随病变，病随药愈，宁有病随药变，药为病困之理哉？

《临证指南》咳嗽门方法大备，温凉补泻皆全，而轻松灵巧处，与丹溪未易轩轾也。"说明朱、叶的高明在于思路广、方法多、心思灵巧，只有这样才能左右逢源，收到实效，而进退合辙，确切有效则是检验医者高下的根本标准。

俞氏又载述了自己矜式丹溪法而取效的一例伤寒发斑兼痧案，初用牛蒡、天虫、土贝、荆、防、钩藤不应，又投虎膝、归、芍、生地、秦艽、桑枝等亦未能痊愈，遂以桂枝、羚羊角为君，佐以血药，加入竹沥、姜汁一服即愈，乃自叹此"实效輝于丹溪也"。

俞震虽未获亲炙于叶桂，然私淑诸人。在《古今医案按》中曾收录数则《临证指南》所未载的叶案，这是弥足珍贵的，也反映了俞氏着意从临床实践中研究叶桂学术。如叶治嘉善周姓患痛风证，膝热足冷，痛处皆肿，夜间痛甚，发甚时巅顶如芒刺，发孔觉火炎出，遍身躁热不安，小便赤涩，口不干渴，脉沉细带数，用乌头、全蝎各一两，穿山甲、川柏各五钱，汉防己一两五钱，麝香三钱，马料豆二两，茵陈汤泛丸，每服一钱，病得痊愈。

其特点是辛刚雄烈、虫蚁通络合茵陈汤冷丸，茵陈不仅可泄络间所夹湿热，且可颉颃辛热太过所引起的副作用，确属巧思灵构，不同凡响，俞震称此治"有妙义，非浅见寡闻者所能窥测"。又如俞曾亲见叶治积聚两例，皆以通络法取效，"较之《临证指南》所载者为更佳"，以实效证明叶桂的学术。

俞氏反对脱离实际的惊远诡论，即使是喻昌的某些观点也敢于提出意见，如说："喻西昌论侯氏黑散，谓用矾石以填空窍，堵截风路，此好奇之谈，最足误人。夫药之入胃，不过气味传布脏腑经络耳，岂能以矾嵌刷之耶？冷食四十日，若积腹中不下，肠胃诚填塞矣，谷不纳而粪不出，将如之何？学医者慎勿妄试。"西昌乃医学史上之卓荦有成者，但其矾石填窍治风之说，诚难令人置信。

俞氏主张医疗实践必须学兼各家之长，众所周知，他所心折的朱、叶两家乃著名的医学集大成者。从历史上看，医界流弊的产生往往与偏守一家之言分不开，俞震对此十分反感，指出："凡为医者，读古人书，断不可执其一说，自以为是也。"

当时不少医者持吴又可法为治温捷径，滥用苦寒，他尖锐地批评说："吴又可《温疫论》以承气合白虎，于数日内连服连下，今人多有宗其法以救危病者……愚者奉为捷径，卤莽灭裂……试读仲景阳明少阴篇中，急下、可下、微和，更与等义，缓急轻重，法详且密，吴又可连下之法，亦不过仲景法中之一法耳，未可以一法废诸法也。"这些见解，即使就今日而言，也颇耐人寻味。

三、阐扬精义，立异鸣高

俞震十分钦佩李士材的一句话："熟读而精灵自启，思深而神鬼可通"。熟读思深竟可出神入化，所谓"神鬼"，其实亦无非是不同凡响的灵思精义而已。这也是俞氏自己治学的一个概括。在许多病机和治疗问题方面，他淹贯百家，善于深思，不亦步亦趋，持有自己独特的见解，且每每立异鸣高，发前人所未发，对我们颇具启迪。

脍炙人口的缪希雍治吐血三要法，数百年来一直被人们奉为圭臬，而俞震早就没有盲目相从，根据其体会，直截了当地推出了商榷意见。他认为"宜行血不宜止血"须区别对待，"如血来汹涌，必须止之……任其吐而不思所以止之，何以求活？""古方如花蕊石散、十灰散及童便、墨汁皆欲吐止也"。此时断不可徒执"不宜止血"之论，而当审证论治，责在"虚实寒热辨得明，斯于补泻温清拿得稳耳"。

至于"宜补肝不宜伐肝"，俞震指出希雍之言固有理，"然亦要看脉象若何，肝阴固宜养，肝阳亦宜制"，补虚泻实含糊不得。"设遇木火两亢，血随气逆者，则抑青丸、龙胆泻肝汤、醋制大黄、桃仁、枳壳……等何尝禁用？盖得其道，则伐之即所以补之，不得其道而从奉熟地、当归、萸肉、枸杞等为补肝之药，则谬矣。"泻之得当，泻即是补；补而失宜，虽补亦害，俞氏的观点极具说服力。

末条"宜降气不宜降火"，他认为亦要具体分析，血证病机有寒热虚实的不同，如"肝气实而吐血"，既宜降气亦须降火，且"阳盛阴虚有升无降者，十居八、九"，故泻火之药岂可摒弃，"若谓服苦寒药必死，则仲景《金匮》之泻心汤，不几为罪之魁哉？"其论其证是不可批驳的。

然而，笔者以为问题不在希雍治法的本身，只在后人如何理解。缪氏三法的前提是"阴虚"两字，玩味《先醒斋医学广笔记·吐血》通篇，无非都在阐述阴虚内伤的证治。"阴虚火旺之证，当滋养阴血，扶持脾胃"，故用芍"当用甘寒，不当用苦寒"，其常用者如白芍药、甘草、麦冬、贝母、糯米、山药、枇叶、苏子、青葛、鳖甲、银柴胡、地骨皮、枣仁、萸肉、杞子等俱治阴虚证无疑；且"阴无骤补之法，非多服药不效，"强调积渐邀功。

显然，缪氏三法是针对庸医治阴虚吐血滥用苦寒而发，这正是缪氏所指出的"今之疗吐血者，大患有二，一则专用寒凉之味，如芩、连、山栀、四物汤、黄柏、知母之类，往往伤脾作泄，以致不救……"。如果离开了阴虚的前提，把其治诀作为套话，无限引申扩大成治血的总则，既违反了希雍原意又背离了辨证论治的精神，给后学带来概念上的混乱。俞氏之论难道不发人深思吗？

此外，他对张子和的吐法、李杲的内外伤辨等都提出自己的真知灼见，值得参考。

在有关黄疸的机理方面，他亦有十分精采的论述，如"有先因他病而后发黄者，有先发黄而后现他病者，必于半月、一月之内退尽其黄，则他病亦可治。设或他病先瘥而黄不能退，至一年半载仍黄者，必复现他病以致死。大抵酒伤及有郁结，与胃脘痛皆发黄之根基，而泄泻、肿胀、不食乃发黄之末路。若时行病发黄亦多死，谚所谓瘟黄也。"

其颇深刻地剖析了发黄的病因、病机及转归，在病因方面他避开了通常所论的感受湿热，强调酒伤、郁结、胃脘痛三者，这些病因能导致较重的黄疸，已为现代医学所证实，如胆道感染所引起的阻塞性黄疸、酒精中毒而造成的肝脏损害等，俞氏的研究是十分可贵的。以退黄时间而言，目前一般"传肝"黄疸的消退，大抵在一个月左右，胆道感染者，随着炎症的控制，黄疸亦随之减退，一般为时亦不久，预后俱良好。而深度黄疸持久不退者，常常是严重的疾病如"慢活肝"、肝硬化、肿瘤等，预后极差。

俞氏所说的黄疸时间概念，确实是区别疾病轻重的一个重要依据。所谓"时行病发黄多死"，与晚近临床的重症肝炎、亚急性黄色肝萎缩的高病死率相吻合，这些入微的观察和精确的判断，在当时是颇为难能的。

在治疗用药方面，俞震认为医生须"咸知讲究""天、地、人"三者。

天指"司天运气，逐岁变迁，人病应之"，其中"实有至理"，当"精心探索"。俞氏还引证了沈括答上问两期事及苏东坡推崇圣散子例，说明其所以应验，"想亦适合是年之运气耳"。地指南北区域水土有别，即使属同病，在异地须当异治，如"南方人患伤寒，用麻黄者十有二、三，若江北人不用麻黄，全然无效，况直奈陕西乎。"甚则他引赵献可《医贯·阴阳论》所说："太阳之人，虽冬月身不须绵，口常饮水，色欲无度，大便数日一行，芩、连、栀、柏、硝、黄，恬不知怪；太阴之人，虽暑月不离覆衣，饮食稍凉，便觉腹痛泄泻，参、术、姜、桂时不绝口。此两等人，各禀阴阳之一偏。"在历古众多体质学说的资料中，赵氏此论切实明白，俞震辑录之，确属别具只眼。他的这些治学主张，在今天当是不乏现实意义的。

第十六篇

学习《伤寒论》先明经络义

　　程门雪先生以前说过："离开经络而谈六经，其弊也浅；分割《伤寒论》与《内经》中之六经为两回事，其弊也拘。"重温程老这段话，使我等明白，要想深研《伤寒论》，必须首先分清经络的含义。兹谨陈自己的一管之见，以期阐明此理，希望得到同道们的批评和指正。

一、六经即经络为仲景本意

　　首先，三阴三阳是否即指经络？这个问题仲景自己最有发言权，也是我们对其认识的基本出发点。

　　《伤寒论》自序云："撰用《素问》《九卷》《八十一难》……"说明《伤寒论》虽属仲景在外感病方面的实践总结，然以《内经》的医学思想为指导是不容置疑的。仲景曾批评过"不念思求经旨""各承家技"的医者，难道他在批评之后，自己却背离了经旨，而以身蹈之耶？

　　历来中外古今的有识之士，都尊重仲景原意，认为三阴三阳的本质，须从《内经》六经去探索和研究。如柯琴说："仲景既言撰用《素问》，当于《素问》六经广求之"；日人丹波元简同样认为："伤寒三阴三阳，乃原于《素问》《九卷》。"都说明《内经》六经系仲景立论之本。

《素问·热论》所说的三阴三阳证，原指经络脏腑病证而言。如"热论"曰："巨阳者，诸阳之属也，其脉连于风府……伤寒一日，巨阳受之，故头项痛，腰脊强；二日阳明受之，阳明主肉，其脉夹鼻络于目，故身热目疼而鼻干，不得卧也；三日少阳受之，少阳主胆，其脉循胁络于耳，故胸胁痛而耳聋，三阳经络皆受其病……三阴三阳、五脏六腑皆受病。"其所述的三阴三阳证与经络脏腑病变本为一体，这是《内经》已论述清楚了的，当然也毋劳后人口舌之辩。

然而，问题在于《伤寒论》的三阴三阳证是否滥觞于"热论"？这通过两者的对比可以一目了然。如《伤寒论》太阳病的"头项强痛""腰痛、骨节疼痛"，阳明病的"身热汗出不恶寒，反恶热"和"口干鼻燥""烦躁不得眠"，少阳病的"两耳无所闻""胸胁苦满"等，皆与"热论"所载病证相符。既然"热论"三阴三阳证本是"经络""五脏六腑皆受其病"，而《伤寒论》的三阴三阳论岂能割断历史条件，变成有人所说的"外感病的六大类型"？

我们必须了解《热论》和《伤寒论》三阴三阳的内容也存差异之处。因《热论》专指热证，即使三阴证亦专就热证而论；《伤寒论》则在六经基础上通论外感疾病。孙应奎《医家类选》言："凡风寒暑湿热燥，天之六气，皆得谓之伤寒。"因此，程郊倩在分析《素问·热论》与仲景《伤寒论》时说:"《素问》之六经,是一病只见六经;仲景之六经,是异病分布之六经。《素问》之六经,是因热病而源及六经;仲景之六经,是设六经以赅尽众病。"这段文字说得明明白白,告诉我们《热论》和《伤寒论》的病证都是经络病变。

《热论》之"一病"是只指热病;仲景之"众病"是指外感众多病证。病虽有众寡之别,而均为经络受邪所产生则无二致。故程氏又曰:"热病之状,其得类于伤寒者,以六经之所主,及其脉之所夹、所络、所循、所布、所贯、所系等同于伤寒,人可于此识腑脏之经络耳。"因此,如果引证程氏之论以否定经络,显属与原意不合。

综观《灵枢·经脉》的经络病变与《伤寒论》的症状,也不难发现,两者是不可分割的。例如《经脉》:"膀胱足太阳之脉起于目内眦,上额交巅……还出别下项,是动则病冲头痛,目似脱,项如拔,脊痛,腰如折",还有衄、疟、狂癫、发黄等症,这与《伤寒论》太阳病头项强痛、衄血、蓄血如狂、发黄等症相吻合。

《经脉》足阳明脉病有惕然而惊,甚则上高而歌、弃衣而走、病狂、贲响腹胀、温淫汗出、身前皆热,以及手阳明脉病有口干、目黄、衄衄等症,显然又与《伤寒论》阳明病中白虎汤证、承气汤证、茵陈蒿汤证等相合;《经脉》胆足少阳之脉病,呈口苦、胸胁痛、头痛、目锐眦痛、疟、耳聋等症,亦与《伤寒论》少阳病柴胡汤证类同。特以《伤寒论》为专论外感诸病,故其所述证候与经脉篇自是不能尽同。

此外，仲景的治疗也可充分地说明其经络的含义。如太阳病刺风池、风府；太阳、少阳并病刺大椎、肺俞、肝俞；少阳热入血室刺期门；太阳病"欲作再经者，针足阳明，使经不传"。许多事实足以说明仲景全凭经络受病情况，以针其相关之穴，倘使三阴三阳证是六种症候群的话，上述各种针治将如何解释呢？更具说服力的是"少阴病……脉不至者，灸少阴七壮"，试问，六经不是经络，少阴灸在何处？

仲景曾说："人禀五常，以有五脏，经络府俞，阴阳会通，玄冥幽微，变化难极，自非才高识妙，岂能探其理致哉？"由于我才粗识浅，自知不能探其理致，所以，对仲景已明白指出了的经络府俞不敢妄加非议，至于六经非经络之论调，实属厚诬仲景。

二、柯琴经界说是经络全貌

曾被章太炎先生誉称在注解《伤寒论》方面能"卓然自立""创通大义"的柯琴，对经络学说有深湛的研究，在其著作《伤寒来苏集》中处处体现了"一身之病，俱受六经范围"的指导思想。然而却有人将其说成是非经络论者。所幸其书尚在，其意究竟如何，是完全可以查证的。

试看：其在解释太阳脉证时指出："太阳经络营于头，会于项，故头连项而强痛"；在解释"发汗则动经"时指出："反发汗以攻表，经络更虚，故一身振摇也"；在解释麻黄汤证时指出：

"太阳脉抵腰中，故腰痛。太阳主筋所生病，诸筋者皆属于节，故骨节疼痛"；在解释"衄家不可发汗"时指出："太阳之脉，起于目内眦，上额"；对桂枝加葛根汤证指出："足太阳脉自络脑而还出下项，夹背脊"；在抵当汤证指出："此因误下热邪，随经入府，结于膀胱。"

又在论"转属阳明"时指出："仲景阳明病机，其原本《经脉篇》主津液所生病句来"；在论"刺期门"穴时，指出"期门肝之募也，又足太阴、厥阴、阴维之会。太阴、阳明为表里，厥阴、少阳为表里，阳病治阴，故阳明。少阳血病，皆得刺之"；在解释柴胡汤证时指出："少阳脉循胸胁，邪入其经故苦满，胆气不舒，故默默"。

在论少阴脉证时，指出"少阴经出络心，故心烦"、"少阴大络注诸络以温足胫"；又论少阴病"息高"时曰："气息者乃肾间动气，藏府之本，经脉之根"；在论厥证时曰："手足六经之脉，皆自阴传阳，自阳传阴"；在论厥阴脉证时曰："厥阴经脉上膈贯肝，气旺故上撞心"，又"肝脉夹胃，肝气旺故胃口闭塞而不欲食矣"。以上仅举数例，已足够说明柯琴对六经的理解不是已经很清楚了吗？

有人（即非经论者）以为"仲景六经，是经界之经，而非经络之经"。诚然，柯韶伯是说过此话的，殊不知这正是柯氏对经络研究的深入之处，正如他自己所说："夫仲景之六经，是分六区地面，所该者广，虽以脉为经络，而不专在经络上立说……然仲景既云撰用《素问》，当于《素问》之六经广求之。按皮部论云：皮有分部，脉有经纪，其生病各异。别其部分，左右上下，阴阳所在，诸经始终。此仲景创立六经部位之原"，说明柯氏对经络系统有全面的理解。除十二经脉外，还包括十二经别、奇经八脉、十五络脉、孙络、浮络、十二经筋、十二皮部等，交叉纵横，网络全身。

正如他在《六经正义》中所言："内由心胸，外自巅顶，前至额颅，后至肩背，下及于足，内合膀胱，是太阳地面，此经统领营卫，主一身之表"；"内自心胸，至胃及肠，外自头颅，由面至腹，下及于足，是阳明地面；由心至咽，出口颊，上耳目，斜至巅，外自胁、内属胆，是少阳地面"；"自腹由脾及二肠魄门，为太阴地面；自腹至两肾及膀胱溺道，为少阴地面；自腹由肝上膈至心，从胁肋，下及于小腹宗筋，为厥阴地面，此经通三焦，主一身之里症"。

综上所述，柯氏所称"经界之经，而非经络之经"，乃总括经络的系统而言，非仅指经络循行路线，此真深明经络之义者。正因后世有人仅认经络为"线"而不及"面"，故特此指出，以告诫后学之浅尝辄止者。其说真能阐明仲景所揭出的"玄冥幽微，变化难极"之理，不愧为长沙功臣。

"非经论"者还意识到，如果"传经"之说不破，则其所谓"六大类型"之说不立。因之，又侈言《素问·热论》言"受"而不言"传"，从而得出《素问》不讲传经的结论。并且，还试图藉柯琴之言为据，振振其词地宣称柯氏"亦力斥传经之说"。其实，上述论断是经不起推敲检验的。因为《热论》虽言六经"受"

病，但"受"之与"传"实难分割，若无所传，则何受之有？故刘河间直称"六经传受"。

至于柯琴对传经的观点如何？凡曾读其书者，都知道他所反对的仅是伤寒"日传一经"之旧说以及所谓"阳明传少阳"的解说，而对于"传经"则恰恰是柯氏所肯定的。其指出："太阳病头痛至七日以上自愈者，以行其经尽故也。若欲作再经者，针足阳明，使经不传则愈"，这正是"本论传经之说"，并阐明仲景之治乃是"针足阳明之交，截其传路，使邪气不得再入阳明之经"，足见其对伤寒传经之义有深刻的理解。

因此，如果称柯琴"亦力斥传经"，实为强加于古人。至于所举柯氏之说"本论'传'字之义各各不同，必牵强为传经则谬"，乃是说明《伤寒论》"传"字，除"传经"之外，尚有多义，这是十分正确的。然因此而说他反对传经，实属欠妥。

三、以经络释六经远非始自朱肱

有人以为《伤寒论》三阴三阳证以六经病称，朱肱乃"始作俑者"，嗣后，直到清代才由汪琥响应之，从而"使'六经'之说蔓延开去"。这种说法，对经络学说和"六经"名词形成的发展过程似乎还缺乏一些了解。

早在晋代，皇甫谧《甲乙经》中已明确提出"六经受病发伤寒热病"。隋·巢元方《诸病源候论》更详细地以经络解说伤寒病机，如说"太阳者膀胱之经也""太阳者小肠之经也……阳明者胃之经也……少阳者胆之经也……太阴者脾之经也……

少阴者肾之经也……厥阴者肝之经也。"又如"伤寒百合病"则为"经络百脉一宗，悉致病也。"

在讨论伤寒病不愈的原因时，指出"是诸阴阳经络重受于病"所造成。显然，巢氏早已明确地将《伤寒论》三阴三阳证称作六经病证，而且完全以经络受病分析三阴三阳的病机，这较朱肱所论早了五百年左右。

必须指出的是巢氏为隋代太医，当时占有大量古籍资料，其论述必有所据。所以他用经络理论研究伤寒，并非只是个人之见，而是反映了其所处历史时期的学术面貌，也说明在《内经》《伤寒论》《甲乙经》《诸病源候论》之中的三阴三阳证为经络病变是一脉相承的。

其后，《外台秘要》《圣济总录》等重要医著皆宗此说。可见自汉魏晋唐，迄于宋代，把伤寒三阴三阳病证解释为经络受病，医家们殆无异辞，朱肱之所以认为"治伤寒先须识经络，不识经络触途冥行，不知邪气之所在"，正是继承了历代前贤要旨的结果。至于所谓"太阳经""阳证经"之称始自朱肱之说，可能是"非经论"作者一时疏忽。

朱肱以后数百年，亦并非只是汪琥响应之，许多名家大抵崇奉其说。如伤寒名家许叔微曾说："须是分明辨质在何经络，方与证候相应，用药有准。"明清医家以经络解释三阴三阳病证者，为数甚多，不胜赘述。即如方有执、程应旄、张志聪等各有其独特的阐发，其论三阴三阳或言"部"，或言"界"，或言"气化"，但究其实质则仍未背离经络脏腑。

如方有执虽认为"六经之经与经络之经不同,六经者犹儒家六经之经,犹言部也",然其本意只是反对"以经络之一线而嚣讼",故又指出"经络经脉类皆十二,配三阴三阳而总以六经称"。其论太阳病曰:"太阳者,以太阳经所主之部皮肤言也";"太阳者,六经之首,主皮肤而统荣卫……一有感受,经络随感而应",可见他并不反对经络一线说,这无疑是完全正确的。又如程应旄曰:"六经犹言界也,亦犹言常也",其所指也仍属经络脏腑。如称"经虽有六,阴阳定之矣……在发热恶寒者……是从三阳经为来路也;在无热恶寒者……是从三阴藏为来路也。"其未离经络宗旨,于此可见一斑。

又如张志聪以气化说著称,认为三阴三阳证为人体六气为病,然此论亦未离开经络脏腑学说,盖人身六气皆内生于脏腑经络,外布体表,如其称"君相二火,发原于肾;太阳之气,生于膀胱;风气本于肝木;湿气本于脾土;燥气本于肺金",然后三阴三阳之气各随其经分主于皮部。

如"太阳之脉起于目内眦。上额交巅,从巅下项,夹脊抵腰,是太阳经络所循之外,乃太阳阳气所主之分部也"。至其为病,"外感风寒则以邪伤正,始则气与气相感,继则从气而入于经"。其理论与刘完素所说"六气为本,有阴三阳为标,故病气为本,受病经络脏腑谓之标也"相互贯通,说明气化说与经络脏腑理论是不可分割的。

综上所述,可见指经络为三阴三阳者,肇自《内经》,绵亘二千余年未有间断,源流深长,影响巨大,成为整个祖国医学理论体系的重要组成部分。时迄今日，对于经络功能实质，国内外学者正在深入研究，我们期望早日揭示其奥秘。

（潘华信　朱伟常）

第十七篇

纵横论脾阴

脾阴及其证治究竟如何？上自金元，下迄晚清，凡论者辄各据一隅，未尽其旨，致令后人扑朔迷离，难得窍要。因思脾土乃人体之砥柱，而脾阴则又为脾土之根蒂，探其三昧，诚属至要。笔者浏览前人典籍，纵横其间，浸沉有年，获益良多，谨述管见如次，虽未敢云已骊珠在握，亦聊补前人之所未尽言也，惟高明裁之。

一

目前临床，大都不言脾阴，以为其属乌有之物，这种观点值得商榷。祖国医学认为五脏属阴，六腑属阳，以脾胃言则胃为阳土，脾为阴土。然而，"道者，阴阳之理也；阴阳者，一分为二也。"因此，五脏本身又各具阴阳的属性，脾土即有脾阴和脾阳的区分。关于脾虚的病证，清代医家吴澄明确指出："脾经虚分阴阳。"唐容川云："调治脾胃，须分阴阳。"

一般常将脾土在人体的运化、生化和输布精微、统摄血液等生理作用，简单地指为脾气的功能，这种理解不够全面。

脾土的职司当是脾阴和脾阳相互协调、共同作用的结果，其中，脾阳起主导作用，脾阴则为物质基础。医者厚前薄后，有悖于"万物负阴而抱阳"之理，殊不知脾阳之为用，不离于脾阴之为基，脾阴的盈亏盛衰密切影响着整个脾土功能的正常与否。

刘河间曰："五脏六腑、四肢百骸受气皆在于脾胃，土湿润而已。"朱丹溪曰："脾具坤静之德，而有干健之运。"皆表明了脾阴在脾土中的重要生理作用。同时，脾阴又能润泽全身，滋养百骸，胡慎柔所谓"脾胃润，使津液四布，百骸通泽"。因此，在病理情况下，脾阴不足必影响脾土的健运之职。

丹溪云："脾土之阴受伤，转输之官失职"，充分体现了《内经》"阴虚则无气"的精神。可见，脾阴与整个脾土的生理和病理状况不可分割，正如唐容川所言："脾阳不足，水谷固不化；脾阴不足，水谷仍不化也。譬如釜中煮饭，釜底无火固不热，釜中无水亦不熟也。"

有关脾阴的称谓，大致在金元之后才逐渐出现在诸医家的论著中，但其实质则可追溯甚远。《素问·平人气象论》称"藏真濡于脾"，即寓有脏腑真阴与脾阴之间相互依存的意思。又如《伤寒论》中之脾约证：是由于脾阴有亏，不行其津液于肠，从而出现大便难，故仲景名之曰"脾约"，程应旄注曰："脾约者，脾阴外渗，无液以滋，脾家先自干槁了，何能以余阴荫及肠胃，所以胃火盛而肠枯，大便坚而粪粒小也，麻仁丸宽肠润燥，以软其坚，欲使脾阴从内转耳"，足证脾阴概念，古已有之。

<h1 style="text-align:center">二</h1>

脾阴是人体阴液的一部分，因而其病变唯有不足，而无有余。

脾阴不足的病因，古人论述颇多，包括"七情内伤，六淫外侵，饮食不节，房劳致虚"以及药误等。七情之中，劳心思虑是一个重要因素，如张路玉治案称"此本平时思虑伤脾，脾阴受困"；秦景明称"……意外思虑，失饱伤饥，脾土真阴受伤，中州之冲和有损"，都强调了这点。至于王旭高所谓："思虑伤脾之营，劳碌伤脾之气"，其脾之营也无越脾阴之范围，且将其与劳碌伤脾气相对而言，确是别具只眼，无怪柳宝诒对此倍加赞赏曰："同是脾病……一经指点，便觉头头是道。"

此外，药误是一个较为突出的致病因素，王纶指出："近世论治脾胃者不分阴阳气血，而率皆理胃，所用之药又皆辛温燥热助火消阴之剂，遂致胃火益旺，脾阴愈伤，清纯中和之气，变为燥热，胃脘干枯，大肠燥结，脾脏渐绝。"自李杲订制调治脾胃诸甘温方后，医家们每持之以为治脾之统方，沿用成风，张介宾就曾说："健脾三方，如洁古之枳术丸，东垣之平胃散及补中益气汤，俱当今之相传以为准绳者也。"

于是药误致伤脾阴的矛盾日益增多，此风迄清犹未泯灭，所以吴澄亦深有感慨地说："古方理脾健胃，多偏补胃中之阳，而不及脾中之阴，然虚损之人，多为阴火所烁，津液不足，筋脉皮骨皆无所养，而精神亦渐羸弱，百病丛生矣。"药物如此，推而广之，如饮食辛煿，厚味膏粱等，久之亦可消伐脾阴。

其他方面，如虚劳杂病、阴亏内热之症，延久不愈，常损及脾阴。魏玉璜曾治疗一例关格症，是由于"木火炽盛""遂下乘脾而上侮胃"，以致"脾阴大亏"；张东扶有"心火乘脾，脾阴受亏"之说，《不居集》又指出了龙雷之火的危害，"相火者，水中之火也，静而守位，则为阳气；炽而无制，则为龙雷，而涸泽燎原，无所不至……上入脾，则脾阴受伤"等。

总之，脾阴不足与其他脏腑的水涸火炽有关，往往互为因果，有因它经先病而传于脾阴者，亦有因脾阴先病而传于它经者。再如外感热病邪热炽盛也可影响脾阴，杨继洲曾治疗一个发热数月不退的患者，用清热祛风药后，"其热速退，热退，脾阴渐长"。

三

关于脾阴不足的具体症状，前人论述枝蔓纷披，如久热不退、虚热劳损，中消，嘈杂，噎膈，声哑，口疮，纳差，泛恶，不食，食后腹胀，腹痛，便溏或便秘，甚至多种血症。又如吴澄指的虚劳咯血，周慎斋指的"一人尿血，此脾阴不足也"等。缪仲淳治案中的有关病症，尤发人深思，如称："若脾虚，渐成腹胀，夜剧昼静，病属于阴，当补脾阴"。又如"王善长夫人产后腿疼，不能行立久之饮食不进，困惫之极。仲淳诊之曰：此脾阴不足之候，脾主四肢，阴不足故病下体。"其将腿疼和腹胀的夜剧昼静认识本证，事实上这两点很难作为诊断依据，缪氏在其他案例中也有以上肩酸痛归属于脾阴不足。

纵观《先醒斋医学广笔记》，缪氏均以脾虚而内热津液少为纲，展开对脾阴不足的论治，如"孙俟居比部病腹中若有癥瘕，不食不眠，烦懑身热，仲淳投以人参、芍药、麦门冬、木通、枣仁、石斛……病久饱胀烦闷者，气不归元也；不食者，脾元虚也；不眠而烦者，内热津液少也……四剂而瘳"，即反映了他的这种认识。

又如王旭高在治案中也说："阴虚未复，夜寐未安，热退不清，仍宜养阴，自云腹中微微撑痛，此属中虚，治当补益脾阴……"，与缪氏观点相同，也是紧扣着"阴虚"和"中虚"的环节。

因此，管见以为脾虚而又阴亏内热为本证病理改变的关键所在。在这个基础上，又可分为多种不同类型的临床表现，如脾阴虚而阴津不足明显者，则侧重表现为内热、发热、津少、便秘等；脾阴虚而阴血不足明显者，则侧重表现为头晕不寐、心悸怔忡、虚怯无华等；脾阴虚而运化失职明显者，则以气短纳差、腹胀、噎膈、便溏等症为主；脾阴虚而兼胃火旺者，则以渴饮、嘈杂、消谷善饥等症为主。

脾阴不足证脉象大都呈数，张锡纯所谓"盖以脾脉原主和缓，脉数者必是脾阴受伤"。阴虚显者为细数，脾虚显者为虚数或滑数。周慎斋对此证脉象亦具灼见，他说："肝脉弦长，脾脉短，是为脾阴不足"；又认为脉象倏忽变易也为本证特征："…脉或大、或小、或浮、或数、或弦或涩，变易不常，知其脾阴虚而脉失信也。脉者血之府，脾统血，血枯故变易不常耳。"这些论述，可资临床参考。

四

关于脾阴不足的治疗，历代诸家亦各说纷纭，但大抵可归结为两大法，其一为甘寒法，药如沙参、生地、石斛、天麦冬、白芍、蔗、梨汁等；其二为"芳香甘平"法，药如人参、山药、扁豆、莲肉、茯苓、橘红、老米等。

前者为缪仲淳所力主，他强调"阴虚火旺之证，当滋养阴血，扶持脾土，俾阴血渐生，虚火降下"，这类方药清润柔灵，显系承《千金》之遗风。若兼肝火盛者，缪氏又益入酸味，如五味、木瓜、枣仁等以甘酸化阴、制肝敛阳。治疗本证切忌苦寒，缪氏所谓"益阴宜远苦寒"；胡慎柔所谓"……若用知柏之品滋阴降火，是犹干锅红烈之中，倾一杯之水，反激火怒，立地碎裂矣。"

"芬香甘平"法是吴澄所提倡，他说："虚劳日久，诸药不效，而所赖以无恐者，胃气也。盖人之一身，以胃气为主，胃气旺则五脏受荫，水精四布，机运流通，饮食渐增，津液渐旺，以至充血生精而复其真阴之不足，古人多以参苓术草培补中宫，而虚劳脾薄胃弱，力不能胜，即平淡如四君子皆不能用……所以新定补脾阴一法……以补前人未尽之余蕴也。"指出阴虚劳怯之人中土困惫，以至连进服王道如四君子，也有燥滞难运之忧，故新拟此法。

他选药的原则是"芳香甘平之品，培补中宫而不燥其津液"，以苏展脾气、护养阴液为务。其制方如理脾阴正方（人参、河车、白芍、山药、扁豆、茯苓、橘红、甘草、莲肉）、中和理阴汤（人参、燕窝、山药、扁豆、莲肉、老米）等，都贯穿了这个宗旨。

后世医家受此立法影响者颇多，张仲华治案云："病经匝月，表热解后，杳不思纳，脉静舌净……睛光流动，面色开旷……且进和中醒中，以悦脾胃，令纳谷乃昌。人参须、炒麦冬、炒橘白、北沙参、甘草、霍石斛、生谷芽、野蔷薇露。"本方用药，即具"芳香甘平"之美，其中如野蔷薇露的辛芳润泽，倒是充实了吴氏制方中芳香之品的不足。

值得介绍的是我业师严苍山先生，其治疗内伤杂病脾胃困顿者，擅用"辛甘悦脾"法，其特点是轻灵而濡润，药如北沙参、甜冬术、山药、生扁豆、茯苓、橘白、玉竹、石斛、黛黛花、玫瑰花、长须谷芽等，服后每得苏醒脾气、知饥索食之效。我侍随师侧多年，目睹其验者无算，殆此法亦滥觞于吴氏立意也。

然而吴氏之法，亦不离缪仲淳资生丸的影响，这可从两方的组成对照中，寻觅其脉络渊源。资生丸在晚明时已负盛誉，王肯堂对此曾有一段绘声绘色的记述，"余初识缪仲淳时，见袖中出弹丸咀嚼，问之，曰：此得之秘传，饥者服之即饱，饱者食之即饥。因疏其方。余大善之而颇不信其消食之功，已于醉饱后顿服二丸，径投枕卧，夙兴了无停滞，始信此方之神也。"

当然，资生丸在缪氏并未明确作为补益脾阴，但其具有健脾而不燥，化滞而柔养的优点，何况淮山药一味，许多医家都持以为补养脾阴之要药，如周慎斋称"山药则补脾阴"，张锡纯云"重用山药，以滋脾之阴"。因此，严格地讲，资生丸实为后世在甘寒法之外，另阐了一条补益脾阴的蹊径。

甘寒与芳香甘平法，虽都能补脾阴，但有不同。前者养阴液而助脾运，补阴而健脾；后者培中宫而资化源，扶脾而复阴。前者宜于脾阴不足而阴亏显著者，后者宜于脾阴不足而脾气虚亏显著者。各有所主，侧重不一。

两法之外，尚有医家主张用甘淡法。胡慎柔称："用四君子加黄芪、山药、莲肉、白芍、五味子、麦冬，煎去头煎不用，止服第二煎、第三煎，此为养脾阴秘法也。"强调煎服须淡，唐容川注甚得当："煎去头煎，只服二、三煎，取燥气尽去，遂成甘淡之味。盖土本无味，无味即为淡，淡即土之正味也。此方取淡以养脾，深得其旨。"

我以为甘淡之另一关键，恐在湿字，因脾阴不足，常致运化无权，水谷之气易聚而成湿滞，此时寒温苦燥俱非所宜，悟出甘淡，既扶养脾阴，又疏通湿滞，可谓巧思灵构，于无法中求法耳。

甘淡立法，在清代亦有一定影响，如《环溪草堂医案》有案曰："余邪余积，虽留恋而未清；元气元阴，已耗损而欲竭。暂停苦口之药，且投醒胃之方。化滞生津，忌夫重浊；变汤蒸露，法取轻清。效东垣而化裁，希弋获以图幸。清暑益气汤加荷叶、稻叶，蒸露，一日温饮四、五小杯。"虽本案多兼夹，并非单纯脾阴不足证，但也是取意甘淡为法，在服用上与胡慎柔之只服第二、三煎不同，而是"变汤蒸露"，既甘养润濡，又轻清不滞，最契合于脾阴虚亏而兼湿滞者，可惜这种治法，晚近已很少有人问津了。

其他如脾阴虚而阴血不足明显者，宜在甘寒或甘平中加入补益阴血之品，如当归、杞子、河车等。育养脾阴固有助于生化阴血、精血，但补益阴血、精血也有利于濡泽脾土，此即《内经》所谓"谷生于精"之义。

脾阴虚兼胃火旺者，可在甘寒剂中暂加石膏、知母等；便秘者，不能恣意荡涤，宜重润药，林佩琴云："治脾阴虚，胸嘈便难，用甘润，如甘草、大麦仁、白芍、当归、杏仁、麻仁、红枣、白蜜。"

五

脾阴虚亏与胃阴不足之间的关系，尤值得探讨。管见认为两者有共同之处，即都存在着中虚和阴亏的表现，但又有原则的区别。胃属腑，为阳土，主泻而不藏；脾属脏，为阴土，主藏而不泻。胃阴不足主要呈现为津枯肠燥、通降失职的阳腑燥热病证；脾阴不足则主要表现为阴津、阴血生化匮乏的虚损病证。当然，两者之间的影响是千丝万缕的，脾阴虚常挟胃火，兼有胃阴不足，华岫云所谓"脾阴一虚则胃家饮食游溢之精气，全输于脾，不能稍留津液以自润，则胃过于燥而有火矣……此乃脾阴之虚而致胃家之燥也"。

在症状方面可虚损与腑燥之症并见，胃阴虚，无液输脾，脾阴随亏，可先有津枯腑热之症，而继之以津血亏涸的虚损病证。

尽管这样，但他们之间的互相累及有主次、因果的不同，又有一个病情发展的时间过程，似不能混淆。

目前临床中有将胃阴不足替代脾阴不足的倾向，那么在治疗方面势必清润、通降有余，而培中、生金不足，之所以产生这种现象，我认为可能与叶桂大力倡言胃阴理论有关。

值得研究的是叶桂所指胃阴不足，其范围甚广，如钱案："胃虚少纳，土不生金，音低气馁，当与清补。麦冬、生扁豆、玉竹、生甘草、桑叶、大沙参。"又如称"数年病伤不复，不饥不纳，九窍不和，都属胃病"（九窍不和指"虚痞、不食、舌绛、咽干、烦渴、不寐、肌燥、熇热、便不通爽"）。前后两案，前言土不生金，后言九窍不和，显然已将脾阴不足所致的虚损病证也包括了进去。

况且，叶氏在治疗方面能熔古方于一炉，"清真灵活"，腴液润美，善揭其短的徐灵胎氏，读书至此，亦不得不心折之为"独得真传""方极灵妙"。由于叶氏及吴门学派的影响所及，遂使胃阴理论风靡于世，而脾阴学说则寥寂寡闻，不能望其项背。当然，通过循名责实，也不难发现，叶氏之胃阴理论中早已赅括有脾阴的实际有关内容了。

第十八篇

阴虚刍议

阴虚之名，首载于《内经》，其本义原非一端。后世医家又根据各自的医疗实践，从不同角度阐发经旨，使阴虚这个病理名称的含义更趋复杂，在治疗方面也各辟蹊径，不拘一格。鉴于阴虚证治乃中医学术理论的基本内容，颇值得我们今天加以重视和研究，试述浅见如下。

一、阴虚证之多种含义

（一）指气虚发热

《素问·调经论》中，"帝曰：阴虚生内热奈何？岐伯曰：有所劳倦，形气衰少，谷气不盛，上焦不行，下脘不通，胃气热，热气熏胸中，故内热"。其病属劳倦伤中，致脾土困惫，清阳不升，浊气失降，蕴积生热而产生的发热证。其所谓阴虚，实指劳倦损伤"形气"，亦即李杲所阐述的内伤脾胃的阴火病证的主要机理。

李氏在解释上述经文时说："脾胃一伤，五乱互作，其始病遍身壮热，头痛目眩，肢体沉重，四肢不收，怠惰嗜卧，为热所伤，元气不能运用，故四肢困怠如此。"此证即后世著名的气虚发热证。然而必须明确的是李氏所论的脾胃气虚发热，其中也包含有阴血不足之义，所谓脾胃内伤者，阴阳气血俱不足也。他创制的补中益气汤，即寓有"阳旺则能生阴血"之理。

（二）指阴液不足

《灵枢·本神》："五脏主藏精者也，不可伤，伤则失守而阴虚，阴虚则无气……"，此指五脏阴精的亏损为阴虚。五脏皆有阴精，《素问·平人气象论》云："脏真濡于脾""脏真散于肝""脏真通于心""脏真高于肺""脏真下于肾"，所谓脏真者，即指五脏真精而言。

《道经》又云："涕、唾、津、精、汗、血、液，七般灵物总属阴"，但后世医家多侧重于津液和精血，如陈修圆曾引马元仪说："所谓阴虚有三者，如肺胃之阴，则津液也；心脾之阴，则血脉也；肾肝之阴，则真精也"，将津、精、血与五脏辨证结合了起来。虽然脏精失守的阴虚证每易兼内热，但未必都属虚热证，如肝血不足证、肾精不足证同为阴虚而兼虚寒者亦复不少，故张景岳有"阴虚而火不盛者""阴虚而火稍盛者""阴虚而火大盛者"之分，说明此处所称阴虚与火盛内热是两个概念，不可混为一谈。

（三）指水亏火盛

《素问·评热病论》："阴虚者，阳必凑之。"由于阴液不足，致水火失济，从而出现内火炽盛的虚热证。后世许多医家每宗此义论述虚劳，如巢元方云："虚劳而热者，是阴气不足，阳气有余，故内外生于热，非邪气从外来乘也"。

朱丹溪《格致余论》中曰："经曰：阴虚则发热。夫阳在外，为阴之卫；阴在内，为阳之守。精神外驰，嗜欲无节，阴气耗散，阳无所附，遂致浮散于肌表之间而恶热。"龚居中云："夫痨者劳也，以劳伤精气血液，遂致阳盛阴亏，火炎痰聚"等。本证自明、清以后逐渐成为阴虚病证的主要概念。

（四）指形质之伤、真阴之亏

张景岳对经旨阴虚颇多引申，他说："凡虚损之由……无非酒色、劳倦、七情、饮食所伤，故或先伤其气，气伤必及于精；或先伤其精，精伤必及于气。但精气在人无非谓之阴分。盖阴为天一之根，形质之祖，故凡损在形质者，总曰阴虚，此大目也。"在景岳看来，凡内伤、虚损，无不伤及精气，无不损及形质，而形质有损，即为阴虚。形质受伤至极，必累及真阴，景岳又以真阴不足名之。

真阴不足有阴中水亏和阴中火虚的区别，张氏曰："人知阴虚惟一，而不知阴虚有二，如阴中之水虚则病在精血；阴中之火虚则病在神气"。赵献可亦持相同观点，称"阴虚有二，有阴中之水虚，有阴中之火虚"。显然，张、赵所言阴虚，乃指真阴之虚，由形质之损积渐加剧而成，与寻常阴虚不同。

先天真阴受损后可出现两种主症："所谓真阴之病者……

水亏其源则阴虚之病迭生；火衰其本则阳虚之证迭生。"这是真阴受损后的无水、无火证，即真阴不足既可表现为无水的内热证，也可表现为无火的内寒证。

凡疾病皆损形质，形质之病即是阴虚；无水、无火的虚热、虚寒证本责诸真阴之病，亦属阴虚。这样，毋论疾病的轻、重、寒、热，都被景岳置于阴虚的大目之下了，遂将《内经》阴虚的概念大大地扩展开去。张氏常言："顾今之病阴虚者，十常八九"，原因就在这里。

前人言阴虚大约有以上诸种区别，它们之间虽然可分，但又不可离。如李杲以气虚发热解释《调经论》阴虚生内热，而他又十分重视随着脾胃虚弱所造成的阴血与津液不足。又阴液不足与水亏火旺的关系更密切，阴液虚亏而兼内热者，不论在典籍抑或临床上皆在在可见，这是说它们其之间的不可离，反之，当然也不能因此而认为它们之间没有区别。

上述阴虚似主言内伤，其实外感伤阴亦概括其中，盖伤阴者，无非劫夺脏阴而已，脏阴既伤，即成内伤，故其理一也。

二、名家学验举隅

（一）张仲景与炙甘草汤

东汉末年，兵燹连绵，疫病流行。仲景在侧重于外感病的研究中，制方炙甘草汤以治伤寒脉结代、心动悸证，是为养阴之圭臬。东垣强调阳生阴长，取参、芪、术、草等甘温助元气、制阴火；景岳持熟地、当归、甘草等补益命门真阴；叶天士用麦冬、甘草、生地、麻仁、石斛等甘寒之品育养胃阴，可称各擅胜场，另辟蹊径，然细味之，此数者殆仲景方之余绪，故沈亮宸推崇炙甘草汤为"千古养阴之祖方"，洵非虚语。

（二）孙思邈与"强阴益精"

魏晋以降，服散石之风大盛，受害者不可胜数，孙思邈目赌世溺，痛责其弊："余自识性以来，亲见朝野仕人，遭者不一，所以宁食野葛，不服五石，明其大大猛毒，不可不慎也。"孙氏主张"强阴益精"以延年益寿，虽然他并没有从理论的高度全面阐述阴虚证治，但在《千金方》浩瀚的方剂中载录了大量养阴的佳方，留供后学借鉴。

纵观其养阴方，大抵可分为温润益精和甘凉濡润两大类，前者用药如熟地、巴戟、苁蓉、枸杞、山萸、菟丝、石斛、鹿茸、羊肾等，代表方如内补散、增损肾沥汤等；后者用药如生地黄汁、枸杞根汁、葛根汁、天麦冬、芍药、生玄参汁、蜜糖等，代表方如地黄煎、治积热风方等，俱垂范后世，传之不朽。

（三）朱丹溪与苦寒养阴

丹溪乃一代养阴巨擘。据《内经》意旨，其详析了阴虚之危害，强调人生阴气难成易亏，告诫人们要善于珍摄，其养阴具体措施大致是清心寡欲、怡养性情、节制房事、茹淡饮食等。对相火炽盛的阴虚患者的治疗，或通过泻火以存阴，如三补丸（芩、连、柏）、大补丸（黄柏）等；或滋阴与降火同用，如大补阴丸、四物汤加知母、黄柏等，然皆不离苦寒之味。就当时而言，丹溪之学确为纠正庸医滥用局方所造成的香燥时弊作出了积极的贡献，故其学验就此广为传播，使医风亦为之一变。

（四）张景岳与甘温培补真阴

迨明代后期，祖述丹溪之学者，往往不分火之虚实，不察中土之盛衰，概以苦寒统治火证，遂又产生损人脾胃、戕害元气的弊端，有识之士，颇多病诟其害，景岳之论，尤为激烈，尝有"伐人生气，败人元阳，杀人于冥冥之中而莫之觉也"的感叹。景岳视阴虚以真阴立论，凡形质之伤、真阴之虚他都主张甘养，反对苦寒。其甘养的特点是补阴不忘扶阳而取味甘温，所谓"一点真阳寄坎宫，固根须用味甘温"，真阴乃人身之根蒂，须固须培，然真阳内寄，故忌沉寒消伐。

在此思想主导下，在补阴药物的选择方面，他最推崇熟地，认为该药具"阴中有阳""味厚气薄"的特点，不仅能"补五脏之真阴"，且可补益脾胃，用于补阴，最为切当，立论高远，发前人所未发。所称熟地益土之说，对后学颇多启示，如清·罗浩亦称熟地为"培土之药"，想与张氏之论不无关系。此外，景岳还视当归、甘草、杞子、山萸、人参等为补阴的常用药。耐人寻味的是称鹿角胶"善助阴中之阳，最为补阴要药"，颇为清楚地反映了他补阴不忘扶阳的特点。

（五）缪仲淳与甘寒滋养脾阴

与景岳同处明末的缪仲淳则从甘寒的另一侧面阐发了补阴的妙谛。他在临床中体会到滥用苦寒的危害，强调"治阴虚内热""法当用甘寒，不当用苦寒"，藉甘寒以"滋养阴血，扶持脾胃"。同时，他又反对时医盲目温燥补脾的另一不良倾向，指出："世人徒知香燥温补为治脾虚之法，而不知甘寒滋润益阴之有益于脾也"。故在甘寒滋养脾阴方面，颇有建树。

玩味其学验，主以集灵方（人参、枸杞、牛膝、天麦冬、生熟地）为基础，木旺火炽者，又每参入白芍、五味、木瓜等柔肝缓急，甘酸化阴。其治中风、吐血、虚弱、消渴等证，无不贯穿此意，且强调服药须守方不移，便可积渐收功，所谓"阴无骤补之法，非多服药不效"。

缪氏学术后为魏玉璜所继承，魏氏将滋养脾阴的重点转移到肝肾之阴来，以集灵方出入广泛应用于临床，甚至连泄泻、黄疸、咳喘、呃逆等证俱以甘寒润泽为主，从而成为清代别树一帜的养阴论者。王孟英曾在《温热经纬》中独具只眼地指出："此方（集灵膏）始见于广笔记，云出内府……治一切气血两虚，身弱咳嗽者，罔不获效。凡少年但觉气弱倦怠，津液少，虚火上炎，急宜服之。后惟魏玉璜氏善用此方，《续名医类案》内极着其功效。"

（六）叶天士与甘凉育养胃阴

叶氏是一位卓越的临床家，十分重视对阴虚证治的研究，在学术方面则汇集众长，上自仲景、下迄景岳的学验靡不赅备于《临证指南》一书之中，堪称集养阴法之大成者。然而其精旨则在于阐发了甘凉育养胃阴之理。他从理论上明确地区分了脾与胃的不同属性和证治。东垣甘温诸方在数百年间曾被奉为补益脾胃的规矩准绳，对脾气虚而不升者固为切当，而于阴液亏而失降者究非所宜，景岳对此已有不满，曾"再制补阴益气煎"以"补东垣之未尽"，惜未洞中窍要，盖其治仍在脾而不在胃也。

胃为阳土，宜降则和，迨叶氏出，其理始被明揭。所谓降胃，又与仲景急下存阴者相径庭，热结腑实，自当急下，而胃燥液涸，则宜清润，此殆外感与内伤之区别。叶氏用药如沙参、麦冬、扁豆、玉竹、白芍、麻仁、甘草等，显系上承仲景、孙思邈、缪仲淳之妙旨，而选用腴润多液、轻清灵动之品，临床疗效切实。从而在理论和临床上完备了脾胃证治，对后世医家产生了巨大的影响。

第十九篇

集灵方对滋阴学术发展的影响

　　集灵方（人参、生熟地、枸杞、天麦冬、牛膝）初见于《先醒斋医学广笔记》，称"出内府，补心肾、益气血，延年益寿"。此方看似平淡无奇，然而却对中医滋阴学术的发展起着重要影响，在今日亦不无临床借鉴作用。晚近不少学者认为元代朱震亨为滋阴学派之开山，然而朱氏除重视护养精血、滋阴降火外，临床杂病论治方面广集大成，多具卓见，远非滋阴两字所能局限，故历来有"杂病宗丹溪"之说。

　　但朱氏重视滋阴的学术思想，予后世医界以深远的影响。明末清初之有识医家，承其余绪，藉集灵方为依托，易苦寒为甘寒，广泛应用，颇有建树，促进了滋阴学术的发展。其中以缪希雍和魏之琇为代表，堪称羽翼丹溪而别开生面者，实有进一步研究之必要。

一

　　缪希雍系明末名医，医经方书，靡不研讨，尤精本草之学，治病"辄奇中"，有《先醒斋医学广笔记》《本草经疏》等著作传世。后书是一部足可与李时珍《本草纲目》媲美的不朽之作，惜未被近时所重。缪氏的医学思想除"吐血三要法"外，后人研究缺如。事实上他的学术重点始终围绕着阴虚病证的论治，即使是"吐血三要法"，也未离阴虚这一主题。

缪氏有鉴于当时滥用知柏、苦寒损阳伤阴之弊，在内府秘方集灵方的启迪下，崇尚甘寒润泽之味。赖甘以滋养生发，寒以沃焦救焚，强调治阴虚"法当用甘寒，不当用苦寒"。滋阴大法由元末的苦寒转移到明末的甘寒，乃是学术发展中的一个重大转折点。从此甘寒法在广大医界一领风骚数百年，即使清代治温诸名家的用药，亦无出其藩篱者。

缪氏"吐血三要法"原为阴虚而设，其在"三要法"之后云："今之疗吐血者，大患有二，一则专用寒凉之味，如芩、连、山栀、四物汤、黄柏、知母之类，往往伤脾作泄，以致不救；一则专用人参，肺热还伤肺、咳嗽愈甚。亦有用参而愈者，此是气虚喘嗽，气属阳，不由阴虚火炽所致，然亦百不一二也"，说明当时的吐血病证绝大多数属阴虚火旺，苦寒、甘温皆非所宜，惟取法甘寒，方为得当之治。

纵观缪氏的治验，是以集灵为本，结合血证的特点变化损益之，去参之偏温，加入苏子、枇杷叶以下气清肺，构成了自己的学术特色。离开阴虚的这个前提就根本谈不上"三要法"，后人有无限引申其意者，认作统治血证之纲领，既有悖于缪氏之学术观点，也背离了辨证论治的原则。

血证之外，缪氏在中风病机方面有"内虚暗风"之说，他认为"真阴既亏,内热弥甚,煎熬津液,凝结为痰,壅塞气道,不得通利,热极生风,亦致卒然僵仆。"在火邪致害的观点方面,简直与刘完素如出一辙,但刘氏强调心火为主,缪氏则立足于"阴虚者为多",故两人又有虚实之异。

治疗方面,缪氏主张清热、顺气、开痰理标为先,归根到底还当治本,阴虚则益血养阴,用药如天冬、麦冬、菊花、怀生地、归身、白芍、杞子、五味、牛膝等,仍以集灵方为基础。

脾胃问题方面,缪氏的学术成就侧重于论治脾阴不足,认为"世人徒知香燥温补以为治脾虚之法,而不知甘寒滋润益阴之有益于脾也"。他擅用集灵滋养脾阴,每收"饮食顿加""肌体丰满"之佳效,《先醒斋医学广笔记》中颇载其验。其摆脱了习俗相沿的东垣旧章,确立了甘寒养脾的新法,充实了中医的脾胃论治,广有影响于后世。清代叶桂倡言甘寒育养胃阴,实亦滥觞于此。

缪氏应用集灵方常参入酸味药物,如芍药、五味、木瓜、枣仁之类,即成为酸甘化阴法,以此治疗肝木鸱张、阴虚阳亢的心胃痛、头痛呕吐、烦热口渴、自汗盗汗、不眠诸症,其法亦为清代诸贤所本,迄今尚沿用于临床。

与缪氏同时的张介宾素以温补著称,实则持论阴阳一体,所谓"道产阴阳,原同一气",强调阳气至贵者,盖缘针对苦寒时弊而发,其实还是重视阴气的,"不知此一阴字,正阳气之根也"。无论在生理、病理、诊断和治疗各方面,都充分地体现了这一基本观念。

如他认为生命之本的命门"即真阴之腑";疾病之"损在形质者,总曰阴虚,此大目也";不论虚寒证或虚热证,"无火无水,皆在命门,总曰阴虚之病"。其治疗经验,尤独具标格,富于特色,以滋阴为主导,持熟地为君药,即使发热、咳嗽、喘息、呕吐、血证、泄利、阳越等证亦在所不避,不少自制新方名皆标明"阴"字。

当然张氏的滋阴与缪氏不同,张氏用药的指导思想是"一点真阳寄坎宫,固根须用味甘温"。除用熟地著称外,又最推崇人参,曾叹时人"畏用而不知人参之能补阴者",其经验是"阴虚而火不盛者,自当用参为君;若阴虚而火稍盛者,但可用参为佐;若阴虚而火大盛者,则诚有暂忌"。枸杞亦为张氏笃嗜的"补阴"佳味,"添精固髓""助熟地最妙其用"。耐人寻味的是,这三味张氏所赖以滋阴的要药,却是集灵方的精髓所在。

缪氏用集灵侧重于甘寒,火旺者加酸味敛之;张氏用集灵偏重于甘温,有火者益入甘寒,是为滋阴学术中之不同门户者。《四库全书提要》指出:"希雍与张介宾同时,介宾守法度而希雍颇能变化,介宾尚温补而希雍颇用寒凉,亦若易水、河间各为门径。"此评嫌不足的是未能点出两人皆以阴虚为本而深受影响于集灵。

二

滋阴流派肇端于元,充实、扩展于明末,而深化、完备则在清代。外感温热病方面,叶、薛、吴、王诸贤持存津液为治温之根本大法；杂病论治方面擅长滋阴而戛戛独造者当推与叶、薛同时的杭垣名医魏之琇。魏氏承缪氏之余绪，治病力主滋养肝肾阴液，好用集灵方统治临床杂病。滋阴学术的特色，在他的临床中得到了充分的、前所未见的体现。

如妇科产后，前人主张温补、魏氏持不同之见："凡产后证多属阴虚血少，第以二地、二冬、杞子一切养营之剂，无不立愈，若气血兼补，集以姜、附刚剂，非耽延时日，即贻病者后患，临证者宜审之。"沈协兰室产后恶露淋漓，面红，胸多冷气，喜热饮，便泄，医者认作脾胃虚寒，拟投温补。魏氏则断之曰："火盛下迫则作泻，上冲则反冷，郁于中则得辛热而暂散"，并称"此理（产后阴虚）方书多未论及"。在滋阴观点主导下，用集灵方出入，使该病获瘳。

对于产后便秘，魏氏认为"是证多由产后血津虚耗，及平素多火内热之人常有之，虽日数过甚，亦无所害，即欲通之，惟大剂二冬、二地、归、杞、苁蓉，不过一、二服即行矣。彼桃、杏、麻、柏及胆、蜜之治，犹下乘也；若硝、黄肆用，诚庸医也"。津血亏涸而致肠燥便难，故取法集灵以滋养阴血。

又产后多汗证，魏氏亦着眼于阴虚。如一产妇多头汗，脉洪缓，医者峻用参、芪温补，又增暴注下泻，完谷不化，更认定阳虚，重投参、附、炮姜，其泻愈甚，不数日而肉尽削。名医冯楚瞻诊曰：此真阴竭矣……盖产后头汗，乃阴虚之火上蒸，孤阳上迫，津液不能闭藏，误作阳虚，重加温补，燥热之气暴注下趋，而为完谷不化，乃火性急速，不及变化而出也……尚何药可救哉？魏氏的观点与之不谋而合，并指出"予尝遇此证，以重剂生熟地、白芍、杞子、麦冬、枣仁，察其有水则少加芩、连，不过一、二剂愈矣。冯君论此证虽了了，而不与药，致病家属之庸手而败，亦守而未化之过也"。

魏氏治产妇诸证提出壮水养阴的见解，一扫医界独主温补的偏颇治风，连王士雄亦为之心折，称"魏氏独擅此长，至论产后却是最为贴切"。

魏氏的其他许多杂病治验，尤值得玩味。如一鲍姓患者，夏月受暑热鼻衄啖梨得呕吐，百治罔效，过吴门求诊于叶桂，与附子理中汤，中附毒而病剧；更就薛雪诊，用六君子汤，四剂无验，咳吐俱作。魏氏诊曰："由于肾虚，肝失其养，木燥生火，上逆胃络，肺金亦衰，饮食入胃，不能散布通调，致津液停蓄院中，遇火上冲，则饮食必吐而出也。"强调该例属水亏火逆，叶、薛两大家以常法温燥，无异抱薪救火。魏氏称"必滋水生木，滋肺养金，庶可获救"，用熟地、杞子、沙参、麦冬、石斛等出入而效。

对于黄疸，也重视阴虚病机，如治徐横微案指出："病缘阴虚火盛，肝热久郁，移其所胜，故食少便溏，发为黄疸，与酒、谷诸疸为湿热熏蒸者不同"，治"宜峻养肝肾"，与"集灵膏加减十余剂，诸症渐退，黄亦愈矣"。

痢疾一证，医家每作湿热积滞论治，而魏氏则强调"内燔之火，尽入肺中，若伤寒传里然，肺热甚则下迫大肠而为痢矣，其中白脓乃燥金壅热所化"。治疗"宜以润滑甘寒之品导行"，用生地、杞子、麦冬、萎仁等以"养营气、润燥清热，病自愈也"。

临床常见的咳喘病症，亦责诸"肝肾久病，相火刑金"，强调"惟集灵、左归、六味为对症耳"。论治胁痛、疝气等肝经之病，魏氏认为"大抵燥火多而寒湿绝少"，妄投辛燥则"如火上添油"，宜滋肾壮水之剂加入川楝或川连疏泄之。其名方一贯煎，无非以集灵略作加减而已。一贯煎名世已二百余年，其祖方集灵反湮没不彰，令人惋惜不已。

此外，在《续名医类案》中还载有一些魏氏治外感病的案例，如李酝玉母"表邪未清，误下邪陷入里"，复滥用辛热固涩，致"热邪与热药郁结脏腑"。魏氏认为"治法仍当汗下"，但他所谓的"汗下"颇为奇特，实指养液资汗、润肠泄热而言，故"疏方以生地、杞子各五钱，麦冬二钱，沙参三钱，萎仁一钱五分"，病即告愈。可见魏氏藉集灵滋水养阴的特色，已打破了外感、内伤之间的用药鸿沟。

综上所述，魏氏学术以滋养肝肾之阴为本，许多疾病在魏氏看来往往都是由肝肾阴亏的这个基本病理所伸展开，从而集灵就成了他的治病主方。关于肝肾阴亏的病机，他嫌前人研讨不够深入，指出："医学自立斋以前，宋元明初诸公，未详肝肾之治，至国朝诸老，亦渐讲明，然多集芪、术、桂、附，惟集灵膏一方最善"。魏氏卓识，自古沈寂，后王士雄得其妙谛，在《温热经纬》中加以阐扬，始渐为世知。

三

集灵方滋阴治病的可贵处在于其确实具有良好的效验，笔者多年来用诸临床，弋获良多。以养生补虚言，集灵滋养阴血可扶尪羸、延缓衰老，其优点是甘而不滞、润而不燥，久服自能精气充和，神采焕发，与寻常赖壮助取效者不啻有霄壤之别。

这里有两个问题，一是阳虚者的服用问题，二是地黄滋腻碍胃问题。其实所谓阳虚，究之本质亦属"阴中之火衰"，即真阴亏损而表现为阳气不足者，习惯常治以辛热燥烈，有如揠苗助长，其害不可胜言，持集灵滋养，可法取介宾，药用偏温，以人参、熟地、枸杞子为主，加入山药、茯苓；暂去生地、麦冬，初服或可大便次数增多，倘非水泄，亦无足虑，日后即可适应而复常，久服之后，精血充盈，少火生气，阳虚见症不温自解。数百年来，医界有地黄腻膈之说，魏氏对此十分反感，指出"地黄、杞子，举世畏之如虎，缘本草谓地黄腻而杞子热也，其杀人亦多矣。"

张介宾则从根本上认为地黄是能健脾益胃的，乃"太阴阳明之药"。经过反复的临床观察，笔者认为地黄腻膈之禁应予解除。纳差神惫之患者，久服集灵辄收纳增神旺之效。

曾在曙光医院治一老人，杳不思纳已久，口味发咸，黄腻苔满布，遍服健脾化湿、清化湿热药无效，乃精虚不能化谷之证，投集灵，重用熟地三十克（略佐砂仁），七剂后腻苔退净，大便畅行，知饥索食，力气渐生，因叹集灵之效几于不可思议。

　　以咳喘病证而言，固有属痰饮而须用温药和之者，近年殆因运气之变，阴虚燥咳者日益增加，其特点是喉痒干咳或痰黏气急，医者易泥习俗，不敢问津甘寒濡润之方，漫投温燥，更损津液，燥痰日锢，肺气脂郁而不能宣达，痰喘更无宁日，投集灵加瓜蒌、黄芩出入，可收痰松咳缓之效。

　　笔者近治一英国友人，在沪得咳呛，咽痒咳嗽，痰难咯出，久经中西药治无效，服集灵五剂而病若失。昔贤如本文介绍者及喻昌、张璐、叶桂等皆善用滋阴润燥治咳，晚近罕用，是废利器而操铅刀，不亦惜乎？

第二十篇

秋伤"湿""燥"辨

【提要】伤湿、伤燥的病证在秋季是客观存在的，《内经》"秋伤湿"与喻昌"秋伤燥"各阐述了问题的一个侧面。正确论治湿、燥，大抵应从时间、地点和病人体质等多方面具体分析，不可拘泥。

《素问·生气通天论》曰："秋伤于湿，上逆而咳，发为痿厥。"《素问·金匮真言论》云："秋伤于湿，冬生咳嗽。"将秋冬咳逆等病证归咎于湿邪致害。迨喻西昌出始起而非之，他认为，上述经文中"湿"字系"燥"字之错简，并对《内经》病机十九条中遗缺燥邪为患不能理解："奈何《内经》病机一十九条，独遗燥气。他凡秋伤于燥，皆谓秋伤于湿，历代诸贤，随文作解，弗察其讹。"

喻氏指出，四时主气所伤应当是"春伤于风，夏伤于暑，长夏伤于湿，秋伤于燥，冬伤于寒"，所以宜改秋伤于湿为秋伤于燥，只有这样，才能"六气配四时之旨，与五运不相背戾，而千古之大疑始一决也"。在秋令主燥的思想主导下，他将秋冬期间的多种病证，诸如咳嗽、哮喘、痿躄、呕吐等俱认作为燥邪所伤，所谓"诸气𦙃郁，皆属于肺，诸痿喘呕，皆属于上。二条明指燥病言矣。"并自制清燥救肺汤主治各种伤燥病证，可谓匠心独具。

清代名医叶桂颇心折其说，《临证指南》中不乏此类病案，致叶氏弟子邵新甫亦沿师说，称"若因秋燥，则嘉言喻氏之议最精"。费伯雄尤称道西昌学术："燥为六淫之一，《内经》于此条并未大畅其说，至西昌喻氏着'秋燥论'一篇，谓世俗相沿，误以湿病为燥病，解者亦竟以燥病为湿病，而于《内经》所谓秋伤于燥，上逆而咳，发为痿厥数语，全然误会，可谓独具只眼，大声喝破矣。"

当然也有不同意喻氏观点的学者，以莫枚士为代表，他认为寒热温凉四气之伤，以寒、暑二气为烈："自春分至秋分皆为暑，自秋分至立春皆为寒，二气极偏，皆从风伤于人，经以暑配夏、寒配冬者，据其极偏之气配以极偏之时也"。"春之温和，秋之凉和，本无所偏"，故不可指以为邪。

《内经》言秋伤于湿，是因为"秋承中土之后，本气既无可言，即以中土之湿配之"。莫氏点明此秋是指"秋分以前，若秋分后天气已寒，此时伤之，则从伤寒法"。他根据秋循暑湿后之时序，认定秋主伤湿，故"喻嘉言欲改湿字为燥，非是！"莫氏之论说明，燥并非秋令所伤主气，秋伤于湿指秋分之前土湿未撤的一段时间。

以上是对待喻昌秋燥论的两种不同之见。到底如何认识湿、燥之疑呢？有人持模棱两可的态度，如何梦瑶在《医碥》中言：

"《内经》每云秋伤于湿，盖运气之说，以立秋、处暑、白露三气属湿土也，毕竟伤燥者多。"

也有人试图两圆其说，如吴达云："夫秋伤于湿，冬生咳嗽，后人以为伤燥，而不知伤燥、伤湿有二义焉。盖秋行燥令，主凉降而收敛，为冬时藏气之始，秋令湿邪犯肺，冬时藏气司权，水欲藏而金不敛，是以有咳嗽之证也。若云伤燥，每见燥金君火司天之年，秋时天之燥气加临，肺伤燥气，亦难收敛，入冬干咳无痰，咽疼喉痒，水欲归藏而金不能敛，亦有是证。"吴氏认为秋伤湿、燥都有可能，可是仅以"水欲藏而金不敛"的机理解释，颇为牵强而难以令人接受。

我的观点是：伤湿、伤燥的病证在秋季是客观存在的，《内经》与喻氏之说各阐述了问题的一个侧面，如何正确论治湿、燥，当审证具体分析，不可拘泥，大抵可从时间、地点和体质等多方面认识。

以时间而言，秋季有早、晚之分。早秋主湿，盖承暑湿之后，土气未尽撤也，刘完素所谓"大暑至秋分属土，故多湿阴云雨也"。《内经》称此时主"土气治之"。王冰注："雨之分也，即秋分前六十日有奇……天度至此，云雨大行，湿蒸乃作。"《内经》云秋伤于湿，冬生咳嗽，殆即感此时之湿邪而延绵发病者。

然而，晚秋时气则主燥。刘完素云："秋分至小雪属金，故凉而物燥也。"《内经》称此时为"金气治之"。王冰注："燥之分也，即秋分后六十日有奇……天度至此，万物皆燥。"喻西昌所发秋燥妙谛，亦依循有据。

此即四时运气的概念，但主岁运气又有太过和不及，如"岁土太过，雨湿流行之年，则尽管时序有早、晚、湿、燥之异，而以秋伤于湿者居多；反之，若"岁金太过，燥气流行"之年，则秋伤于燥者为多。至于加临之变，倏忽无定，又难以端倪，须临证灵活分析，不可臆断。

又湿、燥之辨对人体的素质而论尤为重要。阴虚者多化燥，阳虚者易生湿，内湿者易感外湿，内燥者易感外燥。正如石芾南所谓："六气伤人，因人而化。阴虚体质，最易化燥，燥固为燥，即湿亦化为燥；阳虚体质，最易化湿，湿固为湿，即燥亦必夹湿。"他强调以人体禀质为本，凡外感湿、燥每因体质而转移，石氏之论，洵属真灼之见。

以地方区域而言，东南地低卑湿，常苦秋风淫雨，伤于湿者恒多，西北高寒，太虚肃爽，风动气清，伤于燥者亦复不少。

综合时间、运气、素体禀质、地方区域诸因素具体分析，秋伤湿、燥之辨，不难明确。凡伤湿而致痰饮咳逆者，宗仲景温药和之法,而取化饮诸方；凡伤燥而致咳逆者,宜宗润燥诸方。

目前临床治疗秋冬咳嗽往往偏于化饮，而忽略润燥，若误治燥咳，其弊曷可胜言。笔者在临床遇到不少慢性气管炎、肺气肿，甚至"肺心病"合并呼吸衰竭的患者，症属伤燥，而医者常主痰饮治之，疗效不著，燥涸日剧，易辙予润燥之剂，每收痰松津回之效。

管见认为，辨证之关键在于不能见痰即认作饮证，燥咳亦可见痰多，惟其痰液黏稠如牵丝难以咯出，尤以肺功能减退者为显，随着频繁的咳嗽和急迫的呼吸，即使是伤湿之咳，肺津、痰液亦业已燥化，验之于舌，十之八九舌红津少。正如喻昌之所谓："伤燥之咳，痰黏气急"。晚近西医对"肺心"病在综合治疗的同时，强调痰液湿化，有利于稀释而排出，这正合中医润肺之旨。

第二十一篇

协调阴阳抗衰老

　　人体衰老的主要原因是阴阳平衡失调，故协调阴阳实为推迟衰老、强身延年的基本法则。如能"法于阴阳"，补其不足，纠其偏胜，则自可达到"阴平阳秘，我体长春"的目的。关于协调阴阳的具体方法不胜枚举，兹撰其大要如下。

一、顺应四时，护养阴阳

　　在"天人相应"观点的指导下，《千金翼方·养性》引载列子之说："一体之盈虚消息，皆通于天地，应于物类。"说明人体阴阳消长与自然界的变化息息相关；而《素问·四气调神大论》"阴阳四时者，万物之终始也，死生之本也。逆之则灾害生，从之则苛疾不起……从阴阳则生，逆之则死"等论述，则更进一步指明了从逆阴阳对影响人体强弱寿夭的重要意义。

　　春生夏长，秋收冬藏，是生物顺应四时阴阳变化总的规律，故养生者必须顺应之。如《内经》提出的"春夏养阳，秋冬养阴"理论，是摄生所不可忽视的一个重要方面。

　　春夏季节，天地之间生机盎然，万物向荣。对人类而言，亦须随时序的变化，顺自然生发之机，充养体内阳气。在起居养性方面，《素问·四气调神大论》详述了"夜卧早起，广步于庭，被发缓形，以使志生"的春季"养生之道"和"夜卧早起……使志无怒"的夏季"养生之道"。

就季节调理饮食而言，王冰指出"春食凉，夏食寒，以养于阳"，这是从"阳气根于阴……全阴则阳气不极"的角度护养阳气。

春夏养阳的关键，在于顺天地间阳气的生发，并使体内阳气更加充沛，凡有碍阳气生长及耗伤阳气者皆须避免；秋冬时节，万物敛藏，养生亦当与之相应以收藏阴精。

在作息和情志方面，《素问·四气调神大论》指出了"早卧早起，与鸡俱兴，使志安宁……收敛神气"的秋令"养收之道"以及"早卧晚起……使志若伏若匿"和"去寒就温，无泄皮肤"的冬令"养藏之道"。在饮食方面，则须"秋食温，冬食热，以养于阴"，这是从"阴气根于阳……全阳则阴气不穷"的原理护养阴气。秋冬养阴的要旨在于随自然界收藏的规律，使人体阴精内聚，以抗病延年。

尤须指出的是，春之"养生"为益其元气，以供奉于夏长之令；夏之"养长"为益其元气，以供奉于秋收之令；秋之"养收"为益其元气，以供奉于冬藏之令；冬之"养藏"为益其元气，以供奉于春生之令，即所谓"奉长""奉收""奉藏""奉生"。其目的在于顺乎四时，养护阴阳，以为人体生生不息之用。

二、益阳补阴，调和阴阳

阴阳两气的亏损是导致人体衰老的根本原因，如《素问·阴阳应象大论》："年四十而阴气自丰，起居衰矣。"孙思邈云："人年五十以上，阳气日衰，损与日至。"因此，在生命过程中除了要始终重视阴阳两气的护养外，还应根据人体的具体情况，适当地补益阳气和滋养阴精，以供在漫长岁月中的消耗。若能使阴阳两气得到充复，则自可延缓衰老。在补益阴阳方面，须注意下列几点。

（一）辨察素质之偏

由于禀赋之异，人体素质有偏阴偏阳的不同。如明·赵献可指出："人体有偏阴偏阳者，此气禀也。太阳之人，虽冬月身不须绵，口常饮水……太阴之人，虽暑月不离覆衣，食饮稍凉，便觉腹痛泄……此两等人者，各禀阴阳之一偏者也。"人届老年，由于体质之偏、精气之耗以及疾病、境遇之异，每使这种偏阴偏阳的现象日益明显。因此，有不少老年人可不同程度地呈现两种证候，其一是以阴精不足为主的虚热证，其二是以阳气不足为主的虚寒证。所以当视其阴阳寒热之异，而分别采取温阳或补阴的治疗方法。

（二）重视阴阳互根

阴精和阳气是人体至贵的生命物质和生理功能，两者又是不可分割和相互依存的。张介宾云："道产阴阳，原同一气。"因此，当老年病证表现为阴虚时，须注意有阳衰的另一面。如《灵枢·本神》："五脏主藏精者也，不可伤，伤则失守而阴虚，阴虚则无气。"赵献可又谓："未有精泄已虚，而无阳能独全者。"反之，当老年病证呈现为阳气式微时，亦须考虑有阴精受损的另一方面。故张介宾云："阳虚则精血衰，生气衰也。"

古代医家十分重视"阴阳互济"。赵献可曾有"火以水为主，水以火为原。故取之阴者，火中求水，其精不竭；取之阳者，水中寻火，其明不熄"的要论。张介宾更精辟地指出："善治精者，能使精中生气；善治气者，能使气中生精。"并谓"善补阳者，必于阴中求阳，则阳得阴助而生化无穷；善补阴者，必于阳中求阴，则阴得阳升而泉源不竭。"这种阴阳相济的法则对于老年病的具体治疗有着重要的指导意义。

三、怡畅情志，和养阴阳

情志过极可严重损害人体阴阳、气血。《内经》曾有一系列论述，如"暴怒伤阴，暴喜伤阳。"（《素问·阴阳应象大论》）"大怒则形气绝，而血菀于上，使人薄厥。""怒则气逆，甚则呕血。"（《素问·生气通天论》）暴怒致病，多为肝木鸱张，木火升腾，火燔热灼则伤阴显著。《内经》又认为"喜则气缓"（《素问·举痛论》）和"喜伤心"，说明过度和突然的喜悦也可使心气耗散而致病，尤其是老年人必须注意。

古代医家总结了避免暴喜、暴怒致病的方法，在养生方面积极主张怡畅情志，以避免因过度喜怒对人体阴阳以损伤。《千金要方》："忍怒以全阴，抑喜以养阳"，意在戒盛怒以保存阴气，抑暴喜以护养阳气。《摄生要录》曾载"唐柳公度年八十余，步履轻健，人求其术，曰：吾无术，但未尝以元气佐喜怒。"这确是戒怒抑喜以养阴阳的宝贵经验。

七情异常致病，以其程度不同，发病有轻有重。寻常的七情致病，久不缓解，往往可表现为化火证候。如李杲云："心生凝滞，七神离形，而脉中惟有火矣。"化火，则易损伤元气，元气受损则阴阳俱惫。

故《素问·上古天真论》强调"恬澹虚无，真气从之"，即寓保全阴阳之意。孙思邈还明确指出："……众人悖暴而我不怒……淡然无为，神气自满，以此为不死之药，天下莫我知也。"说明能澹然无怒，怡养性情，可减少消耗，节护阴阳，尽其天年。

四、重视食宜，扶益阴阳

人体阴阳精气的资生，依赖于食养。如《素问·藏气法对论》："五谷为养，五果为助，五畜为益，五菜为充。气味合而服之，以补精益气。"由于人之素质有偏阴偏阳之异，疾病性质有寒热之分，而食物品类的性味亦有寒热温凉之别，故根据具体情况，适当选择相宜的食物，亦可起到协调阴阳、补益精气的作用。

如果饮食失宜，不知节度，不但使肠胃损伤，且可导致精气无以化生，阴阳失却平衡。如朱丹溪谓："睠彼味者，因纵口味，五味之过，疾病蜂起。"具体而言，食物热性者易耗人阴液，寒凉者易伤人阳气。老年人的体质特点是阴阳俱衰，故在一般情况下，所进食物既不宜辛热炙煿，亦不宜生冷寒滑。

正如《脾胃论》所谓"若饮食，热无灼灼，寒无凄凄，寒温中适，故气将持，乃不致邪僻。"同时，食物各具五味，如有偏嗜，日久必伤阴损阳而成病。孙思邈论"食治"认为，食物之辛甘者为阳、酸苦者属阴，如饮食之气味不调，"阴胜则阳病，阳胜则阴病"，若阴阳调和，人则平安。这是食养补益精气，协调阴阳的要则。

（潘华信　朱伟常）

第二十二篇

景岳"阴"字析义

景岳著作中"阴"字含义不一，有贬有褒，未可混同，值得我们引起重视和鉴别。

一、贬义

明代丹溪学说盛行，庸医往往不察火证虚实真假，惯用四物加知柏、大补阴类，戕伐中土，损伤真阳，苦寒之弊生焉。景岳深痛世溺，遂发"扶阳抑阴"之论，如"阳主生，阴主杀……阳惟畏其衰，阴惟畏其盛（《大宝论》）""一阴之生，譬如一贼，履霜坚冰至，贵在谨乎微，此诚医学之纲领，生命之枢机也（《医易》）"等，俱反映了他贬阴、贱阴的观点。虽然，这对纠正当时的苦寒时弊有一定作用，然而却背离了阴阳学说的基本原则，不足为取。

正如李冠仙所指出的"其书（景岳全书）专重补阳，至引陶宏景云'阳气一分不尽不死'为说，不知此乃陶君学仙之说，非谓医也。其下联云：'阴气一分不尽不仙'。然则人尽可阴气全无耶？夫阴生阳，阳生阴，孤阴不生，独阳不长，理之常也，彼异端邪说,何可用以济世?"(《知医必辨》)剖义颇清晰,景岳此处所贬之阴,乃仙家言辞,与医义无涉,无限引申,不仅有悖万物负阴抱阳之理,且使阴字的概念模糊不清,令人岐义迭生。

二、褒羡

景岳在贬阴说理的同时,事实上对人体阴阳而言,并未因重视阳气而轻忽阴气,有关论述阴精至贵的字句在其著作中比比皆是,如"所谓阴者,即吾之精而造吾之形也"(《大宝论》);"不知此一阴字,正阳气之根也"(《真阴论》)。指阴为形质精血、阳气生发之本,为人体生命之根蒂,其褒义不辨自明。

景岳阐述的真阴理论,更把阴字的含义抬高到连以养阴派著称的丹溪氏也望尘莫及的高度,所谓"无火无水,皆在命门,总曰阴虚之病"(《真阴论》)。将火衰和水亏都隶属于阴亏,而称之曰"阴中之水虚"和"阴中之火衰"。

值得寻味的是"所谓真阴之病者,凡阴气本无有余,阴病惟皆不足"(《真阴论》),说明阴气至贵,只虑不足,这可与前贬义阴字对待看,前者"阴惟畏其盛",后者"阴气本无有余",同一阴字,冰炭义别。

通过上述析义,可知景岳贬阴乃出自纠弊说理需要,其目的无非在于崇尚阳气而已,然而这也不可避免地将自己置身于一个难以解释的自我矛盾的窘境之中。景岳学说立足以真阴为本,发前人所未发,这是我们今天在奉其为"温补派"圭臬的时候,必须加以认真思索的一个问题。

第二部分

学 验

第一篇

含英咀华道日新
——严苍山的医学思想与临证经验

先师严苍山先生（1898 年 9 月—1968 年 4 月），浙江宁海人，近代著名中医学家、医学教育家。早年毕业于上海中医专门学校，与程门雪、黄文东为同窗挚友，师承丁甘仁先生。1927 年和秦伯未、章次公、许半农、王一仁创办中国医学院，投身中医教育事业，桃李遍大江南北。解放后任上海中医学会常委兼秘书组长，文革中含冤去世。

先师在治学方面，持有卓识，重视临床，对急、重症和疑难病积有丰富治疗经验和独特见解，撰有《疫痉家庭自疗集》《汤头歌诀续集》等。

一、医学思想

先师主张业医者须兼取百家、革故鼎新，他认为中医学术数千年来之所以延绵勿替，而不像其他文明古国的传统医学已大抵消亡，即使近数百年西学东渐，现代医学仍然替代不了中医治病，关键一点在于其始终富于时代的生命力。重视治学，直接关系到中医学术未来的命运，或繁荣、振兴，或衰落、式微，全在于斯。先师为此一再强调须兼取百家，推陈致新。

先师认为兼取百家，即是要求广搜博采、开拓视野，而不是仅仅按照清代沿袭下来的医学模式，将学术局限在一个狭隘的框架里面。如《内》《难》《伤寒》为经典著作，奠定了中医学理论和辨证论治的基础，学习这些著作须终生寝馈其中，如孙思邈所谓"青衿之岁，高尚兹典；白首之年，未尝释卷。"因为经典中许多奥义往往要经过反复沉潜涵泳，加以实践，方能彻悟。

举例来说，《金匮·呕吐哕下利病脉证治》："下利已瘥，至年月日时复发者，以病不尽故也，当下之，宜大承气汤。"这一段话初学者是很难真正理解，只有经过反复实践，才能体会到不少下利病的癥结是由于宿垢未除，这是运用常用法如消导、健脾、温涩等无效的原因。

肠腑以通为贵，故宜承气法以铲除病根。后世名家如许叔微、孙一奎等对此都有深切体会。先师认为如果对经典著作浅尝辄止，一曝十寒，无异于将珍贵的财宝随手抛弃，十分可惜。

先师认为魏晋以来，中医学有很大发展，特别在临床实践中积累了丰富的经验。晚近医界有一种庸俗化、简单化的认识，将博大精深的中医学术桎梏在金元明清诸子间，置宋前医学精华于不顾，这是黄钟毁弃，令人生憾。他经常告诫我们，唐宋医学朴质尚实，方多法众，是我们应当继承发扬的主要对象；金元以还诸子学术以及后世大量所谓"秘方"大抵亦渊源于此。

唐以前数以百计的方书皆亡佚不传，所幸不少精华由《千金》《外台》保存了下来，《太平圣惠方》《圣济总录》则溶化了这些精华，又加以铺衍。在一定程度上，这四部医学巨著反映了中医临床学的大体梗概，与金元后诸子学术相较，则有整体与局部、浩瀚汪洋与涓涓细流之别。他强调治学不能舍本逐末。

当然，先师亦认为金元后诸名家亦有卓著成就，如刘完素主火，张洁古主脏腑，张子和主祛邪，朱丹溪主滋阴降火，张景岳、赵献可主温补，叶、薛、吴、王阐发温证论治，吴师机主外治法，王清任主瘀血，唐宗海主血证等。这在一定程度上深化了医学理论，丰富了祖国医学的宝库。

先师主张兼通百家，即包括融通这些学术精神，问题在于：学习金元后诸家，不可陷于门户之见而一味盲从，须沉得下，跳得出，能根据实际病情随我所用；须注意诸家除主要成就外，还有不少学术特点，如丹溪除滋阴降火外杂病论治亦多发挥，子和除攻邪外，食养更为擅长，因此切忌简单化地评估名家学验。

二、临证经验

先师经常跟我们谈起章次公先生治法多、疗效好，完全是由于沉酣百家、兼取其长的缘故。实际上先师也是如此，我随侍先生前后七年之久，每遇疑难病证，先师必细心诊察，甚或闭目吟哦，出奇方以治疗。如六十年代初，上海暑温患者不少，往往高热持续不退，西医用抗生素，中医用桑菊饮、银翘散，常无济于事。先师不忌酷暑炽热，投辛温解表法，收"热达腠开，邪从汗出"之效。

他认为目前暑病阴暑多，阳暑少。这是因为时代进步了，劳动保护条件改善，直接在烈日下工作的情况已少见，这一点在城市中尤为显著；而城市居住条件又普遍较差，深夜纳凉，频进冷饮者比比皆是，受暑气蒸逼，腠理开张，继而阴邪乘虚而入，腠理一闭，寒热即起。这类病员的特点是虽在盛暑之中，皮肤了无汗液，按之光滑不黏，热势虽张而又微微恶风，有汗毛耸立感。这些特征每每被暑温大前提掩盖，医者忽略不辨。

由于大抵属病毒感染，故抗生素无效；属阴邪闭表，寒凉之药非徒不能透表，反令邪气坚结。不少注家对《内经》"因于暑……体若燔炭，汗出而散"的经文难圆其说，事实上指的就是这类病证。先师常用葱豉、荆防败毒、香薷，甚则桂、麻之类，覆杯获效，其例不胜枚举。二十余年来，我在临床中也是屡试不爽。这经验正是先师兼取百家，融会贯通得来的。

先师在二十世纪二十年代末曾主持前四明中医院，当时上海"流脑"猖獗，死者枕藉，西医束手无策，一时人心惶惶，医院住满了这类病人。先师积极救治，并对该病的中医机理证治展开研究。由于本病以发热和角弓反张为特点，属古"痉"病范畴，又病变多见沿门阖户相互传染，即称疫病，故先师正其病名曰"痉疫"。

病因上，天时乖戾乃外因，隆冬遇非时之暖，应春暖反见凛冽之寒，致不正之戾气肆虐于人口稠密处，血弱阴虚，肝失濡养为内因，易罹此病；这是先师据多年临床观察得出的结论。

治法方面他也创制许多新方，如葛根栀豉汤（葛根、山栀、豆豉、天花粉、薄荷叶、荆芥、菊花、桑叶、黄芩、郁金）以透邪清热，羚羊舒痉汤（羚羊角、葛根、荆芥、豆豉、川连、葱白、生石膏、菊花、薄荷、郁金、桂枝、白芍）以镇痉泄热，菊花达颠饮（菊花、桑叶、石决明、苍耳子、薄荷、料豆衣、蔓荆子、明天麻、苦丁茶、白芍、钩藤）以平肝熄风，天麻二甲煎（明天麻、生龟板、生鳖甲、生石决明、生白芍、大生地、丹皮、元参、麦冬、钩藤、西洋参）以育阴柔肝等。

这些新方是先师在唐宋医方尚实的影响下，按"痉疫"病情实际变化制定的，疗效卓著，挽回了许多危重病例，四明医院的名声由此大振，得到不少社会贤达的推许和褒扬，如谢利恒、王一亭、黄庆澜、蒋文芳等俱撰文题词以称道之，有关资料在《疫痉家庭自疗集》中颇多载述。

六十年代初，先师在临床上遇到很多慢性腹泻，病情的共同处是腹痛便泻，泻下物有白色黏液，次数多而量少不畅，脉象沉迟或弦紧，舌苔白，温中散寒、温补脾肾诸法无效。先师苦思冥索，终于悟出病机为"寒结旁流"。历来只有热结旁流，而从无此说。先师认为前人缺如者，可补充之，只在顺理而已。

盖寒滞凝结，闭阻回肠，水液污浊，从旁渗泄而出，即为"寒结旁流"。本证也应通因通用，但不能用承气法通下，他借鉴许叔微用干姜丸（备急丸加人参）治寒实泄泻经验，径用三物备急丸（巴豆、大黄、干姜）温开寒结，荡涤积垢。

先师以此丸治疗的第一位患者为陆某，年五十许，形体丰伟，苦泄泻已数年，屡治不效，当时由我写方，用量为六分。药后一小时许渐渐发动，先有腹痛，随即登厕，大便夹黏液混杂而下，量甚多，不能起身，更泻下污秽宿垢水液，秽臭异常，先后历二小时之久。患者自称泻下之多，在意料之外，身体虽软弱异常，而少腹舒适得未曾有，次晨起竟不再腹痛，无便泄，十分欣喜。先师以温中和胃法调治数剂，俟体力稍复，又投备急丸，寒积得以铲除，顽疾告瘥，嘱小心将养，随访数年，其证未发。

先师强调中医学的发展要跟上时代，就一定要革故鼎新，多创治法，以应病变。他不仅是这样讲，并且确实是这样实践的。

先师提倡兼取百家、革故鼎新是与其阅历分不开的。他青少年时代秉承父命，在家乡独处深山古庙苦读三年，为《内》《难》《伤寒》诸医经的学习和研究打下了坚实基础。之后又感宁海地僻，难以深造，即赴上海就读中医专门学校，幸列丁甘仁先生门墙，博览群书，通达大雅。旋复绛帐执教，更融贯百家，思想更新。在临床实践中早年所遇大都是已被西医视为不治的时疫重证，在患者存亡危急之际，他从不退缩，生平笃信曹仁伯的一句名言："医者存心，须视天下无不可治之病；其不治者，皆我之心未尽耳。"（《继志堂医案·柳宝诒识》常夙兴夜寐，思索至再，每获良法，以应病势之变。

如治痉疫诸方外，治温病还提出护脑、护液、护肠之三法，皆前人所未言，确有疗效而经得起反复验证。

第二篇

汉唐遗绪治冠心病心绞痛
——对附、桂的再认识

近年来我在临床上治疗冠心病心绞痛突破了自己数十年来的固有模式，参合汉唐遗绪，吸取了前辈和同行的独特学验，收到良好的疗效，不揣简陋，将自己的点滴提高过程，与大家一起商讨。

冠心病心绞痛的中药治疗，临床大致以仲景瓜蒌薤白汤为主方，气虚者加以补气，痰湿者佐入化湿，血瘀者侧重逐瘀，阴虚补阴，阳亏温阳等，随证变化用药，虽有一定疗效，却未能尽如人意，这是我数十年来临床治病所深为遗憾的。

上述用药经验实际是孟河丁甘仁先生学术思路模式，其对奠定现今医学框架有重大影响。我于二十世纪五十年代末有幸从师沪上名医严苍山先生7年，而严师是丁氏的亲炙弟子，所以可以说是全盘地继承了丁氏衣钵，坚信而不疑。

1977年，我在上海卢湾区中心医院中西综合病房负责中医工作，当时名老中医陈苏生先生由新疆返沪，卢中心医院聘为顾问，有关方面安排我与焦东海医师拜陈老为师。陈老是解放前川医祝味菊的入室弟子，以擅用附桂著称。

我在随陈师临证的过程中，确实看到不少疑难病例为陈老投附、桂所弋获，遂屡屡请教其用药机理，陈老素以辞锋犀利著称，然当时年事已高，复以耳背，交流甚为困难，矧时当百废俱兴，事务剧繁，未能专心深究其学验为憾。由于亲验了陈老的独特用药方法，使我对丁氏周匝而稳贴的学验产生了观念上的初次冲击。

1979 年我来到上海中医学院执教，八十年代初开始与严世芸教授两人负责各家学说研究生班的教学。世芸兄是苍师公子，师承于名老中医张伯臾先生，张老也是丁氏的嫡传弟子，然晚年变法，世芸兄深受其益，今日已为心脏病学专家。依稀记得当时在具体临床用药上经常与他有争论，关键还是附、桂两味。

世芸兄治心脏病用附、桂得心应手，无所顾忌，我则较为保守，虽然已有陈苏生学验影响在先，然积习未更，墨守成规，认为心脏病一定要明显表现为阳虚、寒结者方能用附、桂，世芸兄虽然未能说服我，但又一次动摇了我对固有用药经验的信念。

八十年代开始，我等在裘沛然老师的指导下，世芸兄的影响下，潜心研究唐宋医学，冀希拓展各家学说领域内涵。历来各家学说模式以金元刘、张、李、朱为主体，未上溯魏晋、唐宋，这未免是一个很大的缺略，尤其唐宋，其是我国文化发展史上最为璀璨辉煌的一页。文史艺事之外，医学为集历古之大成者，《千金》《外台》《圣惠》《圣济》乃其结晶，明、清、民国以还，由于种种原因，无暇加以研究，纵有有识之士如徐灵胎呼号振兴汉唐医学，卓荦有成之名家叶桂沉酣于唐前医方，唐容川更直截提出"唐宋以后，医学多讹"，却始终未能引起人们的切实关注和真正重视，因此，在各家学说领域里对唐宋医家的讨论依然是一个空白点，这对继承和发展祖国医药大业极为不利。

古人说学而不思则罔，思而不学则殆，我与教研室的同行边学边思，爬罗剔抉在故纸堆里20年，真切地体会到唐宋医学之博大精深，这是我国医学史上的鼎盛时期。不少学者对唐宋持基本否定态度，此观点影响甚大。

管见以为这种由曲解而造成的讹传，与故步自封、浮躁功利等密切相关，其遗后的恶果是医学框架的日趋狭隘，程式化、简单化治疗模式的泛滥。这个观点我曾经多次阐发，并寄厚望于年轻一代，将唐宋医学作为一门专门之学来研究，其利不仅在于恢复唐宋医学原貌，理顺医学发展脉络，更重要的是其可以培养、孕育出一代静心治学的新人，以上溯汉唐，开拓未来，无愧于我们今天这样一个伟大而辉煌的时代。

回归本题，对于心腹痛的治疗（包括甚广，心绞痛也在其中），古代与目前临床有所不同，简而言之，好用附、桂、椒、姜等辛热之味，兹略举数方，以示一斑。

如仲景治"心痛彻背，背痛彻心"，以乌头赤石脂丸主之（蜀椒、乌头、附子、干姜、赤石脂），现今师法仲景，治胸痹只以瓜蒌薤白白酒汤为引，恰恰将主治"心痛彻背，背痛彻心"的乌头丸大法遗忘了，其实仲景治心腹痛是惯用辛热的。

另如大乌头煎治寒疝绕脐痛，亦可为证。魏晋而至唐宋，则辛热治痛已为寻常法则，如《延年》疗心痛茱萸丸方（吴茱萸、干姜、桂心、白术、人参、橘皮、附子、蜀椒、甘草、黄芩、当归）（《外台秘要》）；张文仲蜀椒丸疗胸中气满，心痛引背（蜀椒、半夏、附子）（《外台》）；范汪疗心下切痛引背茱萸煎方以吴萸、蜀椒、甘草、干地黄为主；《肘后》《集验》等甚至单以桂心末一味治心痛……等，不胜枚举，其集中体现了唐前医家治病经验之结晶，非一家一人之言，是时代特征之反映。

然而这些学验至金元戛然而止，刘、张、李、朱诸家各以心火、邪火、阴火、相火鸣世，治风为之一变。明清以降，大抵蹈其余绪，对于汉唐古法，临床普遍敬而远之，敬在其为仲景方，远在桂附燥热，与近世阴虚火旺人多，抵牾不合，间亦有引援古法者，却已成了凤毛麟角。

令人一直百思而不解的是为什么古人好用附桂等辛热诸药？现在的解释是用其温煦阳气，开逐阴霾，适宜于阳虚之体、寒邪痹阻者，如中风之用续命汤，金元迄今也将其局限在西北高寒之域，显然这个解释是脱离实际的。难道古代中原及东南地区无中风病症？历史事实是宋前普遍持续命汤治中风，这在唐宋医著中已表述得一览无遗。这势必引导出一个问题来，就是对附、桂、乌、姜等辛热药物的再认识，从而解开这个扑朔迷离的千古疑窦，从中引导出一些值得深思的问题来。

按照古本草的观点，桂、附等辛热药不止于祛寒，重要作用更在于化瘀逐血、通络开痹，只要瘀阻络痹的病症，既无区域之限，更无时代之分，阳虚者可用，阴虚亦可用，中风、胸痹、心腹痛主用的目的也在于此。

兹以桂、附为例说明之。肉桂《别录》称其"（牡桂）主心痛、胁风、胁痛"，"（桂）能坠胎……通血脉"，《药性论》："主治九种心痛，杀三虫，主破血"（《宋志》四卷：或题陶隐居撰，或疑即《药性本草》，乃唐甄权所著），《日华子》言："破痃癖癥瘕，消瘀血"，可知宋前藉桂主治心痛，破血消瘀，除癥积，此与明清后用以温中散寒有很大区别。

然而，当代实验室研究却支持了古代的观点，如日本学者久保道德等指出："肉桂甲醇提取物、桂皮醛能抑制血小板聚集、抗凝血酶（Thrombin）作用。"又有学者更进一步认为其能使"冠状动脉和脑动脉灌注压相应提高，促进心肌侧支循环开放，从而改变其血液供应，对心肌有保护作用。"这些结论发人深思，对金元以来定论值得商榷。

又如附子，《神农本草经》："破癥坚积聚、血瘕"，显然是在补火祛寒之外，又能入络破瘀除积，然而，这个作用也被后世淡化了，宋后本草著作几不复提及，而现代实验室研究又证实"附子注射液可显著提高小鼠耐缺氧能力，拮抗垂体后叶素所致大鼠心肌缺血缺氧及心律失常，减少麻醉开胸犬的急性心肌缺血性损伤。附子的这一作用与其能降低心肌耗氧量、增加缺血心肌供血供氧有关。"说明附子具有改善心肌缺血缺氧的作用，同样为《本经》的"破癥坚积聚、血瘕"作出了科学而合理的解释。

师友的启迪和理论上的再认识，我决心突破几十年来形成的固有思维和治疗模式，以附、桂为主试之于临床，观察其实际效果，数年以来，却收到了意想不到的佳效。

患者大抵为中老年冠心病心绞痛久发者，劳累受寒、阴雨天辄引起胸痛、胸闷、气短、心慌，常用西药而不能缓解，服瓜蒌薤白亦无明显改善，经附、桂为主治疗后，胸宇豁然开朗，胸闷、胸痛若失。

如患者孙某，男，50岁，上海某建筑公司经理，患高血压、冠心病（EKG 显示，ST 段低，T 波倒置）多年，形魁梧，脸色暗晦，胸闷阵发，数月不已，中西药未能缓解。舌质淡红，苔薄腻，脉弦大，血压 130/90mmHg，眠、食、二便正常，恶热，口不渴，我断为瘀痰阻络，清阳失旷。处方：熟附片 6g，桂枝 9g，瓜蒌皮 15g，薤白头 9g，党参 15g，黄芪 15g，制半夏 9g，广郁金 6g，制香附 6g，紫丹参 15g，桃仁泥 9g，杜红花 4.5g，陈皮 6g，大生地 15g。服药 14 剂，胸闷若失，色晦明显减轻，连续服药迄已数月，胸闷未发。

又有美国友人居洛杉矶，心肌缺血不能缓解，胸闷不适，气短心慌，举步登楼则加剧，西药不能改善其症状，来沪治疗。我亦以附、桂为主治之，7 剂已症状明显改善，心胸顿感舒展，登楼自如，病若失。

这里有一个问题值得讨论，阴虚阳旺是否可用附、桂呢？习俗是不允许以火益火的，不少医者认为此即为辨证论治精神，事实上中药的治病机制远较人们的臆测思维、固有模式复杂得多，深化得多，圆活得多。我认为古人持附、桂等辛热之味治胸痹、心腹痛，不是用作温阳逐寒，而是藉以破瘀通络，即针对络脉瘀阻这一病机，简而言之，对病不对人，阳虚之体可用，阴虚之质亦可用，阳虚者用后可兼温阳，阴虚者用后或增燥热，则增入清热养阴之味，既保证逐血通痹之效，又减少辛热劫液的副作用。

如《延年》吴茱萸丸中之黄芩，《范汪》茱萸煎方中之干地黄，且地黄一味，《神农本草经》原作"逐血痹"用，与明清后临床大相径庭。中风亦然，血络瘀阻为主要病机，桂、附辛开逐痹为治疗大法，所以古方续命汤列为治风基本方，内热者加入竹沥、石膏、羚羊、黄芩等治体，这些孙思邈在《千金要方》《翼方》中已屡加阐发，详为说明。

由此可以升华到一个共同点来认识，即医者治病，分除病和益体两个方面，两者可分而不可离，我们今天的辨证论治往往侧重于合二为一，而金元之前常常倾向于一分为二，如果能清晰明确这个理念，则汉唐惯用附、桂治病的千古疑窦，就可迎刃而解了。

这样我就从数十年的临床积习中摆脱了出来，治痛用桂、附，数年以来，治例颇多，疗效满意，且可重复，而未见责事者，陈苏生老、严世芸兄的学验，信不诬矣。

第三篇

古方续命汤治风本义探析

唐宋前治中风，主用大、小、西州续命诸汤，延绵七八百年，为治风准绳。然至金元戛然而止，刘河间、李东垣、朱丹溪各持一说，视心火、气虚、痰热等为中风癥结，后世翕然相从，遂论治改观，以为中风乃心火、痰热、肝风之证，断无辛燥益火之理，迄亦七八百年，医者辄以羚羊角、黄芩、钩藤、竹沥辈为治风常规，与古方冰炭迥别，遂视续命诸汤为砒鸩，习俗相沿，无人或稍疑焉。而诸文献则续命汤犹虚设，令后学持疑，不知古方之义及其所由来也。

窃以为中风为内伤杂病第一证，续命汤历来为方书治风第一方。第一证，昧其理；第一方，废其用，宁有其理致哉？乃不揣庸妄，阐述管见如次。

《千金要方·诸风》云："依古法用大小续命二汤，通治五脏偏枯贼风"，说明诸续命汤为古法，非唐时发明，又《外台》称小续命汤出《小品方》，则可追溯至刘宋；续命汤为五脏偏枯中风之通治方，即中风专用方，盖治病也；大、小续命汤间无差别，非晚近概念所谓大续命汤药用辛热，小续命汤加入参、芍、芩等治偏向正虚及有热象者，如表1所见。

表 1　古方书诸续命汤组成

方名	出处	药物组成												
大续命汤	千金要方	独活	麻黄	芎䓖	防风	当归	葛根	干姜	桂心	附子	细辛	甘草	杏仁	荆沥	
	千金要方	麻黄		芎䓖	防风	当归		干姜	桂心	附子	石膏	黄芩		荆沥	
小续命汤	小品	麻黄	人参	黄芩	芍药	芎䓖	甘草	杏仁	桂心	防风	附子	生姜			
	崔氏	麻黄	人参	黄芩	芍药	芎䓖	甘草	杏仁	桂心	防风	附子	生姜			
	古今录验	麻黄	人参	黄芩	芍药	芎䓖	甘草		桂心	防风	附子	生姜	白术	防己	
	深师	麻黄	人参	黄芩	芍药	芎䓖	甘草		桂心	防风	附子	生姜	白术	防己	
	救急	麻黄	人参	黄芩	芍药	芎䓖	甘草		桂心	防风	附子	生姜	白术	防己	
	延年	麻黄	人参	黄芩	芍药		甘草	杏仁	桂心	防风	附子	生姜	白术	防己	
	千金要方	麻黄	人参	黄芩	芍药	芎䓖	甘草	杏仁	桂心	防风	附子	生姜	白术	防己	
	千金要方	麻黄	人参	黄芩	芍药	芎䓖	甘草		桂心	防风	附子	生姜	白术	防己	
	千金要方	麻黄	人参	黄芩	芍药	芎䓖	甘草		桂心	防风	附子	生姜	白术	防己	当归
	圣济总录	麻黄	人参	黄芩	芍药	芎䓖	甘草		桂心	防风	附子	生姜	白术	防己	
西州续命汤	古今录验	麻黄	石膏	桂心	当归	甘草	芎䓖	干姜	黄芩	杏仁					
	深师	麻黄	石膏	桂心	当归	甘草	芎䓖	干姜	黄芩	杏仁					
	胡洽	麻黄	石膏	桂心	当归	甘草	芎䓖	干姜	黄芩	杏仁					
	集验	麻黄	石膏	桂心	当归	甘草	芎䓖	干姜	黄芩	杏仁					
	张文仲	麻黄	石膏	桂心	当归	甘草	芎䓖	干姜	黄芩	杏仁					
	肘后	麻黄	石膏	桂心	当归	甘草	芎䓖	干姜	黄芩	杏仁					
	千金要方	麻黄	石膏	桂心	当归	甘草	芎䓖	干姜	黄芩	杏仁					
	古今录验	麻黄	石膏	桂心	当归	甘草	芎䓖	干姜	黄芩	杏仁	防风	白术	人参	附子	

195

大、小、西州续命汤自古流传，各有数方，诸古方书收载亦互有出入，如《千金》所载大续命汤有石膏、黄芩、荆沥等，寒凉有逾小续命汤，足证古人"大"、"小"不分，治风即是续命汤，故孙氏有"大""小""通治"之论也。

三方用药大致分为四类，具体如下。

辛温燥热：麻黄、桂心、附子、干姜、防风、防己、独活、细辛；行血活血：芍药、芎藭、当归；补气健脾：人参、白术、甘草、茯苓；寒凉清热：石膏、黄芩、葛根、荆沥。今日视之，三方驳杂，祛风有麻黄，补益有人参，温里用附子，清热用石膏，组方宗旨何在？颇迷离费解，而惟独能于宋以前流行数百年之久，为治风规范，又岂偶然哉！

窃以为研讨之关键在于正确、全面认识辛温类药物之功用与治疗，麻、桂辛温发表，姜、附温里，今日临床绝无疑义，是以误会古人治中风者，外去风寒之谓也，盖与古方奥旨相去殊远。按古意则另有深入一层，除发表温经之外，辛味更擅宣通表里，疏畅络隧，行血破瘀，此点后人极少理会。

如《本经》谓麻黄"破癥坚积聚"，附子"破癥坚积聚、血瘕、寒湿痿躄"，《别录》谓桂"能堕胎"、"通血脉"。可证辛味作用有二，一则解表散寒，二则破瘀通脉，前者人所熟知，后者近人渐次淡化。由是观之，古人持辛味治风，藉以深入络隧，疏通血气，涤荡瘀滞，恢复人体坏死组织之血液供应，改善微循环障碍。显然，这对五脏偏枯中风的治疗而言，具有举足轻重的作用。

此说非个人臆测，《本经》之外，古人间亦阐发及之，如《素问·藏气法时论》云："肾苦燥，急食辛以润之，开腠理，致津液，通气也"。辛之能润，由疏浚气液，据宣通本义也。《灵枢·决气》云："上焦开发，宣五谷味，熏肤、充身、泽毛、若雾露之溉"，化五谷为精微，滋养四肢百骸，所赖者雾露之溉之细小通道也；"雾露之溉"之由来赖上焦气化开发，而辛味入肺宣发，专司是职耳。

刘河间有玄府气液宣通之说，亦谓辛味开发，人体表里，无所不到；叶桂则更有辛润通络之说。记得 1960 年左右，程门雪先生言及中风时，建议临床在辨证论治的同时，适当参入羌活、独活、防风之类祛风药，予当时甚诧异，肝风痰热症，何以用辛燥？不知程老所寓深意，今日回忆，殆亦古意耳。

又以当今西医临床言之，数十年来，阿司匹林是退热镇痛、抗风湿之常用药，为欧美家庭之必备，近年治风一变，藉以抗凝血，预防心肌缺血缺氧，西风东渐，近来沪上每晚服 50 ～ 75mg 者比比皆是。姑不论西药机制，而其先之治感冒，其后之抗凝血，其表其里与中药辛味之解表、通络可谓有异曲同工之趣。

今人不疑阿司匹林之抗凝血，独疑麻、桂、附辈之不能通血络，何者？藉辛味通血络之佐证是，三续命汤俱用芎藭、芍药、当归行血活血之品，俾辛味疏通血络之后，由归、芎、芍加强行血化瘀之功。

用续命汤治中风，辛热耗阴劫液之弊，古人早已觉察，而辛味又不可更易，遂制之以诸寒凉之味，《古今录验》等所载西州续命汤即去附子，入石膏；孙思邈又于续命汤中合入荆沥，称"旧无荆沥，今增之"，又云"凡风服汤（诸续命汤）药，多患虚热翕翕然"，并出经验方五补丸除热，集寒凉之大成。

如羚羊角、天冬、麦冬、芍药、地黄、升麻、菊花、地骨皮、石斛、黄芩、石膏、寒水石等与辛味之附子、桂心、防风、独活、干姜、生姜等组合，既辛味治风，又清热养阴，适合于体质阴虚内热之中风患者，故孙氏谆言："古人立方皆准病根冷热制之，今人临急造次，寻之即行，故多不验，所以欲用方者，先定其冷热乃可，验方用无不效也，汤酒既尔，丸散亦然。

凡此风之发也，必有热盛，故有竹沥、葛汁等诸冷药焉。"此属基于治病之辨证论治，然前提是治风为本，结合阴虚内热体质，酌用寒凉，但清热养阴为标。中医药治病有两大法宝，一则除病，二则益体。除病者祛除病邪以恢复正气也；益体者补益机体以蠲除邪气也，出发点不同，而殊途同归治疗疾病。唐宋及其前除病为主，金元以后益体为主，其实，治病益体当活泼泼互为标本，此处治风辛药为本，清热辅之，即其一端耳。

此外，《千金要方》大、小续命汤又增入人参、白术、甘草、茯苓以健脾益气，疗风人之正气虚怯，耐人寻味者，该治即后世名方四君子汤。此所谓芝兰有根，醴泉有源也。

临床废止续命汤已数百年，而孙氏治标之药如羚羊角、黄芩、竹沥、荆沥、石膏、菊花等却演变为后世治风大法。盖治其标而昧其本耳，辛味治风之药缺如，则续命汤本义荡然，疗效自非复当时了。

第四篇

燥咳论治

目前论治咳喘，多重痰饮而轻燥咳。纵然辨证有燥咳的分型，也是以干咳无痰为主症。倘若有痰，便不以燥论治。于是以燥咳论治的疾病，只局限于咽炎、咽部神经官能症等极为狭隘的圈子里，在一定程度上影响了治咳喘疗效。

其实燥咳既可表现为干咳无痰，又可呈现多痰黏稠不易咯出。前者每由外感时燥引起，后者常由痰湿燥化造成。

痰湿稽留体内，或因肾水不足，肺热炎灼；或因心火亢盛，肝火内寄；或因燥热之邪外感；或因湿邪久郁化燥，都可造成湿痰趋向燥化，痰中水液逐渐干涸，于是痰由稀薄而熬炼为黏稠，由易于咳出而变成紧黏于气道呈稠丝状，难以咳出，喻嘉言扼要而准确地概括为："伤燥之咳，痰粘气逆"。以上是湿痰演变为燥痰的大体过程。

必须指出，湿痰转化为燥痰，如属骤感风邪燥热，肺热叶焦所致者，其痰色可呈黄绿；如因自身水亏火炎或稍感燥邪所造成者，其燥化是潜移默化进行的，痰色可以自始至终呈白色。因此，临床中绝不能单凭痰色白，不加分析地误认为是寒痰或湿痰，从痰饮论治。

此外，燥咳病理表现的复杂性是其常兼夹有湿痰而呈燥湿并存。一般对于病机的虚实互见、寒热错杂容易理解，但对燥湿并存就不能理解。事实上在临床中不乏所见，如素有伏饮的痰湿之体，一旦感受了秋燥时邪，引发咳嗽者即是。

《临证指南医案》有"张氏，痰饮挟燥，咳，喉中痒。杏仁、花粉、茯苓、象贝母、橘红、半夏曲"可以作为印证。又如燥痰内踞之人，长夏感受湿邪，形成了内燥外湿，此时尽管患者有稠痰内恋、咳嗽不畅的症状，同时又兼有胸闷、体重、骨节酸楚等症。这种燥湿并存的现象可以帮助我们进一步认识燥痰病证在临床中的普遍性。大凡秋冬发作的咳嗽、哮喘，若痰液黏稠难咯，多数是燥邪作祟。

关于燥咳的治疗，若误认燥痰为寒痰或湿痰，漫用温化、刚燥，每致津液耗伤，正气受损，反增加黏痰的黏稠度，使稠痰紧紧地附着于肺络的深邃之处，阻塞气道，影响呼吸，加剧病情。正确的治疗方法当是濡润肺气，以利于稠痰的排出。

多年以前，上海中山医院"肺心病"病房在治疗呼吸衰竭的过程中有一条宝贵的经验，当采取措施使患者神志清醒后必须排除痰液，保持呼吸道的通畅。其中一法即是令患者从口鼻吸入热蒸气。我曾请教过负责病房的李医师，他说该病大都发作在寒冷干燥的冬季，患者的呼吸道经常处于极其干燥的状态，加上"肺心病"患者咳嗽反射的减弱，黏稠的痰液无力咳出，充满在细小的支气管内，加重阻塞，引起一系列严重后果。吸入热蒸气，能潮润气管，湿化呼吸道，有利于痰液排出，从而减轻阻塞。这种简便的"润肺"方法，我曾在临床多次实践使用，确有一定效果。

润燥方首推喻氏清燥救肺汤，可惜今人大多局限应用于咽痛、干咳等症，使该方的效用未能得到充分发挥。我曾较长时期从事慢性支气管炎的治疗工作，每用此方于"慢支"、肺气肿的咳嗽发作阶段，这时咳、喘、痰三个症状中，痰往往是主要矛盾。这些痰多为白色黏痰，无力咯出，而痰液的能否顺利排出是疾病转归的关键。

喻氏此方能润泽肺气、湿化燥痰，既不会碍邪，且又有明显的祛痰作用。我认为当根据病的特点，适当再伍以宣肺降气、清热生津之品，如麻黄、桑皮、黄芩、玉竹、生地、冬瓜仁等，常获痰畅、喘减、咳少的明显效果。其中麻黄一味是否与润肺相抵牾？其实问题不大。因为燥痰业经濡润之后，其外出还得依靠肺气的宣达。如果肺气郁闭，纵使痰已可移，仍会蜷缩不动。麻黄虽温，蜜炙之后，又有清燥救肺汤的清润相制，便无刚燥之弊。

麻黄与清燥救肺汤合用，我是从张路玉的治验中引申过来的。《续名医类案·咳嗽》载："张路玉治吴江郭邑侯，喘嗽气逆，诊之两尺左关弦数，两寸右关涩数，弦者肾之虚，涩者肺之燥，夏暑内伏肺络，遇秋月燥收之令，发为咳嗽也。自言交秋则咳，连发四载，屡咳痰不得出则喘，至夜不能卧，咳剧则大便枯燥有血，曾服越婢汤嗽即稍可。张曰：公肾气强固，水亏火旺，阴火上烁肺金，金燥不能生水，咳甚则燥有血者，肺移热于大肠也。合用千金麦门冬方，除去半夏生姜之辛燥，易以葳蕤白蜜之甘润，藉麻黄以鼓舞麦冬生地之力，与越婢汤中麻黄石膏分解互结之燥热同一义也……麻黄虽云主表，今在麦门冬汤中，不过借以开发肺气，原非发汗之谓……连进二剂，是夜便得安睡。"以后张续用此方加减，制丸久服，"至秋无复嗽之虞"。故清燥救肺汤清润配伍麻黄之辛散，是并行不悖，相得益彰的。

第五篇

治悸偶得

以前我在某区中心医院中西结合病房工作时，曾经用中药缓解了一例病毒性心肌炎后遗症的患者，从中受益颇丰，现追述诊治梗概与体会。

虞××，男性青年。住院号：104435。西医诊断：病毒性心肌炎后遗症。患者半年来经常阵发心跳，沉重感，惊悸不安，胸闷气急，失眠多汗，纳差腹胀，软弱无力。心律紊乱，早搏频繁，间呈二联律。西医给予服安定、鲁米那、水合氯醛、异搏定等，药量虽大，但不能缓解病情。后又兼服中药，医生认为属心脾两亏、气血不足症，先后治用归脾、炙甘草、人参养荣、珍珠母丸诸方，亦未见效。患者情绪低落，意兴索然，形容萎黄，杳不思纳，以致体力日惫。

面对这样一个棘手的住院病例，我陷入了沉思，中医治心律不齐的要方大致都已用上了，怎能迅速取效呢？西药治疗不仅未能控制心律，而且长期服用以来，毒性反应日益明显，是逐渐减量呢还是立即停服？若骤然停药，而患者依赖成瘾怎么办？现在门诊把难题出给了病房，我能不忧心忡忡？

在仔细诊察其病情的过程中，我发现了一个过去医生所未重视的问题。即患者的舌苔黄腻满布；主诉虚弱到了极点，然双目仍灵转有神；脉形结代，沉按则弦滑有力。会不会"大实如羸状"？一瞬间在我头脑里升起了这个问题。

自己过去在门诊工作中常易犯两种错误，一是按西医之病，对号入座投中药，如治心律不齐，则炙甘草、归脾汤之类势所必用，每每弃脉舌而置中医辨证于不顾；二是好补畏攻，药用"王道"，既稳当省力，又备受病家欢迎。此两者是一直令我深深内疚的。其他医生是否会同犯呢，以致贻误患者久治无效？

患者又兼便结、咽干、性格暴躁，据此种种表现，我断其病机为痰热阻结，肝火郁勃，上扰君心，而心不主令。不清泄其炎上之焰逼，不下夺其胶固之痰积，欲挽病势，恐无异缘木求鱼。于是决定易弦更张，投当归龙荟丸合黄连温胆汤，处方：黄连、半夏、竹茹、枳实、陈皮、淮小麦、珍珠母、磁石、当归龙荟丸（9g吞）。

同时给予病人以精神安慰，循循而诱，且停用鲁米那、水合氯醛，改异搏定为必要时服。二剂后，脉稍和缓，大便次数增多，余症如旧。又踵前法出入进六剂，龙荟丸减量4.5g。药后，病情却出乎意料地有了好转，歇至脉未见，心悸减轻，大便日行四、五次，每次泻下大量秽臭糊便，间挟有白色黏液，腹部舒适异常，知饥索食。此时细察其舌，原有黄厚垢苔已消失，患者甚为欣快，称心悸、腻苔染身已半年，今日得除，大概康复有望。

鉴于其登圊过频，又考虑到毒药除病衰大半而止的治则，遂更方为川连、瓜蒌、枳壳、竹茹、陈皮、珍珠母、川贝、小麦、秫米、枣仁、朱砂安神丸。三剂后症情续有好转，脉和缓，大便略溏，神困乏力。知其厥阳渐戢，痰火得泄，而正虚已著，遂予补中益气、归脾、炙甘草汤等调理巩固。其间心律不规则曾短阵发作，对症处理后即消失。二周后，心律基本正常。

攻和补是两种截然相反的治疗手段，而目的一致，都在于除病复正。攻涤可以祛邪而安正，补益可以扶正而逐寇，贵在于复杂迷离的症状群中把握病机症结所在，而后决定攻、补。攻之的当，则攻即补；恣补失宜，虽补亦攻。本案的治疗，就是此理明证。

本案虽名曰心悸，亦即《内经》"二阳之病发心脾"证，病原在邪结，胃肠致病，生化困顿，遂累及心脾，"心受之则血不流，脾受之则味不化"，从而造成心不主令心悸怔忡，精微不化诸虚蜂起，然根源在邪实，不容忽视，前贤张子和力主此说此治，其书彰彰明载，本案治法亦其遗绪。

关于"二阳之病发心脾"的解释，古代王冰、张子和、王安道皆持上述观点，迨明、清渐改观，喻西昌、唐立三辈主张胃肠之病发于心脾，就此颠倒其说，并广为流传，在今日几乎已成定论。我经过了本例的治疗，更切实地体会到古说非谬，不可湮没，故特检出，以备临证者一助。

温胆治心悸，古著论载颇丰，毋庸赘述，而龙荟丸的应用，每被忽视。费伯雄曾盛赞此方可"治一切肝胆之火，神志不宁，躁扰狂越……"诸症，唐容川也推崇该丸泻肝之效，"惟此方最有力量，莫嫌其多泻少补也"。这些都是真切之见，值得参考。至于是否能用其治疗肝火痰热所造成的心悸怔忡证，则更有待于同道们的临床验证了。

第六篇

叶案赏析

"王骑射驰骤，寒暑劳形，皆令阳气受伤。三年来右胸胁形高微突，初病胀痛无形，久则形坚似梗，是初为气结在经，久则血伤入络。盖经络系于脏腑外廓，犹堪勉强支撑，但气钝血滞，日渐瘀痹，而延癥瘕，怒劳努力，气血交乱，病必旋发，故寒温消克，理气逐血，总之未能讲究络病工夫。考仲景于劳伤血痹诸法，其通络方法，每取虫蚁迅速飞走诸灵，俾飞者升，走者降，血无凝著，气可宣通，与攻积除坚，徒入脏腑者有间，录法备参末议。蜣螂虫、䗪虫、当归须、桃仁、川郁金、川芎、生香附、煨木香、生牡蛎、夏枯草，用大酒面末二两，加水稀糊丸，无灰酒送三钱。"

在《临证指南医案》的众多案例中，本案堪称佼佼卓荦者。你若开卷披阅，不禁会被叶桂粲然的灼见、精湛的析理、贴切的方药所折服，而且随着遐思神驰，你可进而悟出宝贵的思路，解决平时苦心经营且又不能收效的难题。这就是我向大家介绍和推荐这个治案的目的。

何谓然粲然灼见？论治久病入血，古已有之。然而，如此概括地、深邃地在短短 200 字中揭示出整个络病的症、因、脉、治，实属罕见。学术须重渊源，但不为旧说所囿，结合自己的实践，寻辟蹊径，另抒己见，则尤为难能，古人所谓：不相撏拾，却相发明也。本案之"灼"、之"綮"就体现在这里。

如有关气病在先，血病在后的机理，《难经》已有论及，其二十八难曰："气留而不行者，为气先病也；血壅而不濡者，为血后病也。"说明疾病的一般发展层次为先气后血。叶氏在此基础上又加发挥，引申成"初为气结在经，久则血伤入络"，明确了气损经在先，血伤络在后的疾病传变顺序，突出了"络病"的概念。

当然，气血经络之病焉能截然分割？经病气结，何尝不影响营血的运行，导致血络的瘀滞；络病血伤，岂有气行独畅，经脉无累之理。但是叶桂所谓"在经""入络"则是重新赋予了特殊含义的病证称谓，与温邪的入卫、气、营、血一样，指出了疾病的由浅入深、由表及里的传变过程。严格地讲，其只是提示着疾病的先后浅深顺序而已。

在络病的病因方面，叶桂较全面地总结了前人的学验，却又发前人所未发，提出了"阳气受伤"乃本病之症结，阳气之伤又由骑射驰骤、寒暑劳形所致；又曾点到一个"怒"字，说明在重视护养阳气的同时，须避免五志过极，以免"气血交乱"而进一步加剧病情。

考叶氏所阐述的经络病证的主要症状是新病胀痛无形为经痛；久病有形坚积为络病，与古人所指积聚诸病相合。如《景岳全书·积聚》云："盖积者，积迭之谓，由渐而成者也；聚者，聚散之谓，作止不常者也。由此言之，是坚硬不移者，本有形也，故有形曰积；或聚或散者，本无形也，故无形者曰聚。诸有形者……旋成癥块者，皆积之类，其病多在血分，血有形而静也；诸无形者，或胀或不胀，或痛或不痛，凡随触随发、时来时往者，皆聚之类，其病多在气分，气无形而动也。"

那么叶氏的灼见又表现在哪里呢？络病范围很广，有形血积固帽亥其中，然又不为积病所限，其如各种久痛、部分腹胀、发黄以及多种妇科疾患，叶桂皆以络病视之，从而将络病阐述成为一种富于临床现实意义而前人未曾详论的独特病证，在这方面，叶氏之功不可泯。

具体言之，在久痛方面，可涉及全身，如"肝络凝淤胁痛""肝阳犯胃络"则心下痛、胃脘痛，肝肾络病则腰痛等，其疼痛的性质，既可呈针刺样，又可为"刀留""板痛"等状，这些疼痛可不见外形之坚积。

又如腹胀一症，临床常主以气病。叶桂在治徐姓小儿腹胀一案中指出："余谓气分不效，宜治血络，所谓络瘀则胀也。"发黄亦有属络病者，他曾说："久痛必入络，气血不行，发黄，非疸也"，这乃叶氏的卓见，将络病与湿热黄疸明确地区别了开来，络病之发黄常有一个脘腹久痛或剧烈疼痛的过程，而寻常黄疸则以湿热交蒸为病理特点，叶氏的这种鉴别诊断，在今日临床也可资借鉴。

治疗络病，叶桂对时医的错误用药深为不满，"寒温消克，理气逐血，总之未能讲究络病工夫。"可知一般寒热气血之药，俱非中的之治。其认为此病"邪非在表"，故"散之不解"；"邪非着里"，故"攻之不驱"。其邪伏匿于血络深邃之所，然与"入脏腑者有间"，所以攻补消磨皆难弋获，即使稳妥如扶正祛邪，亦无裨益，所谓"补正却邪，正邪并树无益"，从而藉仲景之名，提出了著名的通络法。

对此徐灵胎氏颇有微词，"久病必当兼补"，其意指入络既为久病，正气必惫，怎可舍补而侈言通络。其实在中医学术的发展史中，叶氏堪称擅补之巨擘，他所屡屡强调"治体"，即体现了其重视扶正的医学思想，这在他医案中是常见不鲜的，如"只要精气复得一分，便减一分病象""久病以寝食为要，不必汲汲论病""无暇理病，存体为要"等。

然而，唯独却在治疗络病是一个例外。以搜邪通络为主治法则，原因何在呢？叶氏在治疟疾某案时曾经指出："上年温养，辛甘久进，未见病去，其治体之法，谅不能却……其为气血久阻为郁，议用通络法。"看来，他是在吸取了治体无效的经验教训后，反复探索，才巩固了"通络"的观念。当然，通络并不排斥补法，但着眼在"通"字。

如何通络呢？首先他效法仲景垂范，称："考仲景于劳伤血痹诸法，其通络方法，每取虫蚁迅速飞走诸灵，"实指大黄䗪虫丸、鳖甲煎丸中的虫蚁类物，藉以潜入络脉深邃之处，搜剔病邪。其弟子姚亦陶尝谓："……久则血伤入络，辄仗蠕动之物，松透病根，是又先生化裁之妙，于古人书引伸触类而得。"至于虫蚁治病之机理，清·董西园《医级》云："……取飞潜动跃之物为用，借其体阴用阳之功，俾得入阴而转旋阳气，庶可冀入阴通阳，以消解此坚顽深固之痼疾也。"盖虫蚁以血肉为阴质，逞动跃为阳用，故能深入络隧，剔邪外泄。仲景上述两丸中之虻虫、水蛭、蛴螬、䗪虫、鳖甲等，俱被叶氏奉为通络之要药。

此外，他还广泛地撷取了历史其他医家的用药经验，如《普济本事方》的麝香丸（川乌、全蝎、黑豆、地龙），《济生方》的青龙妙应丸（穿山甲、全蝎、地龙、麝香、草乌、没药、乳香、松香、白僵蚕、五灵脂）等，充实对络病的治疗。

虫蚁药之外，叶桂治络还有一个特点，即强调用辛，所谓"络以辛为泄"，持之以开发郁结，宣通血气。然泄络之辛与发汗之辛有间，因"辛气最易入表"，故羌、独、麻、细、荆、防之类俱非所宜，唯取辛味之"宣络者宜之"，常用如当归须、桃仁、香附、柏子仁、青葱、茴香、薤白汁、降香等。辛润者，则宣而濡燥，缓中泄邪，可免久病阴亏不宜香燥之虞。

本案既反映了此辛泄而又润泽的特点，又因宿积已久，癥结坚固，故在虫蚁辛通之外，又佐入牡蛎、夏枯两味，以消散坚积，其用药则可称丝丝入扣、灵思周匝矣。

以丸代煎者，盖络病正虚，不任汤剂荡涤，急切邀功也。

叶桂是清代誉驰医林的名家，《清史稿》曰："大江南北言医，辄以桂为宗。"其治络的灼见，当然更不胫而走，广为传布，引起了医家们的关注。据俞震在《古今医案按·积块》中记载："予曾亲见叶先生治一妇，产后郁恼，左边小腹结一块，每发时小腹胀痛，从下攻上，膈间乳上皆痛，饮食入胃即吐，遍医不效。先用炒黑小茴香一钱，桂酒炒当归二钱，自制鹿角霜一钱五分，生楂肉三钱，川茸八分，菟丝子一钱五分，水煎送阿魏丸七分，八剂而愈，次用乌鸡煎丸原方半料，永不复发。又一人疟疾补早，左胁成痞，连于胃脘，按之痛甚，用炒桃仁为君，佐以阿魏、穿山甲、鳖甲、麝香丸服，全消。此二条较之《临证指南》所载者为更佳。"这是目睹之验，故尤足证信。

业经叶氏阐述，遂使络病证治，从此深入人心，每被后世医家广泛应用于临床，并给予无穷的启迪。如吴鞠通有治脐右坚积兼咳之案，云："此证不必治咳，但宣通肝之阴络，久病在络故也，使浊阴得有出路，病可自已。"（见《吴鞠通医案·积聚》）治亦踵叶意，持辛润为主。

又尤在泾亦善承其余绪，其案曰："络病瘀痹，左胁板实。前年用虫蚁通血，升降开发已效，但胸脘似是有形，按之微痛，前药太峻，兹用两调气血，以缓法图之。醋炒延胡、姜黄、阿魏、桃仁、生香附、麝香、归须，为末蜜丸"（见《静香楼医案·痞癖门》），和叶氏论治如出一辙。

近代医学家章次公氏，善治杂病，辄奇中，其治疗诸痛证的经验，亦受到叶桂的启迪，存案颇多。如"王××女头痛达十年之久，作辍无常，痛剧则呕吐频作，彻夜不寐，痛苦不可名状，治风当先治血，古有明训，但追风通络之药，更不可少，炮附块一两、当归一两、川芎六钱、枸杞六钱、天麻六钱、蒿本六钱、大蜈蚣十条、全蝎八钱、半夏六钱、黄芪一两、枣仁六钱、云苓六钱、白术六钱，上药共研细末，每饭后各服一钱，一日三次。"
据称仅服二料，即告痊愈。

叶桂此案除医理之外，在行文方面也具有感人的艺术魅力，朴质真切，清新自然，一洗雕饰颓风，这也许是本案之所以令人久读而不能释卷的另一原因吧！

第七篇

攻击宜详审，正气须保护
——读丹溪治叶仪痢案

"叶先生名仪，尝与丹溪俱从白云许先生学。其记病云：岁癸酉秋八月，予病滞下，痛作绝不食饮，既而困惫不能起床，乃以秅席及荐，阙其中而听其自下焉。时朱彦修氏客城中，以友生之好，日过视予，饮予药，但日服而病增，朋游哗然议之，彦修弗顾也。浃旬病益甚，痰室咽如絮，呻吟亘昼夜，私自虞，与二子诀，道路相传谓予死矣。彦修闻之曰：吁！此必传者之妄也。翌日天甫明，来视予脉，煮小承气汤饮予，药下咽，觉所苦自上下，凡一再行，意泠然。

越日遂进粥，渐愈，朋游因问彦修治法，答曰：前诊气口脉虚，形虽实而面黄稍白，此由平素与人接言多，多言者中气虚，又其人务竟已事，恒失之饥而伤于饱，伤于饱其流为积，积之久，为此证。夫滞下之病，谓宜去其旧而新是图，而我顾投以参、术、陈皮、芍药等补剂十余帖，安得不日以剧，然非浃旬之补，岂能当此两帖承气哉？故先补，完胃气之伤，而后去其积，则一旦霍然矣，众乃敛秅而服。"（《古今医案按·痢》）。

这个病案是患者叶仪记录同窗朱彦修为其治愈重证痢疾的经过。丹溪在《格致余论》中亦曾收载："叶先生患滞下，后甚逼迫，正合承气证，予曰：气口虚，形虽实而面黄稍白，此必平昔食过饱而胃受伤，宁忍一、两日辛苦，遂为参、术、陈皮、芍药等补剂十余帖，至三日后胃口稍完，与承气两帖而安。苟不先补，完胃气之伤，而遽行承气。吾恐病安之后，宁免瘦惫乎？"两案对照，除服补日数略有出入外，余皆悉同。本案虽系常见病证，然而寓意甚深，富于临床现实意义，值得探讨。

痢疾一证，古称肠澼、滞下。究其起病，一般常责诸外因，有强调运气者。如张景岳云："痢疾之病多病于夏秋之交，古法相传皆谓炎暑大行，相火司令，酷热之毒，蓄积为痢。"（《景岳全书·痢疾》）有归咎于"饮食不节，恣食生硬瓜果鱼肉黏腻等物，积聚不化"（《管见良方》）所致，故素有"无积不成痢"之说。治疗亦以通因通用、推荡祛滞为大法，垢积得去，可免遗患。

《普济本事方》所谓："大凡痢有沉积者，不先其去积，虽安暂安，后必为害"；严用和论析更明确："痢疾多因饮食停滞于肠胃所由致，倘不先以巴豆等剂，以推其积滞，逐其邪秽，鲜有不致精神危困、久而羸弱者。"（《济生方·痢疾论治》）古方祛邪，寒积每用巴豆，如三物备急丸、干姜丸等；热积多用大黄，除承气法外，《保命集》设单味大黄汤及芍药汤，《先醒斋医学广笔记》载大黄丸（大黄、芍药、甘草、槟榔、木香、枳壳），《经验良方》有神妙散（大黄、人参、枳壳、麻仁）等，皆前人治痢的常用方药。

然而，作为一代名医的朱丹溪在治疗中却出人意表地未径投攻剂，这颇令人费思索。此时患者的病情不可谓不急，腹痛、里急后重，数数如厕以致登圊不及，只得开洞于衣褥，听凭自下，窘迫到了极点。在这种情况下，丹溪竟悖常法而治以参、术等补剂，岂非犯了实实之戒？何况病者"日服而病日增"，无怪"朋游哗然议之"了。

问题在于众人诧议之处恰恰正是丹溪立异鸣高的地方，他何尝不知邪积致痢之理？何尝不识资粮助寇之弊？又何尝不恤昔日好友之苦楚？但是，其比众人看得更深，洞察到在邪积的背后，已潜伏有胃气垂败的威胁，种种迹象如不食、困惫、痰涌、气口脉虚等，都已有所提示了。兼之，叶仪平素善言，饥饱无常，中气之虚已萌于未病之先，倘此时一味攻伐，纵朋游之议可免，病痛或可暂时稍减，而正气之戕伤则势所必然，从此就后患无穷了。

丹溪分析本案病因病机，与寻常观点相左，认为中虚乃症结所在，由于脾胃先虚，运化无权，水谷之气下流，"流为积，积之久为此证"，这里他从正虚认识病机，别具卓见地将普通痢疾的病理观点颠倒了过来，充分体现出丹溪的才高识妙，其实也正反映了祖国医学重视内因的特色。

炎暑酷热，人皆在气交之中，为什么有发病、有不发病呢？临床多见有人恣啖生冷肥甘而一无所苦，也有偶食不慎即致痢下无度者。显然，徒恃外因是难以解释的，外因之外，更不容忽视内因。丹溪则内外综合剖析其因，他说："（痢）多由暑月脾胃气虚，饮食伤积所致。"（《丹溪心法附余》）寥寥数语已将痢疾的重要病因揭示于人，诚属难能可贵。

由于本案以中虚为主，故毅然进参、术，丹溪料其胃气必能渐次来复，在扶正的过程中虽病痛或一时有增，但根蒂固则然后荡涤可行。丹溪在此关键时刻，把握得定，略无踌躇，虽道有所闻而力辟其讹。翌晨视脉后一鼓推荡之，果然覆杯有效，病遂告瘥。尽管本案以承气收功，但参、术为砥柱，"非浃旬之补，岂能当此两帖承气哉"。丹溪此案，更易治痢常法，挽救了一痢疾危证，显示出其非凡的胆识。

俞震颇心折于此，把其列于《古今医案按》痢疾门之首，以垂范后世。

需要指出的是先补后攻究非丹溪治痢之常，他在《局方发挥》中说："若滞下……或脓或血，或脓血相杂，或肠垢，或无糟粕，或糟粕相混，虽有痛、不痛、大痛之异，然皆里急后重，逼迫恼人，考之于经，察之于证，似乎皆热证、实证也。"既皆实热，自当以承气攻下为主了。

这个观点曾被景岳病诟："观丹溪泻痢一证，属热者多，属寒者少……皆大谬之言，不可信之。"（《景岳全书·痢疾》）景岳的指责是不公允的，因为丹溪在紧接前文之后又补充："余年来涉历，亦有大虚大寒者，不可不知。"明确地点明了痢疾有实热虚寒之别，但以前者为主，后者为次，医者必须通常达变，圆机活法。本案即是丹溪"涉历"既深后变法治痢的一个临证实践。

《景岳全书》在论述病因和治则时曾说："倏忽间每多三因难测之变，此执持中不可无圆活也，圆活宜从三思，执持须有定见，既能执持，又能圆活……。"实倒真正体现了丹溪的治痢心法。

朱丹溪是我国医学史上著名的养阴论者，然从本案看，他既擅补土又长攻邪，补土于人所不补，攻击于人所不攻，其高明处正由他荟萃众长、淹通诸家所得，丹溪自谓遍读"河间、戴人、东垣、海藏诸书"，中年后复从师罗太无而得其真传，这对他学业的进步具有重要影响。

罗氏深得刘完素、张子和之学，又旁通李杲理论，所以既认识到攻邪去病的重要性，兼注意及必须以禀气壮实为前提，从邪正两个方面总结治疗经验，纠正了妄攻与漫补之偏，发展张、李之术。

丹溪治痢案与罗氏学验是一脉相承的，罗氏治病憎邪实而正虚，欲攻不能，先以牛肉、猪肚等食养之，俟形苏然后为攻，丹溪治痢先以参、术等扶养脾胃，土气充复后，再用承气下之，两案对照，有异曲同工之妙，丹溪治案之源亦由此清晰可辨。

二十世纪五十年代我曾从妇科名医朱小南先生游，某次随师出诊视一重证，患者系青年妇女，经事不调，半年不行，腹胀便涩，形容枯槁，肌肤甲错，下午发热汗多，杳不思纳，气短神惫，苔腻舌红嫩，脉浮大而数，重按无力。时先生命我试先拟方，我以为此系瘀血内结之干血劳证，由情怀怫郁、气滞血瘀所致，当以疏肝理气，活血破瘀为治，建议用逍遥散合大黄䗪虫丸。先生沉吟良久，称此其证而非其体，体惫至此扶养犹恐不及，怎堪任此虎狼药。朱师先以好言抚慰患者，称病必能愈，但须舒畅怀抱，并嘱其每餐当食，患者厌粥饭，唯思韭芽，医者与家属俱止之，朱师称："所思即食，于病无碍。"处方只与补中益气汤七剂。时我颇不解，又不敢多询。

二诊后证情如旧，胃纳稍佳，精神略增，间亦下床活动。先生仔细诊脉后，与桃仁承气汤三剂，泻下黑色秽结甚多，腹部顿舒。后调养气血三月，月事恢复正常。我又追询其治，朱师说："此丹溪法，你要牢记之。"二十余年来，此案此法常萦回心胸，验之临床，亦略有体会。

记得昔年曾治一慢性腹泻患者，每日下利三、五次，量不多，便滴伴有黏胨，腹胀痛，困惫萎顿，脉虚弦，苔白腻，我诊其为寒积痼冷结于胃肠，法当温下，与三物备急丸六分，嘱临卧吞服，药后一小时许，腹绞痛殊剧，旋水泄如注，不能自止，通体大汗，患者惶恐急赴××医院急诊，经输液、止泻、解痉后缓解。后来复诊，我自知有急切邀功之失。详为诊视，病证依旧，日水泄多次不畅，神困脉虚大，遂着意调养脾胃，与香砂六君、参苓白术等出入。数周后纳增，精神渐佳而腹泻未愈，又再次议下，患者犹豫，遂告以因邪致病之理，回肠屈曲，寒积坚踞，积不去则病不除，今体气恢复，当峻下以铲除病根，幸勿失时机。患者勉强应诺，投香砂六君合备急丸，药后下秽积一便盂，秽臭不堪闻，腹部舒适，得未曾有。从此泄止，旧病若失。

　　此案前诊，虽邪结于肠，但脾胃衰惫，无以载药力，浪攻则直下，积滞不去，徒伤正气，以致治疗失败；后诊邪积如旧，而正气已复，堪任药力，所以峻攻而建树。年来研读《格致余论》及俞震所选治案，方始悟所谓"攻击宜详审，正气须保护"（《格致余论·张子和攻击注论》），此乃"丹溪法"的妙谛。

第三部分

随 笔

第一篇

《黄帝内经》概述

　　《黄帝内经》是我国现存最早的、全面总结了秦汉以前医学成就，并奠定了中医学理论基础的一部医学经典文献。

　　《黄帝内经》包括《素问》和《灵枢》两部书。晋代著名医学家皇甫谧谓："按《七略》《艺文志》《黄帝内经》十八卷。今有《针经》（即《灵枢》）九卷、《素问》九卷，二九十八卷，即《内经》也。"（《甲乙经序》）

　　是书名冠"黄帝"，内载黄帝、岐伯等君臣问答之辞，果是黄帝时代的著作吗？早在宋代已有学者认为"黄帝亦治天下，岂可终日坐明堂但与岐伯论医药针灸耶？此周、汉之间医者依托以取重耳"（司马光《传家集》卷六十二）；高保衡等奉敕校正医书时虽然仍坚持"非大圣上智孰能知之"的说法，却也提到学术界"或曰：《素问》《针经》《明堂》三部之书非黄帝书，似出于战国"（《校正黄帝针灸甲乙经序》）的另一种看法，可见当时对其撰著者及成书年代已有纷争。

　　现在对《内经》的撰著年代虽尚无确切的材料认定，但比较一致的看法是其大约撰于战国末期，在辗转传抄的过程中又攙入了秦汉医家的学识见地及部分作品。首先提出这一看法的是元人吕复，他认为：《内经素问》……观其旨意，殆非一时之书，其所撰述，亦非一人之手。刘向指为诸韩公子所言，程子谓出战国之末，而其大略，正如《礼记》之萃于汉儒，而与孔子、子思之言并传也（元戴良《九灵山房集》集二十七引）。

所以，这部煌煌巨著集先秦医学之大成而承两汉医家之心传是集体智慧的结晶。至于托名黄帝所撰，从《汉书·艺文志》可知，亦非仅医之一家，诚若《淮南子·修务训》所分析的，是由于"世俗人多尊古而贱今，故为道者必托之于神农、黄帝而后能入说"的缘故。

《内经》的内容十分丰富，其从阴阳五行、五运六气、脏腑经络、病因病机、诊法治则、针灸方药、摄生预防等诸方面，对人与自然、生理与病理以及各种疾病的诊断、治疗、预后等作了全面而又系统的阐述。

《内经》最大的特点就是在前人认识客观世界的基础上将人的生命活动置于自然界中加以考量，在研讨"天""地""人"三者间相互关系的过程中，创建了阴阳五行、脏腑经络、精气神等各种医学模式，以演示其运动变化的规律，从而形成了独具特色的中医学理论体系，为中医学的发展奠定了坚实的基础。

我国医学的发展史充分显示了《内经》存在的价值和时至今日学医者仍需研习不辍的生命力。这是因为中医学任何一种学术理论或流派的崛起，无不起源于《内经》；当代生命科学、医学以及其他相关学科某些新的思想、观念也或多或少可从其博大精深的论述中获得有益的启迪或新的发现。

　　《内经》的基本内容大致可概括为藏象、病机、诊法、治则、运气等学说。

一、藏象学说

　　也称为"脏腑经络学说"，是中医研究人体生命活动，尤其是脏腑经络等组织器官生理现象及其活动规律的基础医学理论。藏象学说的形成建筑在古人的解剖学知识和临床治疗的实践基础上，如《灵枢·经水》篇讲到了八尺之士的体表组织"可度量切循而得"，这就成为观察疾病外在反映征象，确定经络经筋的起止分布和针灸穴位、骨性标志等体表解剖知识的由来；"其死可解剖而视之"则为了解脏腑组织形态、血脉的清浊长短、气血的多少等组织解剖学知识提供了依据。

　　有学者将《灵枢·肠胃》篇所载消化道的长度和近代《人体解剖图谱》的消化道长度作一比较后发现，其所记载的食道和肠道长度的比例十分接近（前者为1:36，后者为1:35和1:37）。在这种细致的解剖学观察的基础上，《内经》正确地记载并论述了人体内脏器官的位置、形态、生理功能等。如认识到心脏是血液运行的主宰中心，血有清浊之分，通过"肺朝百脉"的作用流贯于全身，"如环无端"地周行不止；心脏的搏动情况则可从"寸口脉"和"虚里"等处测候，较十三世纪阿拉伯医学认识血液小循环、十六世纪西方提出血液循环的概念早了近二千年。

又如其对人体的呼吸、消化、运动、生长发育、体内物质的生化代谢等生理功能以及各内脏器官在这些生理活动中的作用都有相当正确的认识。更为可贵的是，在中医阴阳五行、天人相应、整体运动等思想观念的指导下，建立了一个以五脏为中心，在精气（包括血、津液）的升降出入运动中，通过经络系统的联系而构成的人体生理系统模式，从而形成了独具特色的中医生理学——藏象学说。

这一生理系统模式的最大特点就是五脏相对自成体系，每一脏腑体系在人体生理活动中又各司其职，以各自不同的活动方式参与机体的整体生理活动，并通过其自身的经络主司体表特定的直接络属的组织器官功能活动；五脏系统之间又存在着相互协作、相互制约的生理关系，使人体形成了一个有机的生命整体。《内经》的藏象学说是中医生理学的基石，主导着后世医家对人体生理功能的基本认识。

二、病机学说

所谓"病机"，就是指疾病发生和变化的内在机理。《内经》的病机学说可概括为三个方面。

其一为"发病"说，即疾病的发生机理，《内经》认为主要取决于人体正气的强弱和外界的致病因素两个方面。正气充盛，虽有疾病的流行，亦不罹病，因此《灵枢·百病始生》篇指出："风雨寒热，不得虚，邪不能独伤人。"故善于摄养，保存正气乃是防病之关键。《素问·上古天真》所谓："恬澹虚无，真气从之，精神内守，病安从来。"相反，如果正气虚弱，邪气便乘虚而入，导致发病。《评热病论》曰："邪之所凑，其气必虚。"

其二为"病因"说。《内经》病因主分内、外两大类，《素问·调经论》曰："夫邪之生也，或生于阴，或生于阳。其生于阳者，得之风雨寒暑；其生于阴者，得之饮食起居，阴阳喜怒。"前者外感，后者内伤，此为中医病因说之嚆矢，后世医家无不遵循，陈言"三因说"、李杲"辨内外伤"皆由此而发。

其三为"疾病传变"说。疾病的传变十分复杂，《内经》从阴阳、内外、寒热、虚实来归纳病变，大开后人辨识之法门。以阴阳言，《素问·太阴阳明》篇曰："犯贼风虚邪者，阳受之；食饮不节、起居不时者，阴受之。阳受之则入六府，阴受之则入五脏。"说明外感病多先伤阳腑，内伤病多先伤阴脏。

以内外言，《素问·至真要大论》曰："从内之外者，调其内；从外之内者，治其外。"内外病变皆须明其本，治病必求诸本。

以寒热言，常由阴阳偏胜所引起，《素问·调经论》云："阳虚则外寒，阴虚则内热，阳盛则外热，阴盛则内寒。"

以虚实言，《素问·通评虚实论》曰："邪气盛则实，精气夺则虚。"阴阳、内外、寒热、虚实的变化纵横交叉，贯穿一起。

《内经》的这些病机理论对后人启迪无穷，以之灵活应用于临床，常能把握病变之本而给予正确的治疗。

三、诊法学说

《内经》诊法的主要内容为望、闻、问、切，乃后世诊断学之渊薮。《素问·阴阳应象大论》云：善诊者，察色按脉，先别阴阳。审清浊而知部分，视喘息、听声音而知所苦，观权衡规距而知病所主；按尺寸、观浮沉滑涩而知病所生。以治则无过，以诊则不失矣。

望诊通过望神色、形态、舌苔来分析疾病的性质、部位和转归等大体情况；闻诊包括闻声音和嗅气味；问诊则强调"必审问其所始病，与今之所方病"（《三部九候论》）、注意病史采集和掌握今病的临证表现；切诊《内经》分"切脉"和"切肤"两部分，切脉又分三部九候遍诊法、人迎寸口诊脉法（即今寸关尺三部诊脉法）、诊胃气等诸法，其中不少诊法具有重要临床现实意义，迄今为医家所循用；切肤是按上肢自尺泽至寸口的一段肌肤，故又称"调尺"，大都为切脉诊疾之辅助。

四、治则学说

《内经》认为临床疗效的好坏一方面取决于把握病证的病机，求其致病之本；另一方面则在于医者能否根据患者的病情施以各种不同的治疗方法。《内经》载述的治疗手段有养生（包括气功、导引等）、针灸、按摩、药物、醪醴（药酒）等。采用何种措施治疗疾病，就应该根据病情变化和患者的体质、气候、地理环境等因素确定正确的治疗原则。

《内经》的治疗大法最重要的有三条，其一是"治未病"，包括未病则防病，如养生导引以强身防病等；已病则防变，所谓"发于机先"，从疾病的发展趋势，安其未病之处以扭转病势，促其向愈。其二则是正确处理标本先后缓急。所谓病因为本，病证为标；先病为本，后病为标；正气为本，邪气为标；患者为本，医工为标等。急则先治其标，缓则治其本，根据标本缓急决定病治的先后主次。其三则为辨证立法，即以病证寒热虚实性质，合之病位、体质、天时、地理拟定具体的治则，诸如寒则热之，热则寒之，虚则补之，实则泻之，高者越之，下者引之等，垂范千古，诚为后世医家治病之圭臬。

五、运气学说

亦称"五运六气学说"，是研究自然界与人的关系，尤其是自然界气候的常变对人体生理、病理影响的变化规律，并试图按照这些规律指导人们趋利避害、防病治病。"五运"即以十天干（甲、乙、丙、丁、戊、己、庚、辛、壬、癸）化为土、金、水、木、火五运，"六气"就是用十二地支（子、丑、寅、卯、辰、巳、午、未、申、酉、戌、亥）配合三阴三阳化为君火、相火、湿、燥、风、寒六气。"运""气"相合，根据一定的演算方法即可分析和推测各年气候变化及疾病流行情况。

《内经》的运气学说认为自然界的气候变化有周期性的规律，人体的病理变化也相应地具有明显的规律，在运气太过与不及的年份这种变化尤为明显。近年来国际上新兴的"医学气象学"也开始注意到并研究气象变化同人类健康的关系，而二千多年前的《内经》早已进行了这方面的努力，并将人置身于"天地气交"之中去考察自然环境对人的生理、病理方面的影响，而且由此确立了一整套推测和计算的方法，令人叹为观止。

国内学者为了证实五运六气学说的客观性，分别对福建、郑州、天津等地的气象资料进行对比验证，结果发现其符合率为 60% ~ 87%，其中诸如中运、司天、在泉等符合率分别为 100%、96.6%、100%、98.3%，充分说明了运气学说的科学性。对其预测各年份疾病流行情况和发病率的研究验证工作也大致相符，为预测今后年岁的基本发病规律展示了诱人的前景。

《内经》中尚有许多奥秘有待进一步的探讨和研究，前人有"深山大泽，实生龙蛇"之比喻，以形容其珍异谲怪。相信随着现代科学的不断发展，这部秦汉以前的古代经典医著将更加熠熠生辉，造福于人类。

（潘华信　朱邦贤）

第二篇

煊赫一时的佚书《小品方》

　　《小品方》是晋代名医陈延之所撰写的一部方书，其精湛的医学理论和治疗经验对中医学术发展有重要影响，曾享盛誉于唐代。

　　宋·高保衡等在受朝庭诏命编纂、整理古医籍时曰："臣尝读唐令，见其制，为医者皆习张仲景《伤寒》、陈延之《小品》。张仲景书今尚存于世，得以迹其以为法，莫不有起死之功焉。以类推之，则《小品方》亦仲景之比也，常痛其遗逸无余。"（《校正备急千金要方后序》）可见，《小品方》在唐代医界很有学术权威性，能与被后人尊之为经典的《伤寒论》比肩，成为业医者的必修课程。

　　唐代学者孙思邈和王焘在《千金方》《外台秘要》中，皆撷取了《小品方》的学术精华。《小品方》又流传到国外而引起专家们的重视，日人丹波康赖于公元982年所编撰的《医心方》、朝鲜金礼蒙等于公元1443年所纂辑的《医方类聚》也都载述了《小品方》中不少珍贵的医学资料。

　　令人费解的是，曾经煊赫一时的《小品方》到了宋代却已亡佚而不传。北宋中叶，高保衡等作为官方的古医籍整理机构竟也无法找到其一个完整的本子，故有"痛其遗逸无余"之叹。

《小品方》的内容到底如何？成书于什么时代？历来是医家们欲解而不能的千古之谜。

按《隋志》载，其书凡十二卷。近悉日本《尊经阁文库》藏有《经方小品》古本残卷，昭和六十一年一月，小曾户洋氏将该本目录公诸学术界，其编次大致是：卷一至卷六为用药、制药法及内科诸病证的治方，卷七、卷八为妇幼科病证的治方，卷九为服寒食散后诸证治方，卷十为外、伤科治方，卷十一专述本草药性，卷十二为针灸要穴。这为我们研究《小品方》提供了方便。

至于《小品方》的具体学术内容则幸赖《千金方》《外台秘要》和《医心方》的存在，才使我们今日得以窥其精萃之一隅，根据这些有限的资料，大致可归结出《小品方》的几个学术内容和特点。

一、重视危重症的救治

中医在古代必须熟谙各种重危急症的抢救，临床任务远胜于今日中医门诊，这在《小品方》中也充分地反映了出来。对于溺死、自缢、误吞毒物、服毒、火烫伤等危急症，陈延之积有丰富的治疗经验。如疗溺死方有"屈死人两脚着人肩上，以死人背向生人背，负持走，吐出水便活"（《外台秘要》卷二十八）一法，应该说这种急救方法在当时是切实而有效的。

药物救治则更具学术价值，如疗伤寒、温病之瘀血内结者，陈延之主用芍药地黄汤（犀角、地黄、芍药、丹皮），疗效卓著，此方后被《千金方》转引而更名为犀角地黄汤，被广泛应用于临床而成为千古不朽的名方；又如治疗中风，《小品方》倡用小续命汤，迄今仍被医界奉为治疗外中风之圭臬。

又如对外感热性病的救治，陈氏重视探索其病之原，他不循旧轨，强调"伤寒、天行温疫为异气"，具体分别了伤寒、温病、暑病、时行病的不同发病情况，是为后世温病学家们所阐发的病原学说之嚆矢。

二、治疗力求简、廉、效

古人用药，每多选珍贵难觅之品，影响了实际治疗。有识之士如葛洪、陈延之等对此十分反感，主张用药须价廉、易得而实效。在现存的《小品方》中，药味大抵简当，单味的也不少。

如疗吐血，主用襄荷根一味，捣绞取汁一、二升；又如治泌尿道结石症的"治淋神方"，取车前子一味大量服之。经过临床的反复验证，这些经验都是令人信服的。

在针灸治疗取穴方面，他总结有近道、远道二法，"头病即灸头穴，四肢病即灸四肢穴，心腹背胁亦然，是以病其处，即灸其穴，故言有病者可灸，此为近道法也。远道针灸法，头病皆灸手臂穴，心腹病皆灸胫足穴，左病乃灸右，右病皆灸左，非其处病而灸其穴，故言无病不可灸也。"（《医心方》卷二引）

所谓近道法，即孙思邈发挥之"阿是穴"者。凡此诸法方便易行，非常适合于山居僻野者的救疗所需，备受后人注目。《小品方》的这种尚实精神，显然十分值得称道。

三、注重妇科疾患

《小品方》卷七为妇科证治专卷，其中不少见解和治方具有较高的临床价值。如陈氏强调妇女晚婚有益于固护肾气，并以此作为预防妇科疾病之前提："古时妇人病易治者，嫁晚肾气立，少病，不甚有伤故也。今时嫁早，肾根未立而产，伤肾故也，是以今世少妇有病，必难治也。早嫁早经产，虽无病亦夭也"（《医心方》卷二十一引）。这种见解在晋代是难能可贵的。

元代养阴名家朱震亨，力主晚婚、节欲，亦其余绪。尤引人瞩目的是陈氏在当时已在探索中止妊娠，《外台秘要》卷三十四引载其妊娠欲去胎方，"妊娠欲去之、并断产方：瓜蒌、桂心各三两，豉一升。"晚近妇产科临床以天花粉（瓜蒌根）引产成功，并展开专题研究，足证陈氏之说是经过了反复的实践而得出的经验总结，决非面壁虚构之辞。诸如此类的学验颇不少，值得进一步重视和研究。

正由于《小品方》具有这些熠熠生辉的特色，故能在魏晋以降的众多的方书中独占鳌头，得到"张仲景、《集验》《小品方》最为名家"（《校正外台秘要·孙兆序》）的美称，唐政府将其列为医者的必读书籍，缘由也在这里。

《小品方》到底成书于何时？历来学者们众说纷纭，莫衷一是，有谓西晋，有称晋代，更有人统称为六朝，这是学术界关注的另一问题。陈氏事迹，正史不载，稗史杂记亦未见之，给研究带来了困难。其实，按现存的《小品方》资料，仔细分析，大致确定其生活在东晋比较合理，理由有二。

《小品方》中载有治疗脚气病的较为详细的论治内容，如论述其证曰："或见食呕吐，憎闻食臭，或有腹内痛兼下，或胸中冲悸……或喜举体转筋，或两脚微肿，或直痹，或膝至脚不仁，时缓纵不随。"（《医心方》卷八引）这是作者业经反复观察和治疗此病后才获得的认识。

然而，脚气病的发生和流行当在西晋南渡之后，当时生活在中原地区的世家望族，为避免北方少数民族的统治，随晋室相率南迁，徙居到了皖、赣、苏、浙、闽、粤一带。由于饮食失调，水土不服，导致了脚气的发生。初病者常常不自觉，及发现自己的一些症状与别人一样时，方知自己生的是脚气病。

正如《小品方》所说："风毒中人，多不即觉，或因众病乃觉也。"（《医心方》）卷八引）从众病脚气的这一史料事实来看，《小品方》之撰写当在晋室南渡之后，此其一。

其二，据宋·高保衡、林亿等考证，齐、梁间陶弘景编辑《肘后百一方》时，已将《小品方》的一些内容收录在其中，而陶氏书是在"太岁庚辰"（公元500年）定稿，说明南朝齐前《小品方》早已盛行于医界。

又《小品方》在治疗下利方中曾言："江夏太守以此法治。"按史载东晋自元帝至安帝（公元317—418年）皆在江夏设郡，置太守职，迨宋武帝（公元420—422年在位）后即变制江夏太守为江夏王，以分封子孙，而《小品方》之说是陈氏以这种方法治愈了江夏太守的病。这两条资料又证明《小品方》的撰写当在南朝宋、齐之前。

晋室南渡之后，南朝宋、齐之前，那么其书之出于东晋也就没有疑义了。

晚近中外学者对《小品方》的研究犹方兴未艾，但是如果没有以古本《小品方》全文为依据，终难以得其窍要，所以我们同时又寄希望于考古发掘工作的深入开展。当年风靡一时广为流传的《小品方》幸存一部于地下是完全有可能的，如能重新出土，则其全部学术奥秘自可大白于天下，《小品方》之所以得到唐政府高度重视的不解之谜，亦当随之而被彻底揭开。

第三篇

闲话孙思邈的治学精神

　　孙思邈作为隋唐时代的一位医生，一千三百余年以来，广为人们所景仰和颂扬，并蜚声海外，成为一位著名的世界文化名人。孙氏成功的经验值得重视和研究。

　　孙思邈是京兆华原（今陕西耀县）人，其生卒年代有二说：一说为公元581—682年（隋开皇元年到唐永淳元年），另一说是公元541—682年。前说根据《旧唐书》所载思邈自云开皇辛酉岁（公元581）生的说法，然而，《旧唐书》所记思邈的行迹，却与此不符。如谓："周宣帝（公元579年在位）时，以王室多故，乃隐居太白山（终南山）。"依前说则孙氏尚未生，何以有退隐之事？

　　那么，《旧唐书》"思邈自云"是什么意思呢？清张璐在《千金方衍义》中解释："自云生于开皇，乃托辞也。"但不论生于梁还是隋，到唐高宗时，思邈已是德高望重的著名的长寿学者了。然而他又不愿以长寿自炫，正如王鸣盛在《十七史商榷》中所言，"思邈盖不欲以长生不死，惊骇世人，故自隐其年，而诡词云开皇辛酉生，"这是颇有见地的。所以医界多数学者趋于后说，即公元540—682年，整整活了一百四十余岁，这在我国历史记载上颇为罕见。

《旧唐书》曾载：孙氏"七岁就学，日讲千言"，有"圣童"之称；"弱冠善谈《老》《庄》及百家说，兼好释典"，说明青年时期的孙思邈学问已很渊博，对儒、道、释三家理论深有研究。在他的论著《千金方》中，既有受孔、孟之道影响的痕迹，又有不少宣扬"发大慈恻隐""普救含灵"的释家教义，更渗透着"清静无为"的老庄哲学思想，所以有学者称思邈乃三教合一者。

由于他博学多闻，品性高雅，深受数朝皇帝的赏识。隋文帝时，曾"征为国子博士"，孙"称疾不起"。隔了数十年，唐太宗即位后，亦仰慕其学识，召至京师，"嗟其容色甚少，谓曰：故知有道者，诚可尊重，羡门、广成，岂虚言哉？"（《旧唐书》）遂授以爵位，被思邈谢辞。显庆四年（公元659），唐高宗召见他，拜谏议大夫，仍"固辞不受"，被挽留在京都，直到上元元年（公元674）"辞疾请归"。

孙思邈在世时，受到当时不少学者、名人的尊重。如唐初魏征受诏主修齐、梁、陈、周、隋五代史，恐遗漏不全，曾多次趋访请教，思邈"口以传授，有如目观"。当时以善文、工书、有绝人之力而被称为"三绝"的学士宋令文，诗坛负有盛名的"初唐四杰"之一卢照邻，都曾"执师资之礼，以事焉"。显然思邈在当时确是一位学富思深、众望所归，而又性甘淡泊、不事仕进的学者。

思邈致力于医学研究，勤奋诚笃，终生未辍。正如他自己所言："青衿之岁，高尚兹典；白首之年，未尝释卷。"（《千金要方·序》）他认为医学是"至精至微之事"，不能以"至粗至浅之思"草率对待。强调学医必须博览群书，古代典籍如《素问》《针经》《甲乙经》《明堂流注》、张仲景、王叔和、阮河南等经方皆当深研。

而医书之外，他认为又要"妙解"《周易》及其经、史、诸子之说。只有这样广拓知识面，才能于"医道无所滞碍"而"尽善尽美"。可见他对学医的要求是很严格的，这对今天学医者而言也不乏借鉴意义。

思邈自己学医的态度也是十分认真而感人的。他曾说："至于切脉、诊候、采药、合和、服饵、节度、将息、避慎，一事长于己者，服膺取决。"（《千金要方·序》）其谦虚好学，精勤不倦的精神确实可贵。他最反对学医者浅尝辄止、沾沾自喜，认为如果"读书三年，便谓天下无病可治"，则必会陷入治病三年，"无方可用"的窘境。思邈此戒，已成为学医者的座右铭。

孙思邈论述医德，详备而精严，其《大医精诚》谓："凡大医治病，必须安神定志，无欲无求，先发大慈恻隐之心，誓愿普救含灵之苦。若有疾厄来求救者，不得问其贵贱贫富，长幼妍蚩，怨亲善友，华夷愚智，普同一等，皆如至亲之想；亦不得瞻前顾后，自虑吉凶，护惜身命；见彼苦恼，若己有之，深心凄怆，勿避险巇，昼夜寒暑，饥渴疲劳，一心赴救，无作功夫形迹之心。如此可为苍生大医，反此则是含灵巨贼。"（《千金要方》）这段话较全面地提出了医生所必须恪守的道德准则，已成为后世行医者的道德规范。

他认为"人命至重，有贵千金"，将自己的医著以"千金"命名，正是体现了这种崇高的精神境界。一千三百余年来，孙氏的这些论述在医界广为传颂。直到今天，在广大中医界还普遍存在着较为良好的服务态度和精神面貌，这与孙氏所提倡的传统医德是一脉相承的。

孙氏在医疗实践中又总结出了一句珍贵的名言："胆欲大而心欲小，知欲圆而行欲方。"（《旧唐书·本传》）强调医生治病既须郑重慎密、小心翼翼，又要大胆果断，毅然能决；在治疗实践中，要善于随机应变、灵活变通，而在品行修为方面，又须端方正直，一丝不苟地恪守医道准则，不可稍有偏离。

孙思邈生平著作甚丰，所撰《备急千金要方》及《千金翼方》两部医学巨著，为中医学典籍中不朽之作，广泛传播于海内外。此外，还著有《枕中素书》《孙真人卫生歌》《孙真人摄养论》《医家要钞》《五藏旁通导养图》《千金月令》《芝草图》《千金养生论》《养生要录》《真气铭》等，并注解了《老子》《庄子》等著作。在历代史志上署名孙思邈的著作有五十八种之多，其中有关医学的也逾四十余种。能确定为孙氏所撰者有二十余种，可惜余书多亡佚不存。

孙思邈的成功之路，是值得后人深思和借鉴的，而他治学之勤，业医之精，待人之诚，尤堪为师表。

第四篇

千金难求的《备急千金要方》

孙思邈以毕生精力撰写的医学巨著——《备急千金要方》，裒辑了我国唐以前的大量医学文献资料，将古代和当时流传的许多治病经验结合自己的心得体会载录成帙，垂范千秋。

宋林亿等在《新校备急千金要方序》中赞之曰："有唐真人孙思邈者……以上智之材，抱康时之志，当太宗治平之际，思所以佐乃后庇民之事，以谓上医之道……而乃祖述农黄之旨，发明岐、挚之学，经掇扁鹊之难，方采仓公之禁，仲景黄素，元化绿袟，葛仙翁之必效，胡居士之经验，张苗之药对，叔和之脉法，皇甫谧之三部，陶隐居之百一，自余郭玉、范汪、僧坦、阮炳，上极文字之初，下讫有隋之世，或经或方，无不采摭，集诸家之所秘要，去众说之所未至。"真可谓汪洋浩瀚，博大精深，成为我国现存最早的医学类书。

《千金》的价值在于其纠集前朝遗秘，使不少古代濒临失传的珍贵医学典籍得以保存下来，而使后人有幸一睹先哲的学术丰采；其继往开来，唐代医学在此基础上医风为之一变，开创了唐、宋医学的新风貌。在祖国医学宝库中，它是一颗熠熠生辉的璀璨明珠；在中医学术发展史上，是一座重要的历史丰碑，记载着古人的不朽业迹。

《备急千金要方》凡三十卷，收方五千余首，门类兼备，理法俱全。序例首载"大医习业"及"大医精诚"篇，强调为医必须业精心诚。其后顺序为妇、幼、七窍、诸风、伤寒、脏腑、外科、解毒、备急、食治、养性、平脉、针灸。既多祖述，又不乏己验，对中医学术发展有着深远的历史影响。

在养生方面，孙氏以道家所主张的"清静无为"作为主导思想，强调抑情寡欲、摄养自奉。强调"人之寿夭，在于摅节"，并以老子语通俗地说明摅节之重要："人生大限百年……如膏用小炷之与大炷"，倘"淡然无为"，便如同小炷焚膏，久燃而灭缓。他把这种主导思想称为"不死之药"。

此外，他又全面地论述了养生的具体方法，专篇讨论了"常欲小劳"、导引、按摩、内视调气、依时摄养、食宜、食养、服食、服水、房中等，较系统地总结了唐以前的养生学。

在外感病方面，孙氏有感仲景学术的湮没，而发"江南诸师秘仲景要方不传"之慨，致力于对仲景学验的搜集和整理，对《伤寒论》的成书和研究起着积极的作用。此外，他又悉心搜辑诸家方论，精选了华佗、王叔和、陈延之等名家的理论和治验，对后世温病学的发展有重大影响。

其中如载有华佗论温病发斑的资料，华佗认为发斑属胃热，分虚实二种，一由"热毒在外，未入于胃，而先下之者，其热乘虚入胃……胃虚热入烂胃也，其热微者赤斑出……剧者黑斑出"（《千金要方·伤寒》）；一由"病者过日，不以时下，则热不得泄，亦胃烂斑出"（同上）。此说后为叶桂发胃烂发斑名论所本。

孙氏十分重视"时行温疫"，详述四时五脏阴阳毒之证治（"青筋牵病""赤脉攒病""白气狸病""黑骨温病""黄肉随病"），所用药物皆采用石膏、大青、栀子、芒硝、生地、豆豉、黄芩、知母、升麻、羚羊角等寒凉之品，对后世治疫影响极大。宋代名医庞安时将孙氏上述资料收入《伤寒总病论》一书中，后人常误为庞氏之发明，思邈之功于此可见一斑。

孙氏又强调预防用药，《千金》中载述多种辟温方药，如屠苏酒、太乙流金散、雄黄散、辟温病粉身散、治瘴气方等，皆是古人防病经验的总结。其中屠苏散在日本早已广为沿用，形成风俗，迄今不衰。

思邈对杂病论治尤多贡献。如治疗中风，《千金》收载以驱散风邪为主的古方大、小续命汤等，被后世奉为治疗真中风的代表方剂。然而，孙氏个人对中风亦有建树，他强调劳心烦神、嗜欲妄念、摄养不慎为中风之病本，认识到正虚可直接产生内风，其证皆呈本虚标实（本虚为精气之亏，标实为痰热之盛）。

他指出"凡患风人多热""凡中风多由热起"，治疗主张先予清热涤病，宜竹沥汤（生葛汁、竹沥、生姜汁）、荆沥方（荆沥、竹沥、生姜汁）；接着宜服羚羊角、石膏、黄芩、芍药、升麻、地骨皮、地黄、天冬等平肝熄风、清热养阴之品。这些学验在当时都是卓然新见，说明早在唐代人们对内风证治已有所研究。

在虚损病证的治疗方面，《千金》组方偏杂是一个鲜明的特色。如在补益方剂中常加入一些祛邪药物，其中以防风、羌活、干漆、大黄为最多用。治疗五劳、七伤、诸虚不足、目视䀮䀮、耳无所闻的黄芪丸，方以人参、黄芪、石斛、当归、地黄、苁蓉、羊肾、枣膏等滋补为主，另参入防风、羌活、细辛、干姜、附子、桂心等；治劳伤的肾沥汤，在大队补养药中加入了一味干漆；治虚损羸瘦百病的大薯蓣丸中也增入了干漆和大黄。究其理则关键在于通，补而兼通，是谓通补，有补养正气、廓清余邪之长，可避留邪、腻滞不化之短。事实上纯虚证极少，故《千金》方颇切合于临床实用。

《千金方》的偏杂又表现在寒、温药物的同用，其大致情况有三种：

一以温阳散寒为主，济以苦寒清火，如"治久病虚羸，脾气弱、食不消"的温脾丸，组方以吴萸、桂心、干姜、细辛、附子温阳逐寒为主，济以黄柏、黄连、大黄的苦寒。清·张璐在《千金方衍义》剖析其义谓"非用三黄之苦寒，标拨上盛，则萸、桂、姜、附入胃先助上热"，就不能起到温补阳气的作用。

二以甘寒养液为主，佐以辛温开滞，如治"肺胃枯槁"的地黄煎，在地黄汁、麦冬汁、瓜蒌根、知母、鲜骨皮等甘寒濡润药中，佐入姜汁一味，取"辛以开结"意，可以宣通气机、发越怫郁。此法传诸后世，刘完素、朱震亨、叶桂应用颇得心应手，各多发挥。

三温补精气，济以养阴清热。如晋唐时常用的治男子风虚劳损方，方中有苁蓉、桂心、菟丝、巴戟等温补肾阳，又用生地黄汁、生地骨皮、生麦门冬汁、石斛等濡养阴液，适用于阴阳俱亏之证，对后人制剂阴阳互济，不无启迪。

在血证治疗中，《千金》侧重在消瘀、凉血、清热，常用犀角、大黄、生地、丹皮、桃仁、芍药等药，《小品方》的犀角地黄汤（原名为芍药地黄汤）即初载于此。《千金》又载录了不少临床确有实效的单方、验方，如"吐血百治不瘥、疗十十瘥、神验不传方"，由生大黄末和地黄汁两味组成，有令人意想不到的止血佳效，今日已得到了临床的科学验证。

在方剂学方面，《千金》集唐前方剂之大成，对方剂学的发展有不可磨灭的贡献。其成就大抵有二：

一是化裁仲景经方，以更切合于时用。根据临床实际病证，将仲景《伤寒论》中某些方剂加以变化，而扩展为一组类方。如当归生姜羊肉汤，《千金》则衍变为羊肉汤、羊肉当归汤、羊肉杜仲汤、羊肉生地黄汤、羊肉桂心汤、羊肉黄芪汤，既保持了仲景方的要旨，又扩大了应用范围，赋以新的生命力。又如小建中汤，《千金》则变化为前胡建中汤、黄芪汤、乐令黄芪汤、内补当归建中汤、内补芎䓖汤、大补中当归汤等。这种重视实践、学古能化、变革经方的创新思想，为后世医家所罕见。

二是《千金》为方剂之浩瀚汪洋，足供后人汲取、应用。《千金》中不少方剂成为后世医家习用的名方，如大、小续命汤及犀角地黄汤、紫雪丹、孔子枕中丹、肾沥汤等。

也有某些方剂被后人损益而定型为新的名方，如"治男子五劳六绝"的内补散（地黄、巴戟、甘草、麦冬、人参、苁蓉、石斛、五味、桂心、茯苓、附子、菟丝、山茱、远志、地麦），本是晋唐时流行的一张调补方，后为刘完素地黄饮子所本，移作治疗中风后瘖痱、瘫痪的专用方。又如生地黄煎（生地黄汁、生地骨皮、生天冬、麦冬、白蜜、竹叶、生姜汁、石膏、瓜蒌、茯苓、葳蕤、知母），明清诸温病家订制各种甘寒养液方，无有越其藩篱者。

但是，由于历史上的各种因素，《千金》其书自金元而至明清流传不广，一般临床医生很少有机会能得到，其书的完整面目及学术成就亦非人们所稔知，因此在中医学术的沿革中，曾经盛极一时的唐代医学在后世却反寥寂寡闻起来，远不能望金元医学之项背，这是对历史的曲解。

雄视千古、立异鸣高的清代杰出医学家徐灵胎在《医学源流论》评《千金方》中指出："仲景之学，至唐而一变……此医道之一大变化也，然其用意之奇，用药之功，亦自成一家，有不可磨灭之处。"其所谓"变"，实则是变革旧制，使之越出仲景之学的框架，而开创出一个繁丰尚实、保持着严谨的科学内涵的医学新天地，从而翻开了我国医学史上极其光辉灿烂的又一重要篇章。

《原病式》的奥义所在

《素问玄机原病式》是刘完素的主要医学代表著作，集中地反映了刘氏独特的医学思想，在病机理论方面尤多创新和阐发，对中医病机学作出了一定贡献，深得后人的重视。其主要内容大致可概括为如下几个方面。

一、脏腑六气病机学说

脏腑病机理论《内经》发其端，仲景在临症实践中光大之，华佗《中藏经》、王叔和《脉经》倡脏腑虚实为纲，孙思邈将寒、热二气移入脏腑辨证之纲，乃为脏腑六气病机理论之先驱。然而，孙氏凡言脏实必热，脏虚必寒，虚热和寒实的病机未曾言及。刘完素认为尚有未尽善处，指出："叔世不分五运六气之虚实，而一概言热为实而虚为寒。"（《三消论》）嗣后，唐太仆王冰曾提出过脏腑本气理论，要点是"物体有寒热，气性有阴阳……夫肝气温和，心气暑热，肺气清凉，肾气寒冽，脾气兼并之。"（《素问·王注》）用自然界六气说明人体五脏本气的性质，使脏腑之气与天地间运气统一起来。刘完素在上述有关理论的影响下，将人体脏腑虚实寒热的变化与五运六气密切结合，全面地提出了脏腑六气病机学说。

他认为脏腑的本气是肺气清、肝气温、心气热、脾气湿、肾气寒，如果脏腑虚实有变，则脏腑的相应之气也随之而发生变异，这就是刘氏的所谓"盖肺本清，虚则温；心本热，虚则寒；肝本温，虚则清；脾本湿，虚则燥；肾本寒，虚则热。"（《三消论》）脏虚所产生病变的性质与本气恰恰相反，脏实所出现病证的性质则是本气的加剧，由生理变成了病理。如肺本清，肺实则为肺寒；心本热，心实则为火热等。

需要说明的是，脏腑本气是指脏腑的生理特点而言，又称内六气，与外生六气有间，当然其又受到外六气的影响。故刘氏又曰："一身之气皆随四时五运六气兴衰而无相反矣。"（《原病式·热类》）

刘氏认为脏腑本气兴衰后，即产生脏腑病变，如"脾胃土湿也，湿气自甚则为积饮、痞膈，或为肿满，以燥药去其湿，是谓泻其脾胃之本也；或病燥热太甚，而脾胃干涸成消渴者，土湿之气衰也。"（《三消论》）说明脾胃水湿之气过旺，便成痰饮、水肿等病；水湿本气不足则为消渴。

在治疗方面，对脾土本气过甚者，治以温燥之药，除去其湿，对脾土本气不足者，予寒润药补阴濡燥，以补脾土之虚。故刘氏概括脾土病的治则是"补泻脾胃之本（气），燥其湿则为泻，润其燥则为补。"（《原病式·湿类》）

脏腑本气兴衰后，脏腑间的生理平衡遭破坏，可影响其他脏腑而引起疾病，故刘氏言："脏腑不必本气兴衰而能为病，六气互相干而病也。"（《三消论》如中风一证，他剖析其机理曰："中风偏枯者，由心火暴甚，而水衰不能制之，则火能克金，金不能克木，则肝木自甚而甚于火热，则卒暴僵仆。"（《原病式·热类》）说明中风的症结在于"心火炽盛"。

刘氏所阐发的脏腑六气病机学说以本气特性为纲，旨在说明每一脏腑的病变各有其特殊性和规律性，是研究人体生理、病理的一条重要途径。

二、亢害承制理论

《素问·六微旨大论》本有亢害承制说："亢则害，承乃制，制则生化，外列盛衰，害则败乱，生化大病。"又："相火之下，水气承之；水位之下，土气承之；土位之下，风气承之；风位之下，金气承之；金位之下，火气承之；君火之下，阴精承之。"阐明了亢害承制的性质和规律。刘完素结合临床，将亢害承制引申为剖析疾病的说理工具，从而衍化成一种特殊的病机学说。

刘氏指出："五行之理，微则当其本化，甚则兼有鬼贼，故经曰亢则害，承乃制也。"（《原病式·热类》）凡脏腑病变，一般情况下与脏腑本气兴衰的表现相符，如心气旺则热，土气旺则湿，肾气旺则寒，这就是他所谓的"本化"。但如果某气过旺的话，就会出现一种惑人的假象，即所谓"鬼贼"。

假象的表现是有规律的，"木极似金，金极似火，火极似水，水极似土，土极似木，故经曰：亢则害，承乃制，谓己亢过极则反似胜己之化"（《素问病机气宜保命集序》），说明某脏本气过盛，会出现一种胜制其本气的假象。如火旺极之反现寒冷，寒冷是假象，火炽乃其本质。刘氏认为应透过假象而把握其本质，说："俗流未之知，故认似作是，以阳为阴，失其本意，经所谓诛罚无过，命曰大惑。"（《原病式·热类》）

在治疗方面，则须泄其过亢之气以治本，绝不可为假象所惑而误治其标。刘氏对亢害承制理论的发挥不仅对病理变化的论证和疑似病证的真假作出了深刻的分析，而且为后世医界的诊断和治疗学提供了有益的启迪。

三、玄府闭塞论

玄府之论出诸《内经》，"所谓玄府者，汗空也。"（《水热穴论》）刘氏认为玄府不仅专指汗空，也不独具于人。"玄府者，无物不有，人之脏腑、皮毛、肌肉、筋膜、骨骼、爪牙，至于世之万物，尽皆有之，乃气出入升降之道路门户也。"（《三消论》）他将人体各种组织的腠理统称为玄府，营卫、气血、津液在人体腠理中的正常生理功能，被称为玄府"气液宣通"。反之，如果玄府闭塞，则气血津液不能宣通，脏腑器官也就不能维护其正常的生理功能而出现种种病理变化。

"玄府"闭塞的原因完素主要归咎于热气怫郁，"热甚则腠理闭塞而郁结也"（《原病式·热类》），玄府闭塞则气液不能宣通，诸病由作。刘氏在《原病式》一书中举阳气怫郁证有二十余种之多，诸如郁结、痞塞、肿满、泻痢、带下、淋闷、遗尿、结核、喉闭、耳聋、中风、热厥等。

在论泻痢燥渴时曰："湿热甚于肠胃之内，而肠胃怫热郁结，而又湿主乎痞，以致气液不得宣通，因成肠胃之燥，使饮渴不止。"（《原病式·热类》）又如论阳厥，由于阳气怫郁，阴阳偏倾，不能运于四肢；耳聋是水衰火实，热郁于上，而使听户玄府壅塞，神气不得通泄；目盲则是"热郁于目，无所见也"；遗尿不禁是"热甚客于肾部，干于足厥阴之经，廷孔郁结极甚，而气血不能宣通"（《原病式·热类》），故液渗入膀胱为遗尿。另外，感受寒邪亦可造成腠理闭塞，阳气怫郁而为热，刘氏也是用玄府闭塞来解释的。

玄府闭塞理论是刘氏在病机创新方面的一个重要内容，是他治病擅用寒凉通导药的理论依据所在。王好古在《此事难知》中评价其说曰："刘氏用药务在推陈致新，不使少有怫郁，正造化新新不停之义，医而不知也，是无术也。"

四、火热病机理论

刘氏所发脏腑六气、亢害承制、玄府闭塞诸说，都是说理演绎工具而已，归根到底，其都为火热病机的这个主题所服务。

脏腑六气说，刘氏的归宿点是"三焦无不足，肾脏难得实"。三焦主火，故凡三焦病证都是火热有余；肾脏主水，肾水难足，故其病亦皆为水亏火盛。亢害承制说之关键在于"火极似水"，即使见到寒冷之症，刘完素也可持其独特的亢害承制说将其作为火热病证对待，而玄府闭塞亦皆由热气怫郁所致。

所以通过上述诸说的系统阐发，其理论核心已不言而喻地结聚在火热两字上，在他的论著中，无不拳拳孜孜着意发发挥此题。《原病式》以《内经》病机十九条为纲，对火热病机大肆扩展，将《内经》原属火热的十五种病证增加为五十六种，并补燥邪病机一条，曰："诸涩枯涸，干劲皴揭，皆属于燥。"以拾《内经》病机所遗。所谓燥者，亦无非水衰火盛而已。

闸发火热病机的途径，刘主要有"六气皆从火化""五志过极皆为热甚""六经传受皆为热证"三条。

"六气皆从火化"言六气最后皆归转为火热，而火热又为其他诸气之本原；"五志过极皆为热甚"则指情志过剧，妄动而为火；"六经传受皆为热证"指伤寒六经病变，自始至终都属于热。

刘氏弟子马宗素在《伤寒医鉴·论六经传变》中进一步张扬师说："人之伤寒则为热病，古今一同，通谓之伤寒……六经传受，由浅至深皆是热证，非有阴寒之证，古圣训阴阳为表里，惟仲景深得其意，厥后朱肱编《活人书》，特失仲景本意，将阴阳两字释作寒热，此差之毫厘，失之千里矣。"在完素看来，凡伤寒三阴三阳病证，无不属热，故后世学者有称颂其为"温病学派之开山"。

刘氏诸说揭开了金元"新学肇兴"之序幕，大大促进了医学理论研究中的更新之风，使中医学术更趋深化和不断发展。

第六篇

《医门法律》的精要点

喻昌（1585—1664）是明末清初著名医家，与张璐、吴谦齐称为三大家。喻氏注重医学理论研究，富于创新精神，著有《尚论篇》《医门法律》《寓意草》等，其中以《医门法律》较为全面地总结了他的医学思想和治疗经验。该书的形式也很有特色，以论、法、律为纲进行论述，主题鲜明，内容扼要，受到后人的重视和好评。

《四库全书提要》云："……法者治疗之术，运用之机；律者明著医之所以失，而判定其罪，如析狱然。盖古来医书，惟著病源治法，而多不及施治之失；即有辨明舛误者，亦仅偶然附论，而不能条条备摘其咎。昌此书乃专为绳庸医误人而作，其分别疑似，既深明毫厘千里之谬，使临证者不敢轻尝；其抉摘瑕疵，并使执不寒不热、不补不泻之方。苟且依违，迁延致变者，皆无所遁其情状，亦可谓思患预防，深得利人之术者矣。"

由于《医门法律》能揭示时弊，击中要害，且多阐发富有新意的医学理论，故在清代流传甚广，几成师授弟子的必读书籍。

其重要学术思想大致反映在如下几个方面。

一、阐发秋燥，主张错简

秋伤于燥，除刘完素有"诸涩枯涸，干劲皴揭，皆属于燥"之说外，历代医家专论者甚少。喻氏对秋燥进行了深入的研究，认为燥与湿的性质截然不同，二气各主时令："燥之与湿，有霄壤之殊。燥者天之气也，湿者地之气也，水流湿，火就燥，各从其类。""春月地气动而湿胜，斯草木茂畅；秋月天气肃而燥胜，斯草木黄落。故春分以后之湿，秋分以后之燥，各司其政。"

《秋燥论》喻氏之论是针对《素问·生气通天论》"秋伤于湿，上逆而咳"和《素问·阴阳应象大论》"秋伤于湿，冬生咳嗽"而发，认为《内经》之"湿"字是错简，系"燥"字之误。他指出：春伤于风、冬伤于寒、夏伤于暑都是伤于主时之气，而燥为秋之主气，秋伤湿显然是不合逻辑的，故而强调："《内经》病机十九条，独遗燥气，他凡秋伤于燥，皆谓秋伤于湿，历代诸贤，随之作解，弗察其讹，昌特正之。大意谓春伤于风，夏伤于暑，长夏伤于湿，秋伤于燥，冬伤于寒，觉六气配四时之旨，与五运不相背戾。"（同上）大胆地指正《内经》之错讹，且言之成理，确属难能可贵。

根据临床实际，他把秋燥病证归纳为两大类表现，一类即《内经》所谓"燥胜则干"，在外则肌肤皴揭干枯，在内则精血枯涸，津液耗竭；另一类主要表现为燥邪犯肺。喻氏认为《素

问·至真要大论》所言："诸气膹郁,皆属于肺""诸痿喘呕,
皆属于上",俱指燥气犯肺,而决非伤于湿邪。如果肺气不燥,
那么肺气就能行清肃之令,达于全身,决不会出现肺气膹郁,
"惟肺燥甚,则肺叶痿而不用,肺气逆而喘鸣,食难过膈而呕出,
三者皆燥证之极者也"(同上),这些病理上的阐发是颇具特
色而不乏现实意义的。

值得指出的是,喻氏在"燥咳"的辨证方面,并不将其局
限在干咳无痰或少痰等表现,即使痰多、喘咳亦可由燥咳所致,
其特点为"伤燥之咳,痰黏气逆"(《医门法律·咳嗽续论》),
从而为据咯出之痰辨治秋燥病证开了一大法门。

鉴于历代治燥专方缺如,喻氏又自制清燥救肺汤(桑叶、
石膏、甘草、人参、麻仁、阿胶、麦冬、杏仁、枇杷叶)以主
治诸气膹郁、诸痿喘呕等证。其用意是使肺气得润则能行肃降
之令,治节有权则诸症自愈。此方数百年来为临床医家广泛采用,
疗效信而有征,备受推崇。

二、论述大气,维身之本

"大气"之说首见于《内经》。但其含义多端,或指太虚之气,
或指客邪之气,或直指宗气。《金匮》亦有"大气一转,其气乃散"
之说,孙一奎认为其即宗气。喻昌在前人论说的基础上加以深
入的阐发。在生理方面,他认为人体的一切活动以及生、长、壮、
老都与大气密切有关,他说"惟气以成形,气聚则形存,气散
则形亡。"(《医门法律·大气论》)人之有生和延续生命都

依赖于大气的支持，大气的具体生理功能是"统摄营卫、脏腑、经络而令充周无间、环流不息，通体节节皆灵者，全赖胸中大气为之主持。"（同上）大气主宰全身诸气，诸气只有在大气的统摄下才能各自发挥功能，协调其生理活动。

大气与宗气、膻中之气有什么区别呢？喻氏认为膻中是臣使之官，其功能很局限；宗气则有一定坠道，非洪蒙无际的大气所可比；喻氏所谓大气，实指"胸中阳气"而言，乃属生命活动的生发之本。

他举《金匮》"大气一转，其气乃散"说明大气的重要性，如胸中阳气充旺，就能温煦、布达全身、驱除阴霾邪气，促使疾病痊愈。喻氏此论对晚清张锡纯影响很大，张氏复加发挥，认为胸中大气即"上焦阳气"，并从临证角度强调"大气下陷"较之"中气下陷"危险得多，特拟升陷汤（生黄芪、知母、柴胡、桔梗、升麻）以治疗大气下陷证，虽属一家之言，亦可资临床参考，此即对喻氏学说的发展。

三、中风证治，内外兼究

在中风论治方面，金元之后，李朱之说盛行，"李东垣则主气为训，是气召风入，气为本，风为标矣；朱丹溪则主痰为训，是痰召风入，痰为本，风为标矣。"（《医门法律》卷三）喻氏对此颇不以为然，认为不当为二子之说所束缚，根据《内经》《金匮》的论述，他提出"窍空风中"的理论，举仲景侯氏黑散为治疗主方。

他说："驱风之中，兼填空窍，为第一义也。空窍一实，庶风出而不复入，其病瘳矣。古方中有侯氏黑散，深得此意，仲景取为主方，随制数方，补其未备，后人目睹其方，心炫其指，讵知仲景所为心折者，原有所本，乃遵《内经》'久塞其空，是谓良工之语耶？'"（同上），此即指正虚风中的外风而言。

自清叶桂以降，多侧重于内风论治，而侯氏黑散、大小续命汤、风引汤等古法几废。晚近有学者提出须重视外风论治，喻氏的独特见地值得借鉴和参考。

在论述外风的同时，喻氏亦不忽视内风，他说："外风暴发，内风易炽，热溉甘寒，避居密室，毋见可欲，毋进肥鲜，谨调千日，重享天年。"（同上）进而又云："世传中风之人，每遇外风一发，宜进续命汤以御之：殊为不然，风势才定，更用续命汤重引风入，自添蛇足也。惟用甘寒药频频热服，俾内不召风，外无从入之路。且甘寒一可息风，二可补虚，三可久服，何乐不用耶？"（同上）其所言实际内容已属水亏火炽的内风证。

他提出以甘寒药图本为主，可以"息风""补虚"，后人很少注意及此，独被叶桂培撅其旨。在《临证指南医案》中被称之为"甘味熄风"，并广为引申，以甘寒为主，兼有甘温、甘酸、甘辛、甘咸、甘濡等之分，此亦起源于西昌学术。

四、逆流挽舟，垂范仿学

对于夏秋间暑湿热交蒸的痢疾，喻昌在论治上亦持有卓见："外感三气之热而成下痢，其必从外而出之，以故下痢必从汗，先解其外，后调其里。首用辛凉以解其表，次用苦寒以清其里，一、二剂愈矣。失于表者，外邪但从里出，不死不休，故虽百日之远，仍用逆流挽舟之法，引其邪而出之外，则死证可活，危证可安。"（《医门法律》卷五）

其论颇不同于通常痢疾忌汗之说，强调通过发汗，使湿热暑邪从外而解，这就是喻氏所称的"逆流挽舟"法。方取人参败毒散（羌活、独活、前胡、柴胡、芎藭、枳壳、茯苓、桔梗、人参）。喻氏认为"三气门中，推此方为第一。"（《医门法律》卷四）当然，逆流挽舟法仅是治痢之一法，喻氏亦根据不同病情辨证治疗。如热毒痢就非此法所宜，他主张以"大黄、黄连、甘草一昼夜连进三、五十杯"，通因通用治之。逆流挽舟法是他所倡导的一种独特治痢方法，深为后世医家所重。

《医门法律》还载有不少有价值的医学理论和治疗经验。如"凡治病不明脏腑、经络，开口动手便错"（《医门法律》卷一），成为医界谚语，广为流传。又如治单腹胀主以三法："培养一法，补益元气是也；招纳一法，升举阳气是也；解散一法，开鬼门、洁净府是也。"这些论述既具卓识又不乏临床现实意义。

第七篇

一代宗师叶天士

　　叶桂是我国清代最杰出的医家之一，他的医学思想和治疗经验对中医学术发展产生了深刻的影响。《清史稿》谓："大江南北言医，辄以桂为宗，百余年私淑者众，最著者吴于唐、章楠、王士雄。"为什么叶桂能卓然成为一代宗师呢？这显然是一个值得研究的问题。

　　叶桂（1666—1745），字天士，号香岩，江苏吴县人。《未刻本叶医案》称"古歙叶桂"，其祖先系皖歙人，后迁入吴。关于叶氏学医过程，沈德潜《叶香岩传》云："君少从师受经书，暮归，君考阳生翁授以岐黄学。年十四，翁弃养，君乃从翁门人朱君某专为学医，朱君即举翁平日所教教之，君闻言即彻其蕴，见出朱君上。因有闻于时，君察脉望色，听声写形，言病之所在，如见五脏癥结……以是名著朝野，即下至贩夫竖子，远至邻省外服，无不知有叶天士。"这里强调了他秉质的聪慧，善读书而出高见，终于学得高超的医术。其实除此之外，还有多种因素促成他的显赫医名。

　　谦逊好学，博采众长是其成功的一个重要原因。叶桂曾不遗余力地向当时学有专长的医家求教，相传十年之中，师事十七人之多。在他成名之后，仍保持着这种谦虚好学的精神。因此，他在学术上能兼蓄各长之长，不断地有所提高。

徐灵胎在注批《临证指南医案》中曾记事一则，颇能说明问题："眩晕清火养肝，固为正治……古人必用金石镇坠之品，此则先生所未及知也。忆余初至郡中治病，是时喜用唐人方，先生见之，谓人曰：有吴江秀才徐某，在外治病，颇有心思，但药味甚杂，此乃无师传授之故。已后，先生得宋版《外台秘要》读之，复谓人曰：我前谓徐生方无本，谁知俱出《外台》，可知学问无穷，读书不可轻量也。"其时叶氏已经成名，而读《外台》之后，有感学问无涯然后有成，同时也反映了他从善如流、不固执己见的谦虚态度。

《清史稿》评天士医学为"贯彻古今医术"，其语确然。叶桂读书以《内》《难》为本，淹贯各家，故其术既精且博。叶氏生平诊务甚忙，无暇著作，然从《临证指南》所载治案来看，叶氏之学皆有所本。

除《内》《难》《伤寒》等要籍之所必读外，历代如孙思邈、王焘、许叔微、钱乙、刘完素、张杲、李杲、朱震亨、葛可久、缪希雍、张介宾、赵献可、盛启东、吴又可、喻昌等名家学验，他都兼收并蓄、融会贯通。这样广泛地撷取前人精华的医家，在医界是屈指可数的。

问题在于叶氏门诊所笔录的治案，尽管渊源有自，但不可能对征引典籍原文逐加校核，文字不免有所出入。因此《临证指南医案》也招来了后人微词。如："王脉如数，垂入尺泽。病起肝肾下损，延及脾胃，昔秦越人云：自下焦损伤，过中焦则难治。知有形精血难复，急培无形之气为旨。食少便溏，与钱氏异功散"（《虚劳》）。

此案牵涉到多处学术渊源问题，如秦越人所云句，在《难经》中根本找不到，故徐灵胎在案后批上"无此语"三字，将其否定。是不是叶桂所杜撰的呢？事情并不这样简单。《难经·五难》云："从上下者，骨痿不能起于床者死，从下上者，皮聚而毛落者死。"此《难经》虚损转归之名言，后刘完素曾引申其意为过脾胃则不可治，强调不论上损或下损，其病情发展影响及中主者，预后便差。天士此案所引显然是综合《难经》及完素二家的精神，发挥于临床。故徐氏所谓"无此语"，当属不识牝牡骊黄之苛求。

其案又云："有形精血难复，急培无形之气"，即血脱益气之义。其源可追溯甚早，与叶氏意更近者，如赵献可在《医贯》中即言："有形之血不能速化，几希之气所宜急固。"治疗中取钱乙异功散，益气健脾，扶养胃气为先，足证天士之学有所本，且善于从临床角度灵活化裁。

在继承前人学术的基础上自出机杼，独创新见，是天士学术成就的关键所在。他师古而不泥古，没有将自己束缚在成法的桎梏中，勇于探索，寻辟蹊径，从而自成一家之言。

如论治中风，则在金元诸子、缪希雍、张介宾等的学说基础上提出阳化内风说；论治脾胃，在李杲《脾胃论》及明代脾阴论述的启迪下，倡论胃阴学说；对于久痛、积聚癥瘕等慢性病，他发"久病血伤入络"之论，创络病论治；在温病学说方面，其发挥尤引人瞩目，他借鉴前人治温的经验，对温热病进行深入的研究，阐述了温病的传变规律和治疗大法，创立以卫、气、营、血为纲的证治体系，总结出许多诊察疾病的宝贵经验，如察舌、验齿、辨斑疹、白痦等，被后世医家奉为温病论治之准绳。

因此，叶桂之所以能成为清季的医界巨擘，与他在学术上不断推陈出新是分不开的。

此外，叶氏数十年如一日，不辍临床，老而弥勤，临证既多，卓识自具。他曾有一段发人深思的话："剂之寒温，视疾之凉热，自刘河间以暑火立论，专用寒凉；东垣论脾胃之火，必务温养，习用参附；丹溪创阴虚火动之论，又偏于寒凉。嗣是，宗丹溪者多寒凉，宗东垣者多温养，近之医者茫无定识，假兼备以幸中，借和平以藏拙，甚至朝用一方，晚易一剂，无有成见，盖病有见证，有变证，有转证，必灼见其初终转变，胸有成竹，而后施之以方"（《叶香岩传》）。

天士的这种认识，由长期不离临床而得，所谓人"医"俱老者也，与执守门户之见及游移无主见者相较，不啻有霄壤之别。说明一个医生，必须理论联系实际，只有长期在实践中研究和探索，才能在医理方面有所创新和成就，有所贡献于医学发展。

又据《叶香岩传》云："……交朋忠信，人以事就商，为剖析成败利钝，如决疾然，洞中窍会。以患难相告者，倾囊拯之。

无所顾藉，君又不止以医擅名者。"在医学之外，叶氏具有高尚的品格，赤诚待人，胸怀坦荡，这是他在医名之外的著闻之处，当然其又促进了医名的远扬。

第八篇

《临证指南医案》入门

　　《临证指南医案》是叶天士的治病经验辑录，由其弟子们裒辑、编注而成，比较翔实地反映了叶天士的学术思想。其中不少内容属华岫云、邵新甫、秦天一、龚商年、邹时乘等人所增入，以总结乃师学验。

　　正如《四库全书提要》云："《临证指南医案》十卷，国朝叶桂撰。桂，字天士，吴县人，以医术名于近时，然生平无所著述，是编乃门人取其方药治验，分门别类，集为一书，附以论断，未必尽桂本意也。"尽管这样，该医案选今天仍然是我们寻绎这位当年名贯大江南北的医林巨擘的学术思想之主要依据所在。

一、重视"存体"，善用甘药

　　叶桂所谓"存体"，乃指保护机体正气而言，他治病主张扶养正气，调整阴阳，增强自身抗病能力，以蠲除病邪。这种认识是在《内》《难》、李杲、景岳等医学思想影响下形成的。他说："凡论病，先论体质、形色、脉象，以病乃外加于身也。"

与景岳"治形"的观点一脉相承。

叶氏反对当时部分医者不顾患者体质而恣意攻伐,指出:"见病治病,肤浅之见。"在许多疾病面前,他总是认为"无暇理病,存体为要""久病以寝食为要,不必汲汲论病"。如慢性咳嗽的治疗,主张"益胃土以生金",对于咯血则强调通过"填实脏阴"以止血,竭力反对"见血投凉,因嗽理肺"。

在防病养生方面,尤突出"存体"两字,"春夏养阳,秋冬养阴为法,非治病也,乃论体耳。"

在《灵枢·邪气藏府病形》"阴阳形气俱不足,勿取以针,而调以甘药"的启迪下,叶桂擅用甘药养正。指出:"凡元气受伤当与甘药。"认为甘味能"培生生初阳,是劳损主治法则"。

他提纲挈领地总结了虚损用药大法:"理阳气,首推建中;顾阴液,须投复脉。"当然,甘温补气,叶桂也不局限于建中,如补中益气、四君、异功等都是他所习用;甘寒养阴也不止于复脉,麦门冬汤、五汁饮等尤为他所擅长。

叶氏喜用甘药以复胃气,"饮食增而津血旺,以致充血生精而复其真元之不足"。如果胃气不能苏复,则必然"生气日夺",预后不佳。药治之外,他又重视食养,强调"食物自适者,即胃喜为补"。

在甘药之外,他又主张用血肉之味"存体",指出,"血肉有情皆充养身中形质,即治病法程矣",常用于病损及下焦精血后。具体用药,他取法于晋唐而又广之,如益精滋肾用鳖甲、龟板、阿胶、淡菜、海菜等;温通任督用鹿茸、鹿角胶等;

培元益胃用人乳、霞天胶等；固本纳肾用河车、坎炁等；壮骨填髓用牛、羊骨髓及猪脊髓、虎胫骨等；滋阴潜阳用龟板、鳖甲、牡蛎；温养扶羸用羊肉、羊肾等。

不论甘药或血肉之味，叶氏总期达到"安谷精生"之目的。这种"存体"观念，业经天士阐发，方蔚为大观，成为调养诸病的基本法式。

二、久病入络，取法辛润

"初为气结在经，久则血伤入络"，是叶氏的名言。所谓"络病"，指由于外感、情志、劳力等因素而导致血络瘀痹的一类疾病。络病之先，必有一个气滞在经的过程，经病气结不解，然后血伤入络。

络病常表现为癥瘕、积聚、疟母等有形的结块，亦可见诸久痛等。络血所呈血证，血色紫黯；由于血络瘀滞，而脉象见涩。一般腹胀，临床以气滞居多，叶氏别具只眼，强调腹胀有属络病者，所谓"络瘀则胀"。

此外，他还明确指出络病可致"发黄"；"久痛必入络，气血不行，发黄，非疸也。"湿热黄疸与瘀血发黄，两者同样表现为"黄疸"，但前者由湿热郁蒸而起，后者系久痛入络所致，病机不同，治疗亦异。三百余年前叶桂能持有这样科学的鉴别诊断认识，洵属可贵。

对于络病的治疗，他提出"络以辛为泄"的大法。其"辛"指辛润通络而言，常用新绛、旋覆、青葱、当归、柏子仁、桃仁等药。如见阴寒证者，佐以肉桂、桂枝、茴香等辛温之品；如络病日深，则取虫蚁类辛咸之品，以搜剔络邪。

他说："取虫蚁迅速，飞走诸灵，俾飞者升，走者降，血无凝着，气可宣通。与攻积除坚，徒入脏腑者有间。"如蜣螂、蜂房、山甲、地龙、䗪虫、全蝎等，后人称之为虫蚁搜剔法。叶氏所倡络病证治为治疗久病、慢性病、疼痛性疾病、癥瘕积聚类疾病提供了一条重要的途径。

三、倡言"胃阴"，药主甘寒

叶氏十分重视脾胃，视为人体"砥柱"。他在全面继承李杲脾胃论治经验的基础上创造性地阐发了"胃阴"理论。华岫云将之概括为："纳食主胃，运化主脾""脾宜升则健，胃宜降则和""太阴湿土，得阳始运；阳明阳土，得阴自安""以脾喜刚燥，胃喜柔润"。脾阳不足，可宗李杲以甘温升发；胃阴不足，则宜甘凉通降。脾胃分治，确是叶氏的灼见。

所谓"胃阴不足"，叶氏称之为"九窍不和"，表现为"虚痞不食，舌绛咽干，烦渴不寐，肌燥熇热，便不通爽"，治疗用"甘平或甘凉濡润以养胃阴，则津液来复，使之通降"。方从《金匮》麦门冬汤出入，如沙参、麦冬、扁豆、玉竹、甘草等。继缪仲淳之后，其甘润柔灵之法，常为后人心折而沿用，连睥睨千古的徐灵胎氏，研读至此，亦赞其"方极灵妙""独得真传"。

四、论治奇经，慎分虚实

叶桂在《难经》奇经理论的基础上，根据自己的实践经验，颇有创见地发展了奇经八脉的论治法则。

在生理方面，他认为奇经有收摄精气、调节正经气血及维系、护卫、包举形体的作用。在脏腑方面，奇经与肝肾、脾胃的关系十分密切。他说："奇经八脉，皆丽于下""肝肾内藏精血，灌输以入奇经"。其又依赖脾胃水谷之精气以涵养，脾胃旺盛，则奇经充实。

如果肝肾不足，"下元之损，必累八脉"，奇经为病，即可出现遗精、月经不调、崩漏、带下、内伤发热、色夭神夺等证。如果阳明受病，亦致奇经怯弱，如崩漏、久泻、久痢、脱肛、便血等证，叶桂亦归咎于奇经不固所造成。

叶桂认为奇经病治须分虚实，这是前人所罕言及的。前述诸症大抵属奇经虚证，奇经实证由气血阻痹所致，如疝气、痛经等皆是。叶氏指出："奇经之结实者，古人必用苦辛和芳香，以通脉络；其虚者，必辛甘温补，佐以流行脉络，务在气血调和，病必痊愈。"治奇经实证的辛芳之品，叶氏常用交加散、回生丹等；虚证则主张用血肉之味以填补，如龟板、鹿茸等，都是他补养任、督的要药。

上述奇经论治，乃叶氏所倡一家之言，于医界有一定影响，但亦时有后人提出责疑。徐灵胎对他用鲍鱼补益奇经大为反感，认为"遂开后日庸医炫奇立异之门"，而"难辞作俑之咎"，其实这未免有点近乎求全责备了。

除以上诸学术内容外，叶氏独特的学验还有不少。如论述中风，他在金元诸子及希雍、景岳之论的基础上提出"阳化内风"说，使中风病机更趋充实。在临床立方遣药方面，叶氏善于抓住疾病发展过程中的病理特征，灵活地运用"相成相反"的法则，指导治疗用药。

如治中风、气喘、吐血等病，他每据上病下取，用固摄下元的方法来治疗；虚损不足，他主张补而须通，每以通补、通摄、通纳、通补兼施；湿、燥并存的病证常用燥、润兼剂，如"酒湿污血"之证，取法河间黑地黄丸"苍术、干姜、熟地、五味"，以术、姜之燥，地黄之润，相辅互制，而得刚柔既济之妙；遗精病治，他反对一味兜涩，而取滑、涩并施，指出："精关已滑，涩剂不能取效，必用滑药引导，同气相求，古有诸法。"故于芡实、五味等涩药中，加入茯苓、砂仁等通利品及牛、羊骨髓等脂滑润腻之味，协同起到固精作用。

作为一代宗匠的叶桂，无论在医学理论或治疗实践中，能博采众长，独创新见而卓然成家。其影响所及，至今不衰。

第九篇

医界巨擘徐灵胎

徐大椿（1693—1772），字灵胎，号洄溪老人，江苏吴江人，清代杰出的医家和医学评论家。徐氏学富思深，脾睨千古，多立异鸣高之论，对天文、历算、史地、音乐、武技等无不研究。袁枚在《徐灵胎先生传》中称其"聪明过人，凡星经、地志、九宫、音律，以至舞刀夺槊、勾卒嬴越之法，靡不宣究，而尤长医。"徐氏业医，善能奇中，对沉痼痼疾，每奏捷效，故名噪海内。

撰有《医学源流论》《伤寒类方》《慎疾趋言》《兰台轨范》以及《临证指南医案》批注等，皆为重要医学著作，在医界有一定影响。徐氏对振兴医学，提高医生素质修养、阐发医理、辨治心得等皆持有卓识，值得后人参考和借鉴。

一、振兴医术，崇尚古学

徐氏认为医学虽属"小道"，但责任重大，人生于世，不能保无疾病之忧，一旦患病之后，又不得不听命于医。以显贵而言，"一人系天下之重，而天下所系之人，其命又悬于医者，下而一国一家，所系之人更无论矣。其任不亦重乎？"（《医学源流论·自序》）但他又深感医学自唐宋以还逐渐衰落，"至理已失，良法并亡"，被社会"视为下业"，长此以往，"不复有生人之术"，迫切须要"振兴"，以重新担当起拯危济厄的司命重任。

振兴医学，徐氏认为首先必须整顿医生队伍。他对业医者的素质修养提出了严格的要求："医之为道，乃古圣人所以泄天地之秘，夺造化之权，以救人之死，其理精妙入神，非聪明敏哲之人不可学也；黄帝、神农、越人、仲景之书文词古奥，搜罗广远，非渊博通达之人不可学也；凡病之情，传变于顷刻，真伪一时难辨，一或执滞，生死立判，非虚怀灵变之人不可学也；病名以千计，病症以万计，脏腑经络，内服外治方药之书，数年不能竟其说，非勤读善记之人不可学也……"（《医学源流论·医非人人可学论》）

其次，他强调医者必须精心研究唐宋前古医籍，而《内经》《伤寒》《金匮》《神农本草》等经典为医学之"本源"，不可不读。

唐代的《千金方》已属"医道之一大变"，论理组方不逮于古，"然其用意之奇，用药之巧，亦自成一家，有不可磨灭处"（《医学源流论·千金外台论》）。当然兼取其方时，必精谙《内经》《伤寒》《本草》等，然后可获博采之益。

他对金元名家则大加诟病，认为"元时号称极盛，各立门庭，徒骋私见"（《医学源流论·方剂古今论》）。支杂偏驳，乃刘、李、朱等学的根本缺陷处，其中尤以"李东垣为甚，惟以温燥脾胃为主，其方亦毫无法度，因当时无真实之学，盗窃虚名，故其教至今不绝"（《医学源流论·医学渊流论》）。

明代医学则更等而下之，仅仅"蹈袭元人绪余而已"，不足以观，可见徐氏在医学方面的复古尊经倾向不言而喻。他反对金元以降诸家之说，固不无偏颇，其实亦出于针对后世因因相承，固守成弊而发，这对振兴医道至为重要。

他虽尊经却并不排斥《千金》《外台》等，藉以拓展思路，应临床无穷之变，证明他并非尊经不化者。

徐氏又认为欲振兴医学，必须恢复医生考核制度。"医为人命所关，故《周礼》医师之属，掌于冢宰，岁终必稽其事而制其食"（《医学源流论·考试医学论》）。唯有每岁稽考实绩，并据以奖惩进退，才能保证医生业务水平的不断提高。

徐氏意先必指定一"实有师承，学问渊博，品行端方之医"为主考官，分设针灸、大方、妇科、幼科、眼科、外科等课目，考试内容分为经典医著中的重要理论问题及临床专科的实际治验两个方面，考试合格者准其继续行医；不合格者，"小则撤牌读书，大则饬使改业"；学问出众，治效神妙者，当加奖励，可以晋级为"教授"。这些主张对于提高医生的医学水平都是切实而可行的，即在今日也不无借鉴作用。

二、精研医理，发微元气

在医学理论方面，徐氏对元气恃有卓见，他认为元气原于先天，根于命门，附于气血，布于脏腑，曾云："命门为元气之根，真火之宅，一阳居二阴之间，熏育之主，而五脏之阴气非此不能滋，五脏之阳气非此不能发。"（《杂病源·命门》）"元气者，视之不见，求之不得，附于气血之内，宰乎气血之先"（《医学源流论·元气存亡论》），而与"脏腑相连属者也"。显然，其论源于景岳命门学说并有所发展。

人的生命取决于元气的存亡，"疾病之人，若元气不伤，虽病甚不死，元气或伤，虽病轻亦死"（《医学源流论·元气存亡论》）。元气于人亦有"定数"，"譬如置薪于火，始燃尚微，渐久则烈，薪力既尽而火熄矣"，象征着人生、长、衰、亡的过程，保护元气属"医家第一活人要义"（《杂病源·命门》）。

因此，医生临床治病，必须审察元气，"诊病决死生者，不视病之轻重，而视元气之存亡，则百不失一矣"（《医学源流论·元气存亡论》）。诊察元气之法，则要在观察病者神气，所谓"至人之生气，则无所不在，如脏腑有生气，颜色有生气，脉息有生气，七窍有生气，四肢有生气，二便有生气，生气即神气，神自形生，何可不辨"（《杂病源·命门》）。说明通过望、闻、问、切可测知元气之盛衰。

保护元气并非只在滋养补益一法，关键在于正确的辨证施治。"寒热攻补不得其道，则实其实而虚其虚，必有一脏大受其害，邪入于中而精不能续，则元气无所附而伤矣"（《医学源流论·元气存亡论》）。徐氏强调不犯虚虚实实之戒，可免元气之伤。这些论述对临床治病确有重要指导意义。

三、辨治心渴，独标己见

在辨证论治方面，徐灵胎每与时医观点相左，常独标己见，他不少学术经验对后人颇有启迪。

如辨治亡阴、亡阳重证，两者皆可见到大汗，区别的方法是：亡阴之汗，身畏热，手足温，肌热，汗亦热而味咸，口渴喜凉饮，气粗，脉洪实，此其验也；亡阳之汗，身反恶寒，手足冷，肌凉汗冷，而味淡微粘，口不渴而喜热饮，气微，脉浮数而空，此其验也。（《医学源流论·亡阴亡阳论》）

治疗大汗亡阴，徐氏主张用凉心敛肺之药，以"心主血，汗为心之液，故当清心火；汗必从皮毛出，故又当敛肺气"；然而亡阴大汗淋漓，则阴气上竭，阳失依附，肾中龙雷之火亦随之上越，此时则不能徒持寒凉直折，当用大剂参附，佐以咸降之品，俾真阳归其窟宅而收止汗之功，此即亡阳之大汗，与亡阴止汗法大相悬绝。

徐氏指出由亡阴而变为亡阳，"转机在顷刻。当阳气之未动也，以阴药止汗（即所谓凉心敛肺之药），及阳气之既动也，以阳药止汗（即参附之类）；而龙骨、牡蛎、黄芪五味收涩之药，则两方皆可随宜用之。医者能于亡阴、亡阳之交分其界限，则用药无误矣"。

此外，又如对中风的辨治，亦与时医相径庭，他认为"北人多属寒,宜散寒;南人多属火,宜清火;而祛风消痰则南北尽同"（《慎疾刍言·中风》），当用侯氏黑散、风引汤、续命汤等为主，绝不能妄用地黄饮子等类所谓阴阳兼补之法。

徐氏指出遵古法驱风为治，十愈八九，滥服温补，百无一愈。地黄饮子治疗舌瘖风扰证须持谨慎态度，以纯虚无邪者为宜，有风寒痰火者即不宜。

以咳嗽而言，系风邪入肺所致，故徐氏认为绝不能用熟地、麦冬、萸肉、五味等，"滋腻酸敛之品，补往外邪，必至咯血、失音、喉癣、肛痛、喘急、寒热，近者半年，远者三年，无有不死"（《慎疾刍言·咳嗽》）。当时医界受景岳、天士等学术的影响，咳嗽一证常从正虚考虑，而每用滋阴酸敛药。

徐氏则认为外邪因此而不能散越，迁延必变为痨病，观点截然相反，针锋对峙。在《临证指南医案》的徐批中，反复绍述其理，要后之学者不可误入滋补岐途，其亦一家之言，可供临证参考。

对当时庸医的滥用人参，徐氏深恶痛绝，指出："天下之害人者，杀其身未必破其家；破其家，未必杀其身；先破人之家而后杀其身者，人参也。"（《医学源流论·人参论》）当然他并不否定人参"补养元气"的功效，但也不可因此而认为"天下之死人皆能生之也"。癥结在于投用须当，邪未去而误用之，其害最烈，"轻者邪气永不复出，重者即死矣"。

庸医却以此为"邀功避罪之圣药"，害人无穷。而人之常情又好补而恶攻，以价贵为良药，价贱为劣药，故普遍愿意服参，即使不愈而死，也以为"医者之力已竭，而人子之心已尽，此命数使然，可以无恨矣"（同上）。于是既害人之身，又破人之家，庸医之罪就不可胜数了。

医界的嗜补成风由来已久，金代张从正早已揭示其弊，然习俗相沿，积重难返，至明清而其风愈剧，徐灵胎承戴人绪余，更奋起而批判之，惜一齐傅之，众楚咻之，未能震聋发聩，唤醒世俗，此殆大椿百年之遗恨也。今天重温徐氏旧篇，缅怀斯人，引以为戒，亦不乏临床现实意义。

第十篇

研究《内经》的派系举要

六朝以降，研究《内经》者代不乏人，其研究方法，大致可概括为校订注疏、分类研究、专题发挥三大类。通过这些研究，使《内经》奥旨得以钩玄阐隐，发扬光大，并与临床实践结合，促进中医学的发展。

一、校订注疏

秦汉以前典籍大抵以竹、木简或帛书传世，保存不易，每因脱简遗佚而生讹舛，《内经》也不能例外。故自齐、梁间全元起起，历代不少学者致力于《内经》的校订注疏。他们殚精竭虑，旨在恢复《内经》原貌，揭示轩岐妙谛。经过他们的努力，使得这部秦汉时期的医学经典流传至今而易于理解。

历代校订注疏中最有影响的学者有全元起、王冰、吴昆、张志聪、黄元御等诸家。

全元起是齐、梁间人，最早校注《内经》，撰有《内经训解》，惜其书早已亡佚。唐王冰、宋林亿等在整理《内经》时，曾见到并征引过全氏注释的一些零星资料，通过王冰、林亿等现存于世的《内经》校注本，还一鳞半爪地反映了全元起的一些观点见解。这在今日看来，颇具参考价值。如《素问·宝命全形论》："四曰制砭石大小。"全元起注称："砭石者，是古外治之法，有三名，一针石，二砭石，三才石，其实一也"，对后人理解砭石旧称很有帮助。

又如《素问·热论》："……三阳经络皆受其病，而未入于藏者，故可汗而已。"全元起认为"藏"当作"府"，并注云："伤寒之病始入于皮肤之腠理，渐胜于诸阳而未入府，故须汗发其寒热而散之。"伤寒之邪初入，似"府"较"藏"为当，惟不知元起称"府"是否循诸古本，抑或顺理自易，后人殊难臆测。

继全氏后，唐王冰又全面编次和疏证《素问》，演十八卷旧制为二十四卷本。其贡献主要有三方面：一是对《素问》篇卷重加调整和增改，形成了大致以摄生、阴阳、脏腑、治法、脉法、病机、病证、经穴、运气为序的流传至今的《素问》传本；二是将先师张公的旧藏秘本，充实为亡佚已久的《素问》第七卷，即后世所谓七篇大论，使运气之学得以宏扬流传；三是疏证考释经义，对后人正确理解经文及其后医学发展有积极的影响，如"益火之源以消阴翳，壮水之主以制阳光""冲为血海，任主胞胎"等，皆为千古不朽名言。

明代的吴昆研究《内经》也很有成就，他治病不胶泥古方，曾谓"以古方治今病，须出入而通其权"（《医籍考·附鹤皋山人传》）。吴氏以王冰二十四卷为底本，撰《吴氏素问注》。其注颇具卓见，而与临床实际相合。清汪昂谓"《素问吴注》

间有阐发，补前注所未备"，确为得当之评。

明代又有马蔚撰注《黄帝内经素问注证发微》和《黄帝内经灵枢注证发微》各九卷，意欲复《汉书·艺文志》所载《黄帝内经》十八卷之旧。马注《灵枢》为第一家，以其精于针灸，故颇多发挥，而为后世称道。清人汪昂在《内经约注》中指出，"《灵枢》从来无注，其文字古奥，名数繁多，观者蹙额颦眉，医率废而不读，至明始有马玄台之注，其疏经络穴道，颇为详明，可谓有功于后学。"

清初校注《灵》《素》而有所成就者，首推以张志聪为首的侣山堂诸同人。张与弟子数十人在侣山堂研经讲学，发挥集体智慧著成《素问集注》和《灵枢集注》。相传他们研索精勤，殚思竭虑，"以昼夜之悟思，印岐黄之精义"（《素问集注序》），故不乏独到之灼见，为后学研究《内经》之重要参考。

二、分类研究

历史上还有一部分学者将《内经》中不同的内容分类归并研究，这种方法纲目明确，名实相当，利于后人的学习。代表学者、医家有杨上善、张介宾、滑寿、李中梓、汪昂、沈又彭等。

隋人杨上善撰有《黄帝内经太素》三十卷，他的编纂方法是将《灵》《素》所有卷篇全部打乱，按不同性质内容分为摄生、阴阳、人合、脏腑、经脉、腧穴、营卫气、身度、诊候、证候等十九大类，大类之下又置若干小类，开创了两经分类系统研究之先例。

黄以周在《旧钞太素经校本叙》中云："《太素》之文同全元起本，不以别论参入其中，其为注，依经立训，亦不逞私见，则其有胜于王氏次注者，概可知矣。"

明代张介宾精研《内经》数十年，"以《灵枢》启《素问》之微，《素问》发《灵枢》之秘"（《类经图翼·序》），将二书合纂，从内容分别类归，成《类经》三十二卷，其大类为摄生、阴阳、脉色、经络、标本、气味、论治、疾病、针刺、运气、会通共三百九十篇。其书条理井然，易于寻览，注疏亦颇多阐发，成为后人研究《内经》的一本重要参考书。

元滑寿研究《内经》主张"删去繁芜，撮其枢要"，将《素问》要旨分别类目，编次汇总，撰成《读素问钞》一书，共分脏象、经度、脉候、病能、摄生、论治、色脉、针刺、阴阳、标本、运气、汇萃十二类。其书有捃要发微的优点，深得后人的好评，汪机赞之曰："非深于岐黄之学者不能也。"

明代李中梓曾将《灵》《素》二书删繁存要，以类归从，辑成《内经知要》一书，所谓"知其要者，一言以终"。仅上下卷，分为道生、阴阳、色诊、脉诊、脏象、经络、治则、病能八类，重点突出，内容精要。该书影响颇大，成为医界师授《内经》的重要读本。

三、专题发挥

历史上不少有识的医家常深研《内经》中某些精义，结合临床专业，进行深入的阐发，自成一家言，促进了医学理论的发展。卓荦有成者如秦越人、张仲景、皇甫谧、华佗、刘完素等。

秦越人，即扁鹊，战国时人，其取《灵》《素》中有关经络、脏腑、脉法等的内容，阐发成为《黄帝八十一难经》。该书取问难形式，但"以经文为难而释之也。是书之旨，盖欲推本经旨，发挥至道，剖析疑义，垂示后学，真读《内经》之津梁也。"（《医学源流论·难经论》）宋·苏轼在《楞伽经跋》中云："医之有《难经》，句句皆理，字字皆法，后世医者，神而明之，如盘走珠、如珠走盘，无不可者。"

《难经》中尤以研究诊脉最有成就，相沿寸口取脉，以此书为早。欧阳玄在《难经汇考》中云："切脉于手之寸口，其法自秦越人始，盖为医者之祖也。"后汉张仲景结合其治疗伤寒病的临床实践，阐发《素问》中的"热论"经旨，著成《伤寒杂病论》。其六经辨证，皆由《素问·热论》《灵枢·经脉篇》演变而来。仲景学验发展了《内经》，奠定了中医辨证论治的理论体系，故被后人尊称为医中之圣。

后汉华佗，专题研究脏腑虚实寒热辨证，他取《素问》的"玉机真藏论""平人气象论""藏气法时论""脉解篇"和《灵枢》的"经脉""本藏""本神""邪气脏腑病形"等诸篇的内容，著成《中藏经》。其突出成就是以脏腑为纲，结合虚实、寒热辨证，将有关脏腑的生理、病证、脉象、转归等合并在一起，使脏腑辨证理论系统化。

后如孙思邈、张元素等名家俱依循其旨而有所发展。西晋皇甫谧精于针灸和医理，他将《灵》《素》中有关经脉、俞穴等的内容与当时仍在流传的针灸典籍《明堂孔穴针灸治要》相合，"删其浮辞，除其重复，论其精要"，编撰成《针灸甲乙经》十二卷，这样《灵》《素》之旨，又衍变成了传世最早的针灸典籍。金代刘完素基于《灵》《素》论病虽丰，但于具体药治则语略不详，遂撰《黄帝素问宣明论方》十五卷。其一、二卷中据《内经》所涉及的六十一个病证，予以处方用药，从临床治疗杂病的角度，大大地阐发了《内经》的意旨。

　　《四库全书提要》曰："是书皆对病处方之法……凡六十一证，皆采用《内经》诸篇……于轩岐奥旨，实多阐发。"在刘氏的影响下，后人以《内经》理论来阐发临床杂病证治的风气便盛行起来，故学习者评刘氏为"发挥杂病证治的开山"。

第十一篇

明清新安名医点将录

皖南徽州地区，古称"新安郡"，宋室南渡后，经济、文化发展很快，明清以降又成了江南一个富庶地区。数百年来人文荟萃，名医辈出，世人咸以"新安医家"称之。新安医家中最为著称的代表医家有汪机、方广、徐春甫、江瓘、方有执、孙一奎、罗美、汪昂、程国彭、吴谦、程应旄、吴澄、程文囿等，他们在医学理论研究和临床治疗方面卓有成就，对中医学的发展作出了重要的贡献，在医林中久享盛誉。

汪机，字省之，明代著名医家，居祁门石山，世称汪石山。其学宗丹溪，旁参东垣而有所发挥，著作有《医学原理》《石山医案》《续素问钞》《本草会编》《外科理例》《针灸问对》《医读》《运气要览》等。

汪机的医学思想集中反映在他的"营卫论"中。他认为"丹溪以补阴为主，固为补营；东垣以补气为主，亦补营也"，由此进一步推论"血之与气，异名而同类。补阳者，补营之阳；补阴者，补营之阴。"（《石山医案·营卫论》）汪氏借助于营气兼具阴、阳的特性，使李、朱之说兼蓄并行，一变而成营卫阴阳一气说。汪机对参、芪持有独到的见地，"人参、黄芪补气亦补营之气，补营之气即补营也，补营即补阴也……世谓参、芪补阳不补阴，特未之考耳。"这就是他著名的参芪补阴论。

在临床上他广泛地应用参、芪，即使遇到如烦闷恶食、中脘胀满、咳嗽咯血、阴虚腹痛、吐泻、身黄等病证，亦在所不避，显示了他的治疗特色。其学术观念对后世医界有一定影响。

方广，字约之，号古庵，明嘉靖间人。撰有《丹溪心法附余》《方广伤寒书》《脉药证治》等。常游河洛，寓居陈留，名著中原。生平心折朱震亨学术，认为他是"集医道之大成者"，以"《丹溪心法》一书详于法而略于方，遂将朱氏遗方，删繁就简，合《丹溪心法》为一书，名之谓《丹溪心法附余》，精切简要，颇有功于朱震亨学术的发扬广大，是研究朱氏学验的一部重要著作。

徐春甫，字汝元，明嘉靖间医家，编著《古今医统大全》一百卷。徐氏有感于古医著浩瀚，义理微茫，每令后人莫知适从，乃"搜求历世圣贤之旨，合群书而不遗，析诸方而不紊，舍非取是，类聚条分……曰古今医统……庶几厌繁者有所归，趋简者无少失，一开卷而医之法制权衡，始终本末，如视诸掌……"（《自序》）

该书辑于嘉靖丙辰年（1556年），将明前历代医籍及经史中有关的医学资料分类编成，前列《内经》要旨，后载医家、医论、脉候、运气、针灸及临床各科等内容。该书具有重要的学术参考价值，是明清医书中的一部代表名著。

江瓘（1503—1565），字民莹（一字廷莹），抱痾研医，家藏诸子列传，方书甚丰，乃"广辑古今名医治法奇验之迹，类摘门分，世采入列，为书曰《名医类案》。"

（《名医类案自序》）该书耗费了江氏二十年的心血，共十二卷，二百余门，草创未几，江瓘谢世，由其子江应宿增补而藏功。《名医类案》集录历代名医治疗验案，按病证分类，捃拾殆遍，颇多变法，有益于拓展临床思路，是明清医案集中不朽巨著，深受临床医家的重视和推崇。

方有执（生于1523年，卒年不详），字中行，笃志于《伤寒论》研究，推崇张仲景，曾云："古今治伤寒者未有能出其外者也，其书为诸方之祖"（《伤寒论条辨引》），撰《伤寒论条辨》八卷。

方氏认为《伤寒论》一书流传既久，已失其原来面目，经过二十年的努力，逐条考证原文，重新编排成篇，冀复其旧，遂以"错简论者"著称于世。他指出《伤寒例》非仲景之作，宋本《伤寒论》中汗、吐、下、诸可、诸不可等内容都是晋代王叔和所增入。伤寒应以六经为纲，六经则以太阳病为纲，而太阳则以"卫中风""营伤寒""营卫俱中风寒"为三纲。其说虽渊源于王叔和、孙思邈诸家，而经方氏发挥，又开喻昌"三纲鼎立"说之法门。其在六经的认识上亦具卓见，认为"六经之经与经络之经不同"，当作"六部"看待。其后柯琴发"六经疆界"说，殆亦源诸方氏。另有表里三层说等论，寓意颇深邃。

方氏之后，在清顺治康熙间，新安医家程郊倩又撰《伤寒论后条辨》，主张以"天下无尽藏之智慧，宣发仲景无尽藏之蕴妙"研究《伤寒论》，一时影响颇大，此亦新安医家之有功于长沙者。

孙一奎（1520—1600），字文垣，号东宿，别号生生子，为汪机再传弟子。孙氏勤奋好学，淹贯各家，学验俱丰而名噪当时，著作有《赤水玄珠》三十卷、《医旨绪余》二卷及《医案》五卷。孙氏沉酣《内》《难》，精究本草，旁参方书。他对研究前贤学术持有一个正确的态度，指出："仲景不徒以伤寒擅长，守真不独以治火要誉，戴人不当以攻击蒙讥，东垣不专以内伤树绩，阳有余阴不足之谈不可以疵丹溪……"（《医旨绪余·张刘李朱滑六名家小传》）。

这种客观、全面的评述，对后学者正确理解前人学术经验颇有帮助。他的建树在于阐发命门、三焦理论，认为命门乃二肾间动气，属坎中之阳，命门动气为生生不息之根，三焦则外有经而内无形，三焦相火乃原气之别使等，对明代温补学说的发展贡献甚大。

吴昆（1552—1620），字山甫，号鹤皋，又号参黄子，撰《素问吴注》《医方考》《针方六集》等。他注释《素问》，能结合临床心得加以阐发，颇具临床现实意义。汪昂评之曰："《素问》吴注，间有阐发，补前注所未备。"是历来研究《内经》的一家重要注本。

罗美，字淡生，号东逸，清代康熙间名医，撰有《内经博议》《古今名医汇粹》《古今名医方论》等。《内经博议》凡四卷，卷一天道部、人道部重在阐发《内经》运气、阴阳五行、脏象等理论，卷二论脉法、针刺、病能，卷三、四述病部。全书阐发《灵》《素》奥旨，颇多发明，结合他独到的心得体会，进行了深入浅出的注释，使后学有所指归，具有较高的参考价值。

汪昂（1615—？），字讱庵，清代著名医家，撰《素问灵枢类纂约注》三卷、《医方集解》三卷、《本草备要》四卷以及《汤头歌诀》等书。其中以《医方集解》和《汤头歌诀》颇有影响，前书是一部采集广备的方剂书，切用于临床，载正方三百余则，列二十一门，分述适应证候、药物、方义等内容，行文显浅，通俗易读，连同他的《汤头歌诀》，成为清代以来师授习医的必读课本，盛行于世。

程国彭（参《医学心悟》题）。

吴谦（1689—1748），字六吉，受命清廷主编《医宗金鉴》九十卷，刊行于公元1742年。该著作系清朝官修重要医学丛书，采集历代各家之说而成。全书分《订正仲景全书伤寒论注》《金匮要略注》《删补名医方论》《四诊心法要诀》以及各科心法要诀凡十五种，网罗赅备，内容精要，切合临床，为遴考太医院官学生的范本，影响颇大，吴氏亦因此名垂医史。

吴澄（参"吴澄虚损"题）。

程文囿，字杏轩，号观泉，清代嘉庆道光年间名医，精思迈伦，治病善奇中，求诊者踵相接，颇得时人称道，撰《医述》及《杏轩医案》等。古来医籍，汗牛充栋。程氏究心医学数十年，博览群书而随记其精要，岁月既久，卷帙遂多，乃分门别类，重为编次，而成《医述》十六卷，是清代的一部执简驭繁的重要医书。后世不少学者推崇其书，有评曰："远绍旁搜，钩玄提要，博而能约，实足发前人之奥窔，为后学之津梁也。"（《医述·朱钟序》）

第十二篇

唐太仆令王冰注次《内经》的功绩

王冰（约生活在唐贞观、景云间），号启玄子，仕唐为太仆令，后世因称王太仆，享年八十有余。

王冰弱龄慕道，笃好养生，酷嗜医学。他的师承有二说：一说在郭子斋堂处"受得先师张公秘本"（指《素问》秘本），因此反复参详而完成了注疏《素问》的研究工作（见《素问》王冰自序）；一说则师从于玄珠子，据传他在《玄珠密语》书中云："余少精吾道，苦志文儒……乃专心问道，执志求贤，得遇玄珠，乃师事之。"

他自号"启玄子"者，即因"启问于玄珠子"的缘故。由此看来，王冰学医曾多方求师，执意访贤，因此在中医学术理论等方面具有深厚的功底，为其注疏秦汉时期的古代医经奠定了扎实的基础。他重新编次整理和校勘注疏的《黄帝内经素问》，对中医学术的发展作出了重大的贡献，历代医家深受其影响。

王冰的学术成就主要体现在今本《素问》之中，其贡献则亦反映在这部医经之中。通过他的重新编次、注疏，不仅增强了《素问》的学术性和系统性，而且还在运气学说、病机证治等方面有所建树，使《内经》的遗文奥旨得以光大。

《内经》的训释早在齐梁间已有全元起的校注，撰有《内经训解》等。王冰曾见过全氏的抄本，经其研究，发现其中纰漏谬误者不少。如"篇目重迭，前后不伦，文义悬隔，施行不易，披会亦难"等问题，不可胜数。因此，王冰取师授之本，对全元起本进行了全面的整理、编次和注释，务求其至善至美，以有益于后学得睹其真，无复袭承其弊。

他的基本方法主要采取分类别目、迁移补阙、增字昭义、删繁存要等。为了使《素问》各篇章能井然有序地反映中医学术理论，王冰将原来的九卷本重新编次为二十四卷。如将《上古天真论》《四气调神大论》从原先第九卷移置卷首第一、第二篇；将《生气通天论》《金匮真言论》从原第四卷移置卷首第三、第四篇，并合为第一卷。

经王冰的重新组合，《素问》形成了按照养生、阴阳五行、脏象、治法、脉法、经脉、疾病、刺法、运气、医德及杂论等顺序阐论的一部既系统又全面的医学典籍，使原先驳杂的《素问》旧本焕然一新，条理井然，更有利于"开发童蒙，宣扬至理"。

相传在王冰整理和编次《素问》之前，该书第七卷亡失已久，全元起《训解》本亦阙而未见。王冰则据其先师张公的秘本及旧藏之卷，补配了被后世称之为"七篇大论"的《天元纪大论》《五运行大论》《六微旨大论》《气交变大论》《五常政大论》《六元正纪大论》和《至真要大论》，并认为这就是古已失传的旧本《素问》的第七卷内容。

"七篇大论"主要讨论五运六气学说（简称"运气学说"），详论天、地、人之间的关系，侧重从气象、地理及物候变化的角度分析其对人体生理、病理的影响，并用以指导临床防治疾病。王冰以其渊博的学识，结合唐代天文、地理、律志、哲学、医学等方面的知识，对"七篇大论"进行了详尽的注释和发挥，对普及运气学说、发展充实中医学术理论曾经起到了相当大的作用和影响。

如《六微旨大论》的"亢害承制"幽深晦滞，很难理解。王氏则联系日常生活中的自然现象加以解说。如"相火之下，水气承之"句，他用"热盛水承，条蔓柔弱，凑润衍溢，水象可见之"来比喻说明；又如"土位之下，风气承之"，他的解释是："疾风之后，时雨乃零，是则湿为风吹，化而为雨。"前条指酷暑熏蒸时，林木葱茏华滋，盖水液润承以制炎威也；后条指湿浊聚郁时，常得疾风劲吹，湿化为雨，阴霾随之消散，盖言风木以驭土气之敦阜也，说明了自然界的许多现象，都是其内部自我制约、自我平衡的结果，其规律就是运气的承制之理。这种承制关系，有利于万物的生化，并保持整个自然界的生态平衡。

王氏的这些比喻和发挥，使运气的奥旨得以显浅而易晓。后世如刘完素、王履、张介宾等名家在这方面各有建树，都受益于王氏对运气学说的注疏。如王冰指出："肝气温和，心气暑热，肺气清凉，肾气寒冽，脾气兼并之"（《素问·至真要大论》王冰注）。这种借运气理论以阐述脏腑本气性质的探索，开辟了脏腑生理、病机研究的新途径，刘完素就是在此基础上提出了脏腑六气生理病机的理论。

早在北宋政府组织校正医书工作时，已有林亿等人对王冰补入的"七篇大论"是否是《素问》所佚失的原第七卷本子持怀疑态度。其后，历代医家对王冰此举议论纷纷，"七篇大论"的是或非迄今尚在论争之中。然而，不管王冰补入的七篇大论是否为《素问》原文，其所出亦为古代遗籍，渊源有自，却是毫无疑问的。况且正是通过王冰的增补和注释，才使运气学说得以较完整地流传后世，仅从这一点而言，王冰之功不可泯灭。

运气学说之外，王冰在病机和治疗方面对《内经》有精彩的论述和重要的发挥，对后世深有影响。如在虚损病证方面，《素问·阴阳别论》："二阳之病发心脾，有不得隐曲，女子不月，其传为风消，其传为息贲者，死不治。"此论迷离扑朔，很难理解。王冰详析其理说："二阳谓阳明大肠及胃之脉也……夫肠胃发病，心脾受之，心受之则血不流，脾受之则味不化。血不流故女子不月，味不化则男子少精，是以隐蔽委曲之事不能为也。"

金代名医张从正沿从其说，认为一些精血不足病证的病根皆属肠、胃有积的阳明疾病，二阳既受累，"心受之则血不流，脾受之则味不化，故男子少精，女子不月……惟深知涌泄之法者能治之。"（《儒门事亲·推原补法利害非轻说》）将王氏之说引作攻邪治虚的理论依据。

又如有关血虚的病因、病机，一般常责诸心、肝、脾，很少言及肾。王冰在注释《脉要精微论》"肾脉……其耎而散者，当病少血，至令不复"时指出："肾主水，以生化津液，今肾气不化，故当病少血，至令不复也"，强调肾病对血虚的重要影响。其论为人所罕发，且符临床实际，历代许多医家皆忽诸而未能深究，颇为惋惜。

此外，他对《气厥论》"心移热于肺，传为鬲消。"也持独到之见，认为"心肺两间，中有斜鬲膜，鬲膜下际，肉连于横鬲膜，故心热入肺，久久传化，内为鬲热，消渴而多饮也。"这说明王氏亦通解剖之学，能从解剖的角度研究病机，在唐代当极为难能。

在辨证论治方面，王冰的注释和论述对后世医家更有重要的影响。如伤寒的治疗大法，《素问·热论》曰："其未满三日者，可汗而已；已满三日者，可泄而已。"王冰认为伤寒汗、下法的应用不能死执日数，指出所谓未满三日可汗、已满三日可下，"此言表里之大体也"。

他根据当时所传的《正理伤寒论》，认为"脉大浮数，病为在表，可发其汗；脉细沉数，病在里，可下之。由此则虽日过多，但有表证而脉大浮数，犹宜发汗；日数虽少，即有里证而脉沉细数，犹宜下之。正应随脉证以汗下之。"其观点是伤寒汗、下不拘时日，应以脉证为凭，这确系真知灼见。较之后世所谓"伤寒不下嫌迟""温病下不嫌早"之说，自有高下之别。

对无火、无水的辨治，亦具卓见，强调无水发热不可以寒疗热，如误治"以寒疗热，治热未已而冷疾已生"，治疗则当益其肾，所谓"取肾者，不必剂以寒……强肾之阴，热之犹可"；

如无火恶寒，也不可以热攻寒，倘"以热攻寒……攻寒日深而热病更起"，治当助其心，所谓"取心者，不必剂以热……但益心之阳，寒亦通行"，进而提出了"益火之源以消阴翳，壮水之主以制阳光"的名论（《素问·至真要大论》）王注）。

千百年来，该名论始终指导着医家们的理论研究和临床实践。《四库全书提要》云："无火者，不必去水，宜益火之源以消阴翳；无水者，不必去火，宜壮水之主以镇阳光，遂开明代薛己诸人探本命门之一法。"事实正是这样，明代的命门学说深受影响于此。

对《素问·至真要大论》"微者逆之，甚者从之"之论，他也有精到深入的研究，并以火为喻加以说明："夫病之微小者，犹人火也，遇草而焫，得木而燔，可以湿伏，可以水灭，故逆其性气以折之、攻之。病之大甚者，犹龙火也，得湿而焰，遇水而燔，不知其性以水湿折之，适足以光焰诣天，物穷方止矣。识其性者，反常之理，以火逐之，则燔灼自消，焰光扑灭。"王冰释言病甚者当顺其性而治之，对后世治病颇有指导意义。如"引火归源"法，实亦其余绪。

总之，王冰不论在学传运气还是注释经文方面，都卓有贡献，对后世医学的发展起有承先启后作用。清代名医汪昂评之曰："《素问》在唐有王启玄之注，为注释之开山，注内有补经文所未及者，可谓有功先圣。"这是十分确当的。

第十三篇

《外台秘要》鸟瞰

　　《外台秘要》是王焘继孙思邈《千金方》之后所撰集的又一部综合性医学巨著。王焘生活在唐代天宝年间，是宰相王珪的孙子。据《新唐书·王珪传》："珪孙焘，性至孝，为徐州司马。母有疾，弥年不废带，视絮汤剂，数从高医游，遂穷其术。因以所学作书，号《外台秘要》，讨绎精明，世宝焉。"

　　《外台秘要》共四十卷，一千一百零四门，网罗甚广，诸科俱全，历代医论秘典哀集颇丰，治病方药亦详为搜录。资料翔实，论理精良，卷帙浩瀚，博大精深，是唐代唯一能与《千金方》媲美的医学方书。

　　据其书自序，焘因家世显宦，有机会在当时国家图书馆"弘文馆"里长时期地博览群书，所谓"七登南宫，再拜东掖，便繁台阁，二十余载，久知弘文馆图籍方书等，繇是睹奥升堂，皆探其秘要。"其在弘文馆里接触到了大量古代的医学文献资料，据称有千卷之多，如释僧深、崔尚书、孙处士、张文仲、孟同州、许仁则、吴升的医书，外界早已不传，王焘均得披览编录。

　　他沉酣其中，"并味精英，钤其要妙，俾夜作昼，经之营之，捐众贤之砂砾，掇群才之翠羽，皆出入再三，伏念旬岁，上自炎、昊，迄于盛唐，括囊遗阙，稽考隐秘，不愧尽心焉。"（《外台秘要自序》）。经过整整二十年焚膏继晷地工作，方使这部传之不朽的煌煌巨著得以藏功。

《外台秘要》的大致编次顺序为内科、五官、外科、二阴、中恶、金疮、大风、丸药、妇幼、乳石、明堂、灸法、虫兽伤等。各门之前，冠以先哲医学理论，后载诸家医方。

其保存了我国唐代以前的大量珍贵医学资料，如《素女经》《仲景方论》《甲乙经》《范汪方》《姚氏集验方》《小品方》《删繁方》《深师方》《张文仲方》《必效方》《近效方》《许仁则方》等数十家言。医学理论部分引载《诸病源候论》最多，医方部分则辑录《千金方》亦丰。《诸病源候论》及《千金方》两书今日尚存，而上述其他各书后世早已散佚不传，赖《外台秘要》而略见其梗概。尤为可贵的是，《外台》所征引的资料皆标明出处，大大方便了后人。在医学著作中，将引用文献注明原书卷次的编修方式为王焘所首先运用，显示其治学的严肃态度。

正如宋孙兆序《外台》所云："王氏为儒者，医道虽未及孙思邈，然采取诸家之方颇得其要者……如张仲景、《集验》《小品》方最为名家，今多亡佚，虽载诸方中，亦不能别白，王氏编次，各题名号，使后之学者，皆知所出，此其所长也。"

《外台》中保存了不少对后世医学发展有重大影响的珍贵古籍资料，如在《素女经》中有黄帝与素女的问答，探讨房劳致损的机理，其中有行房禁忌，如"日月晦朔，上下弦望，六

丁之日""雷电风雨阴阳晦瞑,振动天地,日月无精光""新
饱食谷力未行""新小便精气微弱,荣气不固,卫气未散"以
及劳力沐浴"流汗如雨"等情况下皆不宜房事,反映了汉唐之
前的医学保健认识水平。元代著名医家朱震亨的养阴摄生理论,
不少皆汲源于此。

它如谢士泰《删繁方》中有关五脏劳论治的内容亦被完整
地记载了下来。《删繁论》曰:"五脏劳者,其源从脏腑起也,
鼓生死之浮沉,动百病之虚实,厥阴阳、逆腠理,皆因劳瘵而生,
故曰五脏劳也。"(《外台》卷十六)

其中如"肝劳论"曰:"凡肝劳病者,补心气以益之,心
旺则感于肝矣。人逆春气则足少阳不生,而肝气内变,顺之则生,
逆之则死,顺之则治,逆之则乱,反顺为逆,是谓关格,病则
生矣。"值得一提的是,肝劳的治疗原则是"补心气以益之",
其特点是劳者补子,同样,其他四脏劳的补益方法为:心劳,
补脾气以益之;脾劳,补肺气以益之;肺劳,补肾气以益之,
肾劳补肝气以益之。历来补虚皆宗《难经》"虚则补其母",
为一定不移之大法,而《删繁》则另辟蹊径曰"劳则补其子",
为中医治虚又增加了一种治法,开拓了后人的思路。

宋许叔微在《普济本事方》中曾治一伤寒后患者,心神不宁,
给予补脾汤,益其脾气而心病自愈,并曰:"此劳则当补其子,
人所未闻也。盖母生我者也,子继我而助我者也,方治其虚,
则补其所生者……荀子所谓未有子富而父贫同义。"(《本事方》
卷九)它如归脾汤治劳伤心悸,亦沿从《删繁》旧意。

《删繁》五脏论治的部分内容虽《千金》已载，但《千金》内容不全，且无出处，这样从文献研究角度看，《外台》的价值就更为突出。诸如此类的情况不少，故研究、辑复唐前散佚的古医籍，常取《外台》为主要依据。正如《四库全书提要》所言："其方多古来专门秘授之遗，陈振孙在南宋末，已称所引《小品》《深师》……之类，今无传者，犹间见于此书，今去振孙四、五百年，古书益多散佚，惟赖焘此编以存，弥可宝贵矣。"

在历史上有不少学者认为王焘并不是一个医生，对其所选内容，颇有微词。如徐灵胎在《医学源流论》中言："但其本人（王焘）非专家之学，故无所审择。"这种说明值得商榷。《新唐书》已载他"数从高医游，遂穷其术"，作为正史已肯定王焘经过多次正式学医而医术已十分高明；再以他"捐众贤之砂砾，掇群才之翠羽"的删繁取舍水平来看，若非学富思深而精于临床者，是难以做到的。

问题在于《外台》中并没有王焘本人的发挥，然其书的性质本属古籍编纂，为了保持学术的客观性，王氏之举原无可非议。若以其不同于《千金》的既有搜录又多阐发而贬低王焘，显然是不足取的。

第十四篇

小议刘完素的火热理论

北宋是中医学蓬勃发展的重要历史时期，从王怀隐等编定的《太平圣惠方》，一直到北宋末年由徽宗皇帝亲自作序而颁行的《圣济总录》，不论在医学理论，或临床治病方面，都广收博采，成就可观，对中医学术发展作出了重要贡献。值得指出的是，北宋政府对普及医学、方便群众看病也做了大量工作。其中最有影响之举，当推陈师文等奉诏编定的《和剂局方》。

当时官府设立"熟药所"，概依《局方》规格制成丸散，公开发售，病家可以根据自己的病痛，对证赎药。这种做法大受欢迎，生意兴隆，以致于京师一个"熟药所"应接无暇，而于崇宁中（1102—1106）又增设了七个分所。不少医生亦深受《局方》的影响，藉以治病救疾。

但是，《局方》盛行也带来了一些问题：医生往往按证给药，不注重医学理论对临床实践的指导，以致误治者不少；《局方》又多辛温刚燥之剂，多服、久服之后耗伤阴血，造成滥用《局方》的"辛燥时弊"。尽管这样，许多医生仍沿袭旧制，使"辛燥时弊"的危害日益扩大。

北宋末年，战祸迭起，百姓生活在离乱饥馑之中，导致温热疫病的流行。金初，热病仍方兴未艾，严重地威胁着人们的生命。习惯于应用《局方》的许多医生，在这种形势下显然难以适应临证需求。刘守真的"河间学说"就是在这种时代背景下问世的。

刘守真（1120—1200），名完素，号通玄处士，金河间（今河北河间县）人。刘氏毕生重视《内经》理论的研究，认定医学的"法之与术，悉出《内经》之玄机"（《素问病机气宜保命集序》），并广泛研究历代诸家方论。他的主要著作有《素问玄机原病式》《黄帝素问宣明论方》《三消论》等。《伤寒直格》《伤寒医鉴》等均为其门徒后学所著，也反映了完素的学术思想。

刘氏精于医术，时人神之，《金史》本传云："尝遇异人陈先生，以酒饮守真，大醉，及寤，洞达医术，若有授之者。"这是业经神化的传说，然而由于医术高明而在北方中国名倾朝野，却是事实。他曾三次被金章宗聘请到京城作官，俱辞谢不应，朝廷因赐"高尚先生"称号。

刘完素面对大量的火热病证，深感沿袭《局方》决难收效。在长期的临床实践中，他认识到火热之邪是导致人体多种疾病的重要因素，而这种病机理论却被当时许多医生所忽视。刘氏在《素问玄机原病式》中指出："但依近世方论，用辛热之药，病之微者，虽或误中……其或势甚而郁结不能开通者，旧病转加，热证渐起，以至于死，终无所悟。"抨击了庸医"以火益火"的错误治疗。

因此，他以火热病机为核心，结合《内经》中运气学说及有关理论，扩大了《内经》"病机十九条"所论火证的范围，从理论上提出"六气皆从火化""五志过极皆为热甚"等学术观点；治疗上起用寒凉之剂，对热病论治的发展具有重大的影响。其论说后人常以"火热论"称之，他的学术经验被医界尊之为"河间学说"，或亲炙或私淑完素而张扬师说者，被称为"河间学派"。

"六气皆从火化"和"五志过极皆为热甚"是河间学说中的基本观点，所谓"六气皆从火化"是指风寒湿燥诸气，多与火热相兼为病，诸气病变最后都可转归为火，而火邪又可衍生诸气。如以风与火热而言，刘氏认为"风本生于热，以热为本，以风为标，凡言风者热也"（《素问病机气宜保命集·中风》）；以湿与热言，"湿病本不自生，因于火热怫郁，水液不能宣通，即停滞而生水湿也"（《宣明论·水湿门》）；以燥与热言，"燥万物者莫熯乎火"；以寒与热言，两者性气本截然相反，但完素根据《内经》"亢害承制"的理论，认为"己亢过极则反似胜己之化"（《保命集·序》），即某气盛极时会出现一种制胜其气的假象，这就是刘氏常说的"火极似水"，提示在临床上见到寒象的病症，也有可能属火邪为祟。这样，就把火热病机扩展成为临床病证的主要病理机制。

刘氏的"五志过极皆为热甚"是指凡情志剧变，都可形成火热病证。他指出："五脏之志者，怒、喜、悲、思、恐也，若志过度则劳，劳则伤本脏，凡五志所伤皆热也。"（《原病式·热类》）其机理何在呢？刘氏强调妄动可转化为火热；"情之所伤，则皆属火热，所谓阳动阴静，故劳则躁不宁，静则清平。"（《原病式·热类》）于是将各种情志剧变皆归纳到火热病机中来。

可见，不论外感六淫，还是内伤七情，在刘完素看来其主要病机皆属火热为害，这样就为临床运用寒凉药物提供了理论依据。他卓有见地地自制了不少新方，说："余自制双解、通圣之剂，不遵仲景法桂枝麻黄发表之药，非余自炫，理在其中矣。故此一时彼一时，奈五运六气有所更，世态居民有所变。天以常火，人以常动，动则属阳，静则属阴，内外皆扰，故不可峻用辛温大热之剂……故善用药者，须知寒凉之味。"（《保命集·伤寒论》）

对表证的治疗，他主张先以辛凉或甘寒之剂解表，如滑石、甘草、葱豉、石膏、知母之类，认为寒药治表证亦可"汗出而解"。表里同病则以宣通怫热郁结为主，防风通圣散、双解散、天水凉膈各半等，均可"散风壅，开结滞，使气血宣通"。里证则常用承气汤、凉膈散、黄连解毒汤来清热制火。

刘氏的这些治法突破了《伤寒论》温药发表、先表后里的成规，将解表法由辛温而转向辛凉，这在热病的治疗上是继《千金方》之后的又一个发展，对温病论治作出了贡献。《四库全书提要》评刘氏学术谓："大旨多主于火……故其持论，多以寒凉之剂，攻其有余，皆能应手奏功……补前人所未及耳。"

刘氏的新论和新方一扫沿旧之弊，得到不少有识医家的折服和推崇，《宣明论方》就此在中国北方流行起来。其时，南宋医界《局方》继续盛行，形成了"北宣南局"的学术对峙局面。

重视火热病机和善用寒凉之味，是河间学说的基本特点，亲炙于完素的弟子有穆大黄、马宗素、荆山浮屠等人。刘氏《三消论》一书，就是经穆大黄的保存而收入《儒门事亲》中。私淑刘学而于医界有影响的，还有金代名医张从正。从正最推崇完素，称"千古之下，得仲景之旨者，刘河间一人而已"，故"其法宗刘守真"（《金史》本传）。

元代名医朱震亨亦从其老师罗知悌处接受了完素新说，确立了其"湿热相火为病甚多"的医学观点，善用知、柏等滋阴降火药，进一步发展和充实了火热病证的治疗经验，故后世"刘、朱"并称。刘、朱学术的问世，从根本上摆脱了医学史上沿循已久的崇尚温补的桎梏，对祛病邪、存阴血，促进温病学说的发展有积极的作用。

同时，由于刘完素勇于批判时弊、倡导新说，打破了医界沉寂的守旧之风。在他的影响下，张从正、李杲、朱震亨等诸子之说连镳并轸，辉映后先，开创了医学史上著称的"新学肇兴"、学术争鸣的新局面。

第十五篇

"治法独奇"的金代名医张子和

　　曾任上海中医学院院长的著名中医学家程门雪先生，推崇张从正为金元四家（刘完素、张从正、李杲、朱震亨）中之"造诣最深""治法独奇者"，这就要从张氏的学术思想谈起。

　　张从正（约1156—1228），字子和，号戴人，金代睢州考城人，学宗《内》《难》《伤寒》，私塾刘完素，对疾病机理持有精辟的见解，擅用汗、吐、下三法，对祖国医学的发展作出了卓越贡献。

　　张氏治病善奇中，曾誉满医林，被召到京都太医院就职，后不习惯"马前唱诺""迎送长吏"的折腰生活，而辞去归里。张氏著《儒门事亲》一书，集中了他的医学思想和治疗经验，是我们研究其学术的重要资料。

　　从医学发展史看，自唐宋以还，医界治病逐渐侧重于药物调补，不少医者常常片面理解《内经》"邪之所凑，其气必虚"之义，嗜补成风，部分甚至专以补药作为渔利的手段。正如从正在《儒门事亲》中所言："夫补者人所喜，攻者人所恶，医者与其逆病人之心而不见用，不若顺病人之心而获利也。"患者亦总觉得自己体虚，不管生了什么病，心安理得地服用滋补药，已成了天经地义的事。这样不仅耽误了病情，而且阻碍着医学的发展。张从正针对时弊，结合自己长时期医疗实践中的心得体会，提出一整套侧重于攻击邪气的独特的理法方药，对纠偏补弊起有积极的作用。

在病因病机方面，他着眼于"邪"，指出："病之一物，非人身素有之，或自外而入，或由内而生，皆邪气也。邪气加诸身，速攻之可也，速去之可也。"强调邪气是致病的根本原因，而迅速除邪乃属治病之首务。这个观点似乎与《内经》"邪之所凑，其气必虚"的精神相抵牾，实则不然，两者不可分割。正虚邪易入，故平素务必重视养生，以杜绝外邪之侵袭；既病则须重视邪气，惟攻击邪气而后才能康复。

张从正认为绝大多数疾病以邪气为主要矛盾，此时一味投补，无异资粮助寇，"鲧堙洪水"，非徒无益，适足致害，主张"先论攻邪，邪去而元气自复"。这个观点切中时弊，对中医理论的发展颇有贡献。

张氏擅用汗、吐、下三法来清除病邪。《金史》本传："古传有汗、吐、下三法……世传黄帝、岐伯所为书也，从正用之最精，号子和汗、下、吐法。"

以汗法而言，张氏用得很有特色，除一般外邪袭表的适用范围外，他还用于某些泄泻病证。《内经》有"春伤于风，夏生飧泄"之说，将暑月的一些泄泻归咎于春季的感受风邪。历代医家很少能将此义行诸并验证于临床，张从正则遵循其旨巧妙地运用发汗祛风法，治疗了不少顽固的泄泻病。

如治赵明之案：米谷不消，腹作雷鸣，自五月至六月不愈，诸医以为脾受大寒，故并与圣散子、豆蔻丸，虽止一、二日，药力尽而复作。诸医不知药之非，反责明之不忌口。戴人至而笑曰：春伤于风，夏必飧泄者，米谷不化而直过下出也……诊其两手脉皆浮数，为病在表也，可汗之，直断曰：风随汗出。以火二盆，暗置床之下，不令病人见火，恐增其热，迨至入室，使服涌剂，以麻黄投之，乃闭其户，从户外锁之，汗出如洗，待一时许，开户减火一半，须臾汗止，泄亦止（《儒门事亲》卷六）。

从正以汗法开泄腠理，令内伏之风邪由表而解，使《内经》此说在临床中得到了验证。清代名医喻昌治痢有一种方法称之为"急流挽舟"，即用败毒散发汗祛风以泄由表陷里之邪，洵矜式于从正精义。

对于许多时医认为属虚劳而须大肆滋补的病证，从正的治疗恰恰相反，每投攻下之剂出奇制胜：西华束茂之，病虚劳寝汗，面有青黄色，自膝以下，冷痛无汗，腹中燥热，医以姜附补之，五晦朔不令饮水，又禁梳头，作寒治之，请于戴人。戴人曰：子之病不难愈……先以舟车丸、浚川散（俱峻下剂）下五、七行，心火下降，觉渴，予冰水饮之，又令澡浴，数日间，面红而泽，后以河水煮粥温养调胃……又以活血当归丸、人参柴胡散、五苓散、木香白术散调之，病大瘥，寝汗皆止，两足得暖，食进（《儒门事亲》卷六）。

通过精确的辨证，张氏认为此证虽似"虚劳"，实属"肺痹"，由心火郁勃、肠腑积滞引起。前医误以寒治，无异以火益火，故径投峻猛攻逐之剂，邪泄火降，收到了意想不到的佳效。

张从正善于用攻法来达到除病复元的目的，这是他与庸医治病的重大分歧处。他认为用以治疗"大积、大聚、大秘、大涸、大坚"证的攻下之药，乃是真正的补药，"不补之中，有真补存焉"，其名言如"陈莝去而肠胃洁，癥瘕尽而营卫昌""损有余乃所以补其不足"等无不包含着朴素的辩证法思想。

从正这些精湛的学验颇得后世有识之士的好评，《金史》本传对他也有较高的评价："精于医，贯穿《素》《难》之学，其法宗刘守真，用药多寒凉，然起疾救死多取效。"但由于他常与世俗之见相左，也招来不少后人的非议和诟病。贤明如朱震亨亦谓"攻击宜详审，正气须保护"，将从正学术的棱角在潜移默化中磨去。

从正不仅长于攻邪，且善于补虚，然与庸医的一味滋补有别。他提出"治病当论药攻""养生当论食补"的观点，强调食养补虚。他认为各种药物（包括补药）无不具有一定的毒性，久服之后毒气积蓄而成为"药邪"，严重者影响人体的健康。

所谓："凡药有毒也，非止大毒、小毒谓之毒，虽甘草、人参不可不谓之毒，久服必有偏胜，气增而久，夭之由也。"其所言毒，确切地讲是指药物的副作用。事实上任何药物都有利、弊，不少医生往往只看到利的一面，忽略了弊的另一面，这是不全面的。张氏的这一认识，即使在今日医界也不乏其现实意义。

张氏根据《内经》意旨，凭藉谷、肉、果、菜补益人体精气，他许多宝贵的食补经验，为清代名医魏玉璜所击节赞赏："子和之持论如此，岂放手攻泻而不顾元气者哉？第其用补，专重饮食调摄而不持药饵，故万全无弊，而亦无可举之功，其书具在，惟好学深思之士能通其意耳"（《续名医类案》）。

魏氏之评真可谓得从正学术之三昧者。南宋著名爱国诗人陆游也受到从正浆粥食养经验的影响，曾吟有一绝曰："世人个个学长年，不道长年在目前，我得宛丘（从正居宛丘，称"宛丘张氏"）平易法，只将食粥致神仙。"

药攻食养之外，张氏又常巧妙地利用情志制约关系，或转移，或适应的方法治疗一些由过剧情志所造成的疾病，被称之为"以情易情"法。

如治卫德新妻于旅次遇盗受惊，悸惕不宁，羸弱萎顿，时易惊仆，家人须蹑足而行，百药罔效，邀从正治。张氏感到此病药物必难奏效，命二侍女执患者手按高椅上，前置一小几，从正对她说：你看在这里。随即以木棒猛然敲击小几，患者大惊。张说：我以木击几，你有什么可惊的呢？后又连续击之，妇惊渐缓。张又以杖击门、窗，患者逐渐适应而不再惊吓，入夜又命人通宵击门窗不止，如此数日后，患者惊病顿愈。家属请教其法，张答："惊者平之，平者常也，平常见之，必无惊也。"这是他以情志适应的机理解释《内经》"惊者平之"之义。

《素问·阴阳应象大论》中有关于情志伤脏及五行制约的论述，从正结合实践进行阐发，称："悲可以治怒，以怆恻苦楚之言感之；喜可以治悲，以谑浪亵狎之言娱之；恐可以治喜，以迫遽死亡之言怖之；怒可以治思，以污辱欺罔之言触之；思可以治恐，以虑彼志此之言夺之。凡此五者，必诡诈谲怪，无所不至，然后可以动人耳目，易人视听。若胸中无材器之人，岂能用此五法也。"（《儒门事亲》）

　　这种"以情易情"的治法，在今天属于医学心理学的范畴。西方医学在晚近数十年方始重视和研究其重要分支——心身医学，其宗旨则与张氏学术相仿，于此也就更可见从正学验之难能可贵和不同凡响。正如清代医家王士雄所谓："亘古以来，善治病者，莫如戴人，不仅以汗、吐、下三法见长也。"看来，程门雪先生称其为"造诣最深""治法独奇"的原因也就在这里。

第十六篇

"温补派"泰斗张介宾独重真阴

张介宾（1563—1640），字会卿、景岳，别号通一子，明末会稽（今浙江绍兴）人。介宾秉性敏慧，勤奋好学，博览群书，通易理、天文、兵法诸学，尤精医术。早岁学医于金英，后又投笔从戎，落落难合，遂归故里，潜心医学。在医学理论研究方面，介宾集各家之大成，而多独到之见，是明末医家中最出类拔萃者。

介宾生当明代，刘、朱之学仍显赫于医林，不少医者执守门户之见，滥用苦寒药物，造成了明代的寒凉时弊。有识之士如先于介宾之薛己、孙一奎等，不仅抨击寒凉之害，且刻意研究脾、肾和命门，用药主以甘温，故医界常将他们称为温补派。

介宾继薛、孙等人之后，厕身温补而成为其中坚。张氏著作甚丰，撰有《类经》《类经图翼》《类经附翼》《景岳全书》《质疑录》等。

张氏特别重视人体阳气，认为生命之延续离不开阳气的作用。他针对朱震亨"阳常有余"论，提出"阳常不足"说。他说："难得而易失者，惟此阳气；既失而难复者，亦惟此阳气，又何以见阳之有余也"（《景岳全书·传忠录》）。同时强调："天之大宝,只此一丸红日;人之大宝,只此一息真阳"（《类经附翼·大宝论》）。阳气之于人是如此的珍贵,而医界不少医者却恣投寒凉,势必戕伤真阳。介宾对此颇为愤慨："凡今之医流,则无非刘、朱之徒,动辄言火,莫可解救,多致伐人生气,败人元阳,杀人于冥冥之中而莫之觉也,诚可悲矣"（《景岳全书·传忠录》）。

介宾批判滥用苦寒,重视温补,但并不因此而忽视阴精。他认为阴阳本自一体,两者不可偏废："阴不可以无阳,非气无以生形也;阳不可以无阴,非形无以载气也。"（《类经附翼·真阴论》）所以他在撰《大宝论》以发明阳气之重要后,又著《真阴论》强调阴精之珍贵。

他说："不知此一阴字正阳气之根也。"由于侧重于维护阳气到阴阳一体论,他本身也有一个认识的渐进过程。他自述云:"余及中年,方悟补阴之理"（《真阴论》）。可见,他的本意是十分清楚的,告诫后人不能曲解其学术思想专主阳气。

张氏"阴阳一体"思想较集中地反映在他的命门学说中。在生理方面,他指出:"肾有精室,是曰命门,为天一所居,即真阴之府。精藏于此,精即阴中之水也;气化于此,气即阴中之火也。命门居两肾之中,即人身之太极,由太极以生两仪,而水火具焉,消长系焉,故为受生之初,为性命之本"（《真阴论》）。

这里他修正了不少医家所持命门主火的偏见,认为命门就是藏精之室,在两肾当中,其作用既具藏精,又司气化,如同太极生两仪之理一样。甚至他把兼具水火之功、精气之用的命门，直呼为"真阴之府"，强调"所谓真阴之用者，凡水火之功，缺一不可，命门之火，谓之元气；命门之水，谓之元精。五液充则形体赖而强壮，五气治则营卫赖以和调。此命门之水火，即十二藏之化源"，从而更突出了注重真阴精血的学术思想。

以命门的病证而言，他侧重于阴阳互损病机，"凡虚损之由……无非酒色、劳倦、七情、饮食所致，故或先伤其气，气伤必及于精；或先伤其精，精伤必及于气。"（《景岳全书·虚损》）不论精伤还是气伤，归根到底仍是属于真阴之损。他说："精、气在人，无非谓之阴分。盖阴为天一之根，形质之祖。故凡损在形质者，总曰阴虚，此大目也……凡病至极，皆所必至，总由真阴之败耳"（同上）。

他将所有阴阳虚损的病证最后都归纳到命门真阴亏损的病机方面认识，显然谓其专主温补阳气是难以概括他的这些基本学术观点。其所谓"今人之病阴虚者，十常八九"（《真阴论》）即据命门真阴不足的理论而发。

同样，在命门虚损的辨证方面，不论水亏或火旺，凡形质有损，介宾皆目之为阴虚，所谓"无火、无水皆在命门，总曰阴虚之病"（《真阴论》）。他强调指出，时医把阴虚局限在火旺上认识是不够全面的，阴虚可分为两种，"阴中之水虚，则病在精血；阴中之火衰，则病在神气。"（同上）这个观点与他同时代医家赵献可的认识如出一辙，所谓"阴虚有二：有阴中之水虚，有阴中之火虚"（《医贯》）。在他们看来，命门真阴不足是虚损的本质所在，水亏和火旺只是两种不同病情的表现而已。景岳重视真阴的学术特点在病理辨证方面也清晰无遗地反映了出来。

在虚劳之外，介宾还将不少临床杂病也与命门真阴联系了起来。如风寒外感、泄泻、臌胀诸证，在辨症和治疗方面均不可单纯着眼于邪气，尚须顾及于阴虚。他说："寒邪中人，本为表证，而汗液之化，必由乎阴也；中风为病，身多偏枯，而筋脉之败，必由乎阴也……泻泄正阴，非补肾何以固其门户？臌胀由乎水邪，主水者须求水脏；关格本乎阴虚，欲强阴舍阴不可"（《类经附翼·求正录》）。将杂病与命门真阴不足结合论治，是介宾的独特之见。

介宾治病以治形、补精血为大纲，《景岳全书·治形篇》云："善治病者，可不先治此形以为兴复之基乎？虽治形之法，非止一端，而形以阴言，实惟精血二字，足以尽之。所以欲祛外邪，非从精血不能利而达；欲固中气，非从精血不能蓄而强……故凡欲治病，必以形体为主，欲治形者，必以精血为先，此实医家之大门路也。"

在治形大法主导下，他以甘温濡润之品为主治药物。为什么药用甘温呢？盖取命门阳生阴长之理，所谓："一点真阳寄坎宫，固根须用味甘温"（《景岳全书·传忠录》）。他选择了熟地作为治形除病的主药，对熟地持有与众不同的见解："凡诸真阴亏损者，有为发热、为头疼、为焦渴、为喉痹、为嗽痰、为喘气，或脾肾寒逆为呕吐，或虚火载血于口鼻，或水泛于皮肤，或阴虚而泄利，或阳浮而狂躁，或阴脱而仆地。阴虚而神散者，非熟地之守不足以聚之；阴虚而火升者，非熟地之重不足以降之；阴虚而躁动者，非熟地之静不足以镇之；阴虚而刚急者，非熟地之甘不足以缓之。阴虚而水邪泛滥者，舍熟地何以自制？阴虚而真气散失者，舍熟地何以归源？阴虚而精血俱损、脂膏残薄者，舍熟地何以厚肠胃？"（《景岳全书·本草正》）。

于是他在许多自制的新方中皆不离熟地，制补益之剂，如大补元煎，左右归丸，一阴、三阴、五阴煎等，皆为主药，固不难理解。而治杂病诸剂，如治外感发热的补阴益气煎，治咳嗽痰喘的贞元饮，治呕吐痰涎的金水六君煎，治吞酸的理阴煎，治泄泻的胃关煎等，无不选用熟地，乃至于后人谑称介宾为"张熟地"，反映了他独到的补阴治形的用药经验。

上述学术经验足以反映出介宾独重于阴虚的病理观。当然以他所谓的阴虚与震亨所言阴虚相比较，则前者的概念和范围要大得多，震亨治阴虚主以"苦寒"，他则更弦易辙为"甘温"，自合阴阳互济、精气互生之妙谛，终于成为温补学派中之卓荦大成者。

第十七篇

理虚高手吴澄的独特见解

清代著名医家吴澄，字鉴泉，号师朗，清康熙间安徽歙县岭南人。吴氏博学思深，善能发微，在论治虚损方面颇持独特之见，著有《不居集》，专论虚损证治。其哀集历代名医治虚要旨，并阐发了自己的心得体会，深得后人推崇。

吴氏论虚之灼见，大抵可归纳为两方面，其一论治脾阴不足，其二发挥外损证治。

脾阴不足的问题从明代起逐渐为有识医家所重视，其产生的原因又与药误密切有关。明代不少医家矜式李（杲）、朱（震亨）两大家，泥执师说而不化，用药或嗜温燥，或好苦寒，这在当时医界已袭以成风。温燥耗伤脾胃之津，苦燥亦劫中土之阴，所以在李、朱之学盛行时，脾阴不足的矛盾也随之而突出。

到了明代末叶，一些临床医家十分关注此问题，如缪希雍、周慎斋、胡慎柔等对于补养脾阴各有研究。其中，缪氏主张甘寒法，胡氏习用甘淡法，从不同侧面对治疗脾阴不足展开了探索。吴澄则继缪、胡之后，独辟蹊径，在论治脾阴不足的研究方面获得了可观的成就。

吴澄认为脾阴的恢复关键在于苏展胃气，中土旺盛，阴液自生。他说："人之一身，以胃气为主，胃气旺则五脏受荫，水精四布，机运流通，饮食渐增，津液渐旺，以至充血生精而复其真阴之不足"（《不居集》）。阴虚劳损之人，即使平补的四君子汤，也有燥滞难运之忧，所以吴氏"新定补脾阴一法……以补前人未尽之余蕴"。

他补脾阴的选药原则是"芬香甘平之品，培补中宫而不燥其津液"，即用辛芳甘养来振苏胃气，恢复脾阴。其如理脾阴正方（人参、河车、白芍、山药、扁豆、茯苓、橘红、甘草、莲肉、荷叶、老米）、中和理阴汤（人参、燕窝、山药、扁豆、莲肉、老米）等，都贯穿了这个宗旨。

为什么补脾阴不径取甘寒为法呢？吴氏之后宏格剖析其义曰："脾喜温而恶凉，喜燥而恶湿，故理脾之方，多温燥之品。虚劳日久，胃少脂膏，略兼香燥，便发虚火，少加清润，泄泻必增"（《不居集》）。用药顾此失彼，煞费周章。吴澄的斡旋之法是"以人参、荷叶保其肺气，以河车大补其真元，佐以扁豆、山药固守中州，以白芍、甘草缓肝而不克脾土，以橘红、老米醒其脾土而不上侵肺金，补脾阴而胃阳亦不相碍也"（《不居集》）。如此则可避免香燥和清润对脾胃的不良影响。

根据脾喜温燥的生理特点而取法"芬香甘平"，培补中宫以资化源，扶养脾土而复阴液，这是吴澄在论治脾阴问题方面的不同凡响之见。

清代不少医家在治疗脾胃阴虚方面颇受吴氏法的影响，如

《柳选四家医案·爱庐医案》首案："病经匝月，表热解后，杳不思纳，脉静舌净……晴光流动，面色开旷……且进和中醒中，以悦脾胃，令纳谷乃昌。人参须、炒麦冬、炒橘白、北沙参、甘草、霍石斛、生谷芽、野蔷薇露。"此方确具"芬香甘平"之妙，其中如野蔷薇露，既辛芳悦脾，又润泽不燥，倒是补充了吴氏制方中芳香之品不足的缺陷。

近时医界耆宿，又有"辛甘悦脾"之议，在甘平的用药基础上再加代代花、玫瑰花等，调治脾阴不足证，每获知饥索食、津液来复之效，此殆又滥觞于吴氏之法。

在外损证治方面，吴氏亦颇具卓见。他认为内伤之类外感，李杲已发明在前，但外感之类内伤者，自古迄今，无人深究，故发"此亦虚损门中之大缺略事"之慨。吴氏所论外损，是指"六淫中之类虚损者"，确发前人之未发，可羽翼李杲内伤之说，充实虚损病证治。

吴氏所谓外损并不单纯归咎于外感六淫，又与人体正气强弱密切有关，他说："六淫为病，实因于天，外损为言，实因于人。"指出外感之后并非所有人都成外损，只有平素养生不慎，先有内伤虚损之人才形成外损。此外，吴氏还强调有因于"药不当病"而损其元气致外损者，如外感之人，庸医妄用汗、吐、下法，或漫事滋补，虚虚实实，损伤正气，也是造成外损的一个重要因素。

外损的病理癥结在于外感内损，故其病状错杂，虚实纷呈，既可具发热、恶寒、咳嗽、头痛等表证，又可见毛瘁神夭、肌肤枯槁、困惫无力、杳不思纳、怔忡失血、神思不安等各种虚象。且其病程较长、经久难瘥，与单纯外感之"吉凶只在旬日之间"者迥然有别。

外损常见寒热，但与虚劳内伤的"阳虚生外寒，阴虚生内热，阴阳两虚，既寒且热"不同，表现为外感样寒热，其"邪在少阳者，最易惑人，有时寒热往来，有时热多寒少，有时日重夜轻，有时日轻夜重，宛与阴虚发热相类"（《不居集》）。吴氏指出其与阴虚发热鉴别的要点在于外损兼有表证，寒热变化较多，而阴虚发热则固定时间，又无表邪。

对于外损的治疗，吴氏提出了自己独特的解托、补托两大法。外感前期，邪气初入，人体气血未大亏者，用解托法；疾病后期，邪势缠绵，元气消惫者用补托法。前者重在祛邪，但非单纯汗、吐、下法所比，以驱邪而不伤正气为原则；后者主在扶养，但须网开一面，使邪有出路。

吴氏制解托法凡六方，即柴陈解托汤、和中解托渴、清里解托汤、葛根解托汤、柴苓解托汤、升柴拔陷汤。六方之中，皆以柴胡、葛根为主药，其对此两药有独到见解，认为葛根味辛性凉，辛而能润，凉而能解，最宜与柴胡相结合；柴胡妙于升，能拔陷，葛根妙于横行，能托里，俱能祛邪而不伤正。根据不同情况，吴氏又常配合二陈、前胡、防风等协同疏风散邪，再视表里寒热而灵活施治。

吴氏制补托方凡七方，即益营内托散、助卫内托散、双补内托散、宁志内托散、补真内托散、宁神内托散、理劳神功散。

根据阴阳、气血、营卫之虚，以人参、当归、黄芪、熟地、白术、枣仁、益智等补益托里，匡扶正气，外则又必用柴、葛，以使邪气透达于外。吴氏制方之义，在于"杜绝外损之源，殊非补养衰弱之意"，这是一个很重要的观点，扶托外邪，俾其解散，与专意滋养者有间。

吴氏之新论，虽自出机杼，但还是与李杲、景岳等学术影响有关。杲善补中而升发，景岳好滋补而推崇柴胡解散，皆为吴澄学术之渊源所在。然业经吴氏专题阐发而开外损一门，则已成损证论治又之一家。

第十八篇

《血证论》的治血四大法

　　《血证论》是晚清著名医家唐宗海所撰的一部血证专著，蜚声于中医界。其书在《内》《难》、仲景著作的启迪下，对血证进行专题研究，理论上既多卓见，治疗方药又切实用，是晚清流传最广、影响最大的医著之一。

一、关于血的生化

　　《内经》有"中焦受气取汁变化而赤，是谓血"以及"心生血"之说，唐氏将两者联系起来，强调血生成于心、脾二脏，"食气入胃，脾经化汁，上奉于心，心火得之，变化而赤，是之谓血。"（《血证论·阴阳水火气血论》）血液的生化固依靠心火，而心火也赖血液的濡润，才保持其正常的生理功能。"血者火赤之色也，火者心之所主，化生血液以濡周身。火为阳，而生血之阴，即赖阴血以养火，故火不上炎而血液下注"（《同上》）

　　生理之火可以生化血液，但火旺或火衰，皆能影响血液的生成，所谓"火化太过，反失其化""火化不及而血不能生"。由火之盛衰而导致血病，同时血病也可累及于火。如血液虚亏，肝失所藏，木旺火生，使生理之火变成病理之火，即"血虚火旺"之病机。因此，唐氏指出："血与火原一家，知此乃可言调血矣。"（同上）说明血、火之间的密切关系。

历来医家论血，常着眼于气血或精血，而鲜言及火、血，唐氏以火血兼论，可谓别具只眼，对完整血液生化理论，颇有贡献。

二、血证病机剖析

关于血证的概念，唐氏在《血证论》中已指明：平人血液畅行脉络，称为循经，一旦血不循经，溢出于外，即为血证。血证大致可分二种，其一为血液溢出于体外；其二为血液内溢于脏腑、经络、腠理。前者如吐血、咯血、衄血等，后者如瘀血、蓄血等。唐氏对血证病机的研究，大抵可概括成四个方面。

（一）气机阻逆

气为血帅，气机调和则血随之而行于络道，倘气病必累及血，即唐氏所称"气迫则血走"，指气机阻逆，血离隧道而随气上溢。如吐血一证，唐宗海认为胃气不降所致，与呕吐的机理一样，"血虽非胃所主，然同是吐证，安得不责于胃？"（《血证论·吐血》）其主要病机是冲脉之气上逆，血随而上吐。

失血后虽可变成虚证，但造成吐血的根本原因在于"气实"。唐氏指出："试思人身之血，本自潜藏，今乃大反其常，有翻天覆地之象，非实邪与之战斗，血何从而吐出哉？"邪盛气实、气机阻逆是唐氏所谓吐血一证的症结所在，也是他治疗吐血用调胃降逆方法的理论依据所在。至于呕血，唐氏则认为是肝失疏泄，气机逆乱所导致的险重血证，所谓"呕则其气更逆也。"咳血则不论虚实，皆缘肺失清肃、肺气阻滞而成。

（二）脾失统摄

唐氏指出："脾能统主五脏而为阴之守也……血即随之运行不息，所谓脾统血者，亦即如是。"（《血证论·唾血》）如果脾气虚弱，则血无所统，遂游溢于脉外。他认为忧思伤脾阴，饮食劳倦伤脾气，都可造成"脾不统血而唾血"。血崩，唐氏亦责之脾虚，"血乃中州脾土所统摄，脾不统血，是以崩溃。"远血亦系"中宫不守，血无所摄而下也"。

（三）火热炽盛

火与气两者关系密切，气逆则郁勃化火，唐氏认为"气盛即火盛"。如鼻衄证，他常归咎于火热灼伤阳络，逼血妄行而上溢；脑衄，他认为是鼻衄之重证；目衄系"阳明燥热所攻发"；耳衄乃肝胆之焦"相火内动，挟血妄行"；齿衄是"胃火上炎，血随火动"；舌衄属"心火亢盛，血为热逼而渗出也"。

（四）瘀血阻络

唐氏认为吐、衄、便、漏各种血证，凡离经之血，无不成瘀，而瘀血内停，可造成再次出血。他说："瘀血踞住，则新血不能安行无恙，终必妄走而吐溢矣。"（《血证论·吐血》）故十分重视祛瘀，强调"凡血证，总以去瘀为要。"（《血证论·瘀血》）在瘀血辨证方面，他对"血块为瘀，清血非瘀，黑色为瘀，鲜血非瘀"的旧说提出责疑，认为"既是离经之血，虽清血、鲜血亦是瘀血。"（《血证论·瘀血》）

三、治疗血证的精辟之见

治疗血证，宗海提出"止血""消瘀""宁血""补血"四大法。

（一）止血

血证骤作，血液奔腾，倾吐不止，"此时血之原委，不暇究治，惟以止血为第一要法。"（《血证论·吐血》）止之而不复溢出，"存得一分血，便保得一分命"。唐氏认为大多数血证由邪热内灼、气火逆上所造成，所以止血当以泻火降逆为主法。

他推崇仲景泻心汤，并多发挥，创论"血入胃中则胃家实……故必亟夺其实，釜底抽薪，然后能降血止逆。"（《血证论·吐血》）用泻心汤泻火降逆，而制其汹涌之势。"方名泻心，实则泻胃，胃气下泄，则心火有所消导，而胃中之热亦不上壅，斯气顺而血不逆矣。"（同上）

对其中大黄一药，尤多心得体会，谓其"能推陈致新，以损阳和阴，非徒下胃中之气也"，且有活血化瘀，止血而不留邪之功。但是"今人多不敢用，惜哉"。这些确实都是他从临床实践所得的经验之谈。

（二）消瘀

血止后，必有离经之血溢留体内而成为瘀血，留而不去，必致贻害无穷，"或壅而成热，或变而为痨，或结瘕、或刺痛。"（《血证论·吐血》）并且使新血不能安行，而增重新出血的危险，故唐氏把"消瘀"列为第二法，常用血府逐瘀汤等方。

（三）宁血

唐宗海认为，在血止瘀消之后的一段时间内，仍有血溢之可能，这是因血不安于经脉之故，必须用宁血的方法，使血液宁静，可免复发。其用药主和缓，与止血、消瘀之峻猛荡涤者有间。宁血的具体治疗须因证而异，一般有调气、凉血、润燥、清肝等法，唐氏特别重视调气，"总而论之，血之所以不安者，皆由气之不安故也，宁气即是宁血。"（《血证论·吐血》）

（四）补血

血证虽常因实邪而发，但"邪之所凑，其气必虚"，且血出之后，益增其虚。唐氏认为凡溢血之路，其经脉、脏腑皆有隙罅，故止后必须用"封补滋养"法，以疗虚补损，修复创伤，具体用药则审证而异。他最反对在"瘀邪未清"的情况下骤用补法，而致邪留为患。所谓"实证断不可用补虚之方，而虚证则不废实证诸方"。可见，补血法务在邪尽之后方可应用，从中也反映了唐氏治血证重视祛邪攻实的学术特点。

此外，在《血证论》有《用药宜忌论》，指出治疗临床杂病的汗、吐、攻、和四大法，在血证则各有宜忌，唐氏的观点是主下、宜和、忌汗、禁吐。血家忌汗是仲景的千古垂训，意取汗、血同源，而唐氏则更认为辛刚发汗的药物会扰动阳气，耗伤真阴，从而导致血随气动，故他谆言："必知血家忌汗。"

吐法尤在禁例，唐氏指出："失血之人气既上逆，若见痰涎而复吐之，是助其逆势，必气上不止矣……知血证忌吐，则知降气止吐，便是治血之法。"唐宗海认为血证发作时，"正宜下之，以折其势"，逆转其腾溢之气，当为首务。

他将仲景阳明、少阴证急下存阴法引申到血证治疗中，说："血证火气太盛者，最恐亡阴，下之正是救阴，攻之不啻补之矣。"突出了下法在血证治疗中的首要地位。他又推崇和法是"血证之第一良法"，所谓和，是取广义的调和之意，基本精神在于强调审证论治，纠正偏盛。

《血证论》问世后，其书不胫而走，被列为临床医家必读医书之一，关键在于切合实用，而少迂阔套话。唐氏的许多观点，皆具独到见解，富于临床现实意义，这是其书饮誉医林、盛行不衰的重要原因所在。

第十九篇

清代中西汇通派名医举隅

　　所谓"中西汇通派"医家，是指主张祖国医学与西方医学汇合、沟通的一些医林人物。早在明万历间，已有意大利学者利玛窦所著《西国记法》流传在国中，但当时影响很小。迨经过鸦片战争后，清政府被迫门户开放，西方医学也随之大量传入我国。公元 1848 年，英国合信氏在广州率先设立医院，又先后译著《全体新论》《西医略论》《内科新说》《妇婴新说》等书，这些医著较全面地反映了当时西方医学的水平，较之明代传入者大有提高，给我国医界带来了震动，也引起了中医队伍内部的分化。

　　有的医者对西方医学取排斥态度，唯岐黄之学是尊；少数人接受西医学说后，竟转而扬言中医不科学，反对中医；也有不少医者主张中西汇通，取长补短。鸦片战争后中西汇通派中的代表医家以唐宗海、张锡纯等最为著称，他们的学术观点对医界有重大影响。

　　唐宗海（1851—1908）撰有《中西汇通医经精义》等书。他中西汇通的基本思想是"上可损益乎古今，下可参酌乎中外；

要使善无不备，美无不臻……西医亦有所长，中医岂无所短。盖西医初出，未尽周详，中医沿讹，率多差谬。因集《灵》《素》诸经，兼中西之义解之，不存疆域异同之见，但求折衷归于一是。"（《中外医学四种合刻·中西医解自叙》）

唐氏认为中、西医学虽分属两种体系，但其中医学原理是彼此相通的。他曾将西医的生理解剖知识和《内经》脏象学说揉合在一起，说明其之间的共同处，如称："西医谓心有左、右两房，生血由左房出，有运血管由内达外，然后入回血管，由外返内，复入于心，由右房入，又由左房出，循环不休，西医此说，即《内经》营周不休，五十而复大会之实迹也，所谓阴阳相贯，如环无端也。"（《中西汇通医经精义·营卫所会》）

诸如将《内经》营气循行的理论比同于西医的血液循环说之类的攀比很多，如"西医云回血返入肺中，吹出血中炭气，则紫色退而变为赤血，复入于心，肺是淘汰心血之物，此即《内经》肺为相傅之义。"又如称"脾，西医云傍胃处又有甜肉一条"，而中医则为"甘味属脾"等，力图证明中西医之间原无抵牾，完全可以汇通起来。

事实上限于历史条件，唐氏无法从理论方面科学地探索和研究中西结合问题，只是通过比对（有些颇为牵强的）证明两者的共同处，这显然达不到"汇通"目的。

另外，唐氏的中西汇通明显地带有重中轻西的烙印，如他解释"中央生湿"时说："中央，阴阳交会之所。阴属水，阳属火，水火交会而生湿气，为长夏之令，以生万物。央者，阴阳二字，双声合为一音也。盖天阳地阴，上下相交，南热北寒，水火相交，遂蒸为湿。西洋言淡（氮）、养（氧）、炭（碳）、轻（氢）四气弥漫地球，而古圣只以中央二字，已赅其义。"（《中西汇通医经精义·人身阴阳》唐氏此论不仅将其泱泱大国之情跃然纸上，即其牵强附会之处也显而易见。

又如他称西医"止知其形，不知其气，以所剖割，只能验死尸之形，安能见生人之气化哉？"（同上）中医的脏象学说、气化学说确有其独到之处，西医的解剖学也确有忽视人体组织器官生理活动的整体性和有机联系，而专注于局部组织形态学研究的不足。唐氏在百余年前对此已有所认识，这种敏锐的洞察力是值得称道的，但是将西医这门基础学科作"验尸之形"的鄙薄，也反映了他重中轻西的思想观念。

张锡纯（1860—1933）撰有《医学衷中参西录》三十卷。其"衷中以参西"的学术观点与唐宗海相似，但他已认识到中医有所短而西医有所长，可融合二家之长以为一体，较之唐氏又稍进步。

在基础医学理论方面，张氏认为中医不少理论可以概括西医之说，如其言："中医谓人之神明在心，西说谓人之神明在脑，及观《内经》知中西之说皆函盖其中也。《内经·脉要精微论》曰'头为精明之府'，为其中有神明，故能精明；为神明藏于其中，故名曰府，此西法神明在脑之说也。《内经·灵兰秘典》曰：'心者，君主之官，神明出焉'，所谓出者，言人之神明由此而发露也，此中法神明在心之说也。盖神明之体藏于脑，神明之用发于心上也。"（《医学衷中参西录·论中医之理多包括西医之理》）

中医言心主神明，而少及脑，向为人所诘难，张锡钝解说其理，并发挥为神明之体藏脑，神明之用发心，可谓用心良苦。

在病理方面，他也强调衷中参西，对不少病证机理的剖析颇具独到之见。以中风病证而言，张氏认为中风的病名不确切，乃历代医家附会之说，西医之称为脑充血者，实即《内经》所说："血之与气，并走于上则为大厥，气反则生，气不反则死。"大厥的治法《内经》虽未明言，但不专当用祛风法。张氏制建瓴汤（山药、生赭石、龙骨、牡蛎、生地、生芍、柏子仁、怀牛膝），重用赭石、牛膝引血下行，辅以清火镇肝、降胃敛冲之品。他自称凡"脑中血管破裂不至甚剧者，皆可挽回"，近世将此方用于高血压等心脑血管疾病的治疗，亦多有效验。

张氏将医经之旨与西医之说沟通起来，并立足于临床疗效的提高，搞中西医汇通的见解，这在当时颇有影响。

在治疗用药方面，张氏主张中西药物相济为用。他说：西医用药在局部，是重在病之标也；中医用药求原因，是重在病之本也。究之标本原宜兼顾，若遇难治之证，以西药治其标，以中药治其本，则奏效必捷，而临证亦确有把握（《医学衷中参西录·论中西之药原宜相助为理》）。

其西药为标之说虽然未必确切，但也反映了当时西医药治疗的一些不足。在中西药相济、唯重疗效的思想主导下，他在临床上进行了大胆的探索，如："西药阿司匹林，为治肺结核之良药，而发散太过，恒伤肺阴，若兼用玄参、沙参诸药以滋肺阴，则结核易愈。又其药善解温病初得，然解表甚效，而清里不足，恒有服之周身得汗，因其里热未清而病不愈者。若于其正出汗时，急用生石膏两许煎汤，乘热饮之，则汗出愈多，而热亦遂清；或用石膏所煎之汤送服阿司匹林，汗出后亦无不愈者。"（同上）

这样的中医药物互济反映了张氏在临床实践中的求取精神，对当时医界产生了一定影响。其中西药互济的水平及疗效姑且勿论，至少是目前方兴未艾的中西合成药制剂的先驱。

在唐、张之后，又出现了以余云岫为代表的反对中医的思潮。余氏曾著《灵素商兑》，竭力批判《内经》。在这种情况下，中医队伍中出现了两种思潮，其一为恽铁樵（1878—1935）的医学改良说；其二为陆彭年（渊雷）的中医科学化，当时都有一定影响，对促进中西汇通也不无推动作用。

当时的时代背景是，现代科学的迅速发展已广泛地渗透到各学科，医学自不能例外。这就促使人们对旧学重加研究和评价，再加上又遭到反中医逆流的冲击，因此变革中医亦为时势所趋。恽铁樵改进中医，主张应以中医本身学说为主，反对用西医病名取代中医病证。他维护《内经》，著《群经见智录》以发挥《内经》大义，批驳余云岫对《内经》的攻击。

陆彭年主张中医科学化，他特别欣赏中药的实效有不少超过西药。他说："国医有实效，而科学是实理，天下无不合实理之实效。"（《生理补证·绪言》）强调用现代科学的方法研究中医药取效的机制，然而陆氏对中医理论时持怀疑态度，则又是他学术上的根本缺陷处。